Rauch/Mayr

Milde Ableitungsdiät

Dr. med. Erich Rauch
Peter Mayr

Milde Ableitungsdiät

- Was Ihnen die Bauchform über Ihre Gesundheit verrät
- Wie Sie Verdauung und Gesundheit optimal regenerieren
- Mit den köstlichen Rezepten der Milden Ableitungskur

15. Auflage

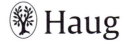

Die Deutsche Bibliothek – CIP-Einheitsaufnahme
Ein Titeldatensatz für diese Publikation ist bei Der Deutschen Bibliothek erhältlich.

© 2001 Karl F. Haug Verlag in MVH Medizinverlage GmbH & Co. KG,
Fritz-Frey-Straße 21, 69121 Heidelberg

Haug Sachbuch:
Büro Stuttgart, Steiermärker Straße 3–5, 70469 Stuttgart

Das Werk ist urheberrechtlich geschützt. Nachdruck, Übersetzung, Entnahme von Abbildungen, Wiedergabe auf photomechanischem oder ähnlichem Wege, Speicherung in DV-Systemen oder auf elektronischen Datenträgern sowie die Bereitstellung der Inhalte im Internet oder anderen Kommunikationsdiensten ist ohne vorherige schriftliche Genehmigung des Verlages auch bei nur auszugsweiser Verwertung strafbar.

Die Ratschläge und Empfehlungen dieses Buches wurden von Autor und Verlag nach bestem Wissen und Gewissen erarbeitet und sorgfältig geprüft. Dennoch kann eine Garantie nicht übernommen werden. Eine Haftung des Autors, des Verlages oder seiner Beauftragten für Personen-, Sach- oder Vermögensschäden ist ausgeschlossen.

Sofern in diesem Buch eingetragene Warenzeichen, Handelsnamen und Gebrauchsnamen verwendet werden, auch wenn diese nicht als solche gekennzeichnet sind, gelten die entsprechenden Schutzbestimmungen.

Lektorat: Dr. Elvira Weißmann-Orzlowski
Textbearbeitung: Susanne Arnold
Umschlagfoto: Friedhelm Volk
Umschlaggestaltung: Cyclus • Visuelle Kommunikation, Stuttgart
Satz: IPa, 71665 Vaihingen/Enz
Druck und Verarbeitung: Westermann Druck, Zwickau
ISBN 3-8304-2047-1   2 3 4 5

Inhalt

Verzeichnis der Kochrezepte	7
Tafelverzeichnis	10
Vorwort zur 15. Auflage	11
Einführung in die Milde Ableitungsdiät	15
Richtlinien der Milden Ableitungsdiät	17
Verbote der Milden Ableitungsdiät	18
Empfehlungen der Milden Ableitungsdiät	19
Praktische Durchführung der Milden Ableitungskur	21
Gliederung der Milden Ableitungsdiät	34

Die Milde Ableitungsdiät I (MAD I) ... 35

Frühstück der Milden Ableitungsdiät I (MAD I)	36
Mittagessen der Milden Ableitungsdiät I (MAD I)	42
Die Basensuppen	42
Hauptspeisen der Milden Ableitungsdiät I (MAD I)	59
Abendessen der Milden Ableitungsdiät I (MAD I)	103
Günstige Zusammenstellung der Gerichte der MAD I	105

Die Milde Ableitungsdiät II (MAD II) ... 107

Frühstück der Milden Ableitungsdiät II (MAD II)	108
Mittagessen der Milden Ableitungsdiät II (MAD II)	111
Die Basensuppen	111
Fettfreie oder fettarme Zubereitung der Fleisch- oder Fischgerichte als Hauptspeisen	111
Hauptspeisen der Milden Ableitungsdiät II (MAD II)	115
Abendessen der Milden Ableitungsdiät II (MAD II)	137
Öl-Quark-Aufstriche der MAD II	137
Günstige Zusammenstellung der Gerichte der MAD II	141

Die Milde Ableitungsdiät III (MAD III) ... 143

Frühstück der Milden Ableitungsdiät III (MAD III)	144
Mittagessen der Milden Ableitungsdiät III (MAD III)	149
Die Basensuppen	149
Hauptspeisen der Milden Ableitungsdiät III (MAD III)	151
Nachtische – Desserts – Cremes	178
Abendessen der Milden Ableitungsdiät III (MAD III)	193
Günstige Zusammenstellung der Gerichte der MAD III	196
Die Kur-Ausleitung	215

Inhalt

Vorsicht mit Rohkost 217
Verbote während der Kur-Ausleitung 220
Richtlinien für eine gesündere Ernährung 223
Biologische Wertigkeit der Nahrungsmittel 230
Zusammensetzung der Nahrung aus der Sicht
    des Säuren-Basen-Haushaltes 242
    Übersäuerung der Gewebe 244
    Ursachen der Übersäuerung 245
    Die Säuren-Basen-Tabelle 246
    Die Kostzusammenstellung 248
Die wichtigsten Kuranzeigen der Milden Ableitungskur ... 250
Schlusswort 254

Verzeichnis der Kochrezepte

Apfelcreme	190
Auberginen-Gemüsetopf mit Dinkel	81
Auberginenscheiben gegrillt mit Buchweizenfrikadellen	160
Bachforelle mit Fenchel und Kresse in Rieslingsauce	93
Basensauce	96
Basensauce mit Bärlauch	175
Basensauce mit Basilikum	79
Basensauce mit Champignons	115
Basensauce mit Estragon	125
Basensauce mit Kerbel	69
Basensauce mit Kresse	77
Basensauce mit Majoran	82/98
Basensauce mit Minze	70
Basensauce mit Sauerampfer	166
Basensauce mit Thymian	117
Basensauce mit Zitronenmelisse	76
Basensuppe mit Milch Stufe 1	54
Basensuppe mit Petersilienwurzel	57
Basensuppe Stufe 1 Grundzubereitung	43
Basensuppe Stufe 2 Grundzubereitung	44
Basensuppe Stufe 3 Grundzubereitung	45
Basensuppe Stufe 4 Grundzubereitung	46
Basensuppe Stufe 5 Grundzubereitung	47
Basensuppe Astrid	149
Basensuppe mit Sellerie	150
Blattsalat mit Kräuterdressing	157
Buchweizenkrapferln mit Thymiansauce und Petersilienwurzeln	117
Buchweizenring mit Zucchini-Champignonragout	154
Creme Wörthersee-Aufstrich I	193
Creme Wörthersee-Aufstrich II	194
Creme Wörthersee-Aufstrich III	194
Creme Wörthersee-Aufstrich IV	195
Creme Wörthersee-Aufstrich V	195
Dinkel-Nudelauflauf mit Gemüse	166
Dinkel-Ravioli mit Gemüsefüllung	155
Felchenfilet mit Lachs in Mangold gedünstet	167
Fenchel-Basensuppe Stufe 1	52
Fencheltopf mit Polenta	74
Folienkartoffeln mit Gemüseletscho	118

Verzeichnis der Kochrezepte

Fruchtcreme	188
Gebratener Kalbsrücken mit Rosmarin und Kartoffeln	97
Gedämpftes Saiblingfilet mit Waldmeister und Weißweinsauce	92
Gekochter Tafelspitz	100
Gemüse- oder Basenbrühen	39
Gofio-Aufstrich mit Trockenfrüchten	146
Gofio-Brei	41
Gofio-Mandel-Aufstrich	146
Gofio-Müsli	148
Grapefruitcreme	181
Gratiniertes Steinbuttfilet auf Fenchelgemüse mit Tomaten	91
Gratiniertes Zucchini-Gemüse mit Kressesauce und Ofenkartoffeln	77
Grünkern-Käsenockerln mit Gemüse	165
Hafer- oder Dinkelbrei	147
Hafer-, Dinkel- oder Reisschleim	38
Hechtschnitte mit Sauerampfersauce und Kerbelkartoffeln	166
Hechtsoufflé mit Räucherlachscreme und Spinat	129
Hirse mit Gemüse	65
Hirseeintopf mit Gemüse	65
Hirse-Frikadellen mit Sauerrahm-Kräutersauce und Gemüse	151
Hirsotto mit Schafskäse	156
Hirseschnitzel mit Majoransauce und Karotten	82
Hühnerbrüstchen mit Bärlauchsauce und gebratenen Kartoffelkroketten	175
Hühnerbrüstchen mit Karottenschaum und Mangold	131
Hühnerfrikadellen auf spanische Art	171
Hühnerfrikassee mit Basensauce	96
Hühnergeschnetzeltes mit Majoransauce, Stürzkartoffeln und Karottenpüree	98
Hühnertopf mit Gemüse	134
Joghurtcreme	184
Joghurt-Pudding	183
Kalbsmedaillons mit Sauerampfersauce	102
Kalbsrücken gebraten mit Rosmarin und Kartoffelplätzchen	130
Kalbsschnitzel mit Kerbel-Basensauce	101
Karotten-Basensuppe Stufe 1	51
Kartoffelauflauf mit Mozzarella	76
Kartoffelauflauf Stufe 1	64
Kartoffel-Basensuppe mit Frischkräutern Stufe 1	56
Kartoffel-Basensuppe mit Spinat Stufe 1	53
Kartoffel-Basensuppe Stufe 1	48

Verzeichnis der Kochrezepte

Kartoffel-Gemüse-Basensuppe Stufe 1	49
Kartoffellaibchen mit Minzensauce und Zucchinigemüse	70
Kartoffeln mit Fenchel und Karotten	63
Kartoffelpizza pikant	158
Kartoffel-Reibekuchen mit Zucchini-Karottengemüse	124
Kartoffelschnitzel mit Wurzelgemüse	122
Kartoffel-Spinatauflauf	120
Kastanienreis	179
Kräuter-Basensuppe	150
Kräuterquark I	137
Kräuterquark II	138
Kräuterquark III	138
Kräuterquark IV	139
Kräuterquark V	139
Kräuterquark VI	140
Kürbis-Zucchini- oder Auberginenfrikassee mit Kräuterlaibchen	163
Lachs- und Forellenstreifen mit Basilikum und grünen Spargelspitzen	128
Lachsforellenfilets mit Basilikumsauce auf Blattspinat mit Petersilienkartoffeln	94
Lammkarree mit Thymian- oder Minzensauce und Ofenkartoffeln	173
Lammschulter gebraten	133
Linomel-Sanddorn-Müsli	147
Maistortillas mit Basilikumsauce und Gemüse-Ratatouille	123
Mexikanischer Maisauflauf an pikanter Sauce	161
Mohnsoufflé mit Weinschaum	192
Nudelauflauf mit Tofusauce	67
Nusscreme	189
Öl-Quark-Karotten-Aufstrich	145
Öl-Qark-Kräuter-Aufstrich	145
Öl-Quark-Aufstrich	109
Pellkartoffeln mit Salz und Butter	61
Perlweizen oder Bulgur mit Gemüse	68
Polentaknödel mit Kerbelsauce und Gartengemüse	69
Polenta mit Sauerrahm und Gemüse	60
Polentaring mit Fenchel Milanese	153
Polentaschnitte mit Gemüse und Champignonsauce	115
Quarkpudding	187
Rinderfilet auf russische Art mit Gemüsepüree	177
Rinderrouladen gefüllt mit Gemüse	172
Roastbeef mit feinem Gemüse und gefüllten Kartoffeln	135

Verzeichnis der Kochrezepte

Schokolade-Dessertcreme 186
Schollenfilet vom Grill mit Steinpilzen und Kerbelsauce ... 167
Seeteufelmedaillons in milder Bärlauchsauce 127
Seezungen- oder Forellenfilet gedämpft mit Kartoffeln 88
Seezungenfilet mit Estragonsauce und Anna-Kartoffeln 125
Seezungenfilet mit kleinen Gemüsen und Estragon-Sauce .. 169
Sellerie-Basensuppe Stufe 1 50
Sesam-Vitamin-Aufstrich 109
Soja-Himbeercreme 191
Spargel-Basensuppe Stufe 1 55
Thymian-Basensuppe Stufe 1 58
Tiramisu-Creme ohne Ei 185
Tofu-Aufstrich mit Leinöl 110
Tofu-Bällchen im Gemüsebett 72
Tofu-Gemüsekrapferln mit Hirseknödel und Basilikumsauce 79
Tofuschnitzel mit Karotten 62
Vanillecreme 182
Weincreme 179
Zanderfilet mit würziger Sauce und jungem Blattspinat 89
Zitronencreme 180
Zucchini mit Kartoffeln 66

Vorwort zur 15. Auflage

Die Milde Ableitungsdiät stellt mit ihren drei verschiedenen Abstufungen die mildeste Variante einer Regenerationskur im Sinne Dr. F.X. Mayrs dar. Sie hat sich seit dem ersten Erscheinen dieses Buches (1978) längst in zahlreichen Sanatorien und ärztlichen Praxen bewährt und erfreut sich als echte Heildiät ständig wachsender Beliebtheit.
Die ersten Anfänge dieser Diät gehen auf das Jahr 1961 zurück. Da hatte einer der beiden Autoren (Rauch) schon seit zehn Jahren als persönlicher Schüler des genialen Forschers und Fastenarztes Dr. Franz Xaver Mayr (1875–1965) etliche hundert Patienten mit Mayr-Kuren behandelt. Die Kuren wurden ambulant bei voller Berufstätigkeit durchgeführt und zeigten zumeist sehr beeindruckende Heilergebnisse. Nur in vereinzelten Fällen, später, mit der hektischer werdenden Zeit aber zunehmend häufiger, zeigten sich bei sehr schlanken und bei beruflich stark beanspruchten Patienten unerwünscht hohe Gewichtsverluste. Um diese zu vermeiden, galt es solchen Personen von vornehrein andere, mildere, aber dennoch verdauungsschonende Diätformen zu empfehlen, und gleichzeitig, um deren langsamer eintretende Heilwirkung auszugleichen, zusätzlich entgiftend-ableitende Anwendungen wie Heilmassagen, Hydrotherapie, biologische oder homöopathische Arzneien zu verordnen. Dabei stellte sich heraus, dass mit solchen diätetisch veränderten Kurformen ein breiteres Anwendungsgebiet einer Therapie „im Sinne F.X. Mayrs" eröffnet wurde. Zwar musste an den geeignetsten Diätformen noch viel geforscht werden, aber die Ergebnisse erwiesen sich schon bald als so viel versprechend, dass eine erste Beschreibung darüber 1965 erfolgen konnte („Blut- und Säftereinigung – Milde Ableitungskur).
Im Verlauf der weiteren Jahre wurde die Mayr-Kur dank ihrer enormen Heilerfolge, auch bei bislang vergeblich behandelten Zivilisationsleiden, immer populärer. Dabei steigerte sich überdimensional bei immer mehr Patienten die Notwendigkeit, bei ihnen nur die milden Diätformen einzusetzen. Dazu mussten weitere besonders geeignete Lebensmittel je nach dem Grad ihrer Leichtverdaulichkeit getestet und erforscht sowie neue verdauungserleichternde Zubereitungsformen entwickelt werden. Hier war es der zweite Autor Peter Mayr, der sofort nach Gründung eines großen F.X. Mayr-Sanatoriums (Gesundheitszentrum am Wörthersee) anhand eines großen von ihm verköstigten Kurgäste-

Vorwort zur 15. Auflage

Kollektivs durch alltäglich erneute Forschung, Erprobung und küchentechnische Vereinfachung für entscheidende Verbesserung und Weiterentwicklung sorgen konnte. Schließlich entstand daraus im Jahre 1978 die erste Auflage des Buches „Milde Ableitungsdiät". Nach staunenswert kurzer Zeit wurden daraus die neuen Diätformen von der überwiegenden Zahl der in- und ausländischen Mayr-Ärzte mit großer Zustimmung aufgenommen. Dabei kristallisierten sich noch zwei weitere Bedeutungen dieser Diät heraus:

1. Die Milde Ableitungsdiät (MAD) stellt eine ideale Übergangsdiät von strengeren Diätstufen zur Normalkost dar. Die häufigen Schwierigkeiten bei Fasten-Diätkuren im Übergang von sehr strenger Diät zur Normalkost entfallen durch die Zwischenschaltung der MAD, die dann als milde Schonkost noch für eine zusätzliche Weiterverbesserung sorgt.
2. Das Langzeit-Ziel der Mayr-Kur besteht in einer an die Kur anschließenden gesünderen Ernährungsweise. Der Rückfall in die alten krankmachenden Fehler, in den „alten Schlendrian", soll künftig vermieden und der Weg in einen neuen gesundheitsfördernden Ernährungs- und Lebensstil gebahnt werden. Dafür liefert die MAD alle praktisch zu verwirklichenden Grundlagen.

Seit dem ersten Erscheinen des Buches wurden bis heute im angeführten Mayr-Sanatorium mehr als 25.000 Kurgäste mit der MAD verköstigt. Dazu kam noch eine größere Anzahl von Patienten im In- und Ausland, die sich der Milden Ableitungskur unterzogen haben. Anhand eines so umfangreichen Erfahrungsgutes konnte inzwischen eine Serie von weiteren Verbesserungen, Vereinfachungen und neuen Erkenntnissen gewonnen werden, die nun neben dem Altbewährten in diesem Buch ihre Darstellung finden.
Nach einer fernöstlichen Erzählung hat dereinst ein berühmter Weiser seine Schüler in der Lebenskunst die Frage gestellt:
„Wo beginnt die Verdauung?"
Der Erste sagte: „Im Darm, denn da wird die Nahrung in ihre Bestandteile zerlegt und das Gute davon dem Blut übergeben."
Der Meister verneinte.
Der Zweite verwies auf den Magen, er sei die erste Station der Verdauung.
Der Meister verneinte.
Der Dritte meinte: „Im Mund, da mit der Verkleinerung durch die Zähne und den Speichel die Verarbeitung der Kost in Gang gesetzt wird. Hier beginnt die Verdauung".

Der Meister verneinte wieder. Nun wusste keiner mehr eine Antwort.
Der Meister aber sagte:
„Die Verdauung beginnt schon in der Küche. Mit der richtigen Nahrungsauswahl, dem Einweichen, Zerkleinern, Kochen, Braten, Würzen und der richtigen Zusammenstellung der Gerichte, und mit der Herstellung einer hohen Geschmacksqualität, die auch Lust am Essen bereitet, wird die Nahrung erst für die bestmögliche Verdauung vorbereitet. Nur so lässt sich die geheimnisvolle Umwandlung der Nahrung in Kraft und Energie fördern und die gesamte Gesundheit grundlegend anheben. Ein gutes Zusammenspiel von Nahrung und Verdauung von der Küche bis zur Ausscheidung der Schlacken am „stillen Ort" ist ein Hauptgebot echter Gesundheitspflege!"
Tatsächlich nimmt die Küche und mit ihr die gesamte Ernährungsweise eine durch nichts ersetzbare Schlüsselstellung für unsere Gesundheit ein. In unzähligen Fällen und in allen Altersstufen hat schon eine gründliche Verdauungssanierung, eine Darmreinigung und eine bescheidene, leicht bekömmliche Ernährungsweise vielen Kranken, Halbkranken und Halbgesunden entscheidend geholfen ihre Gesundheit wiederherzustellen. Oft auch an Stelle von „bitteren Pillen" oder noch drastischeren Maßnahmen haben allein ärztlich geleitete Mayr-Kuren und Milde Ableitungskuren überzeugende, vielfach nicht einmal mehr erhoffbare körperlich-seelische Regenerationen erzielt, die sich dann durch weitere Beibehaltung einer gesunden Küche im Sinne der MAD noch weiter verbessern ließen.
Wir hoffen – und sind davon überzeugt – dass die MAD, gar in ihrer vereinfachten und verbesserten Form, bei allen Lesern zu bestmöglichen Auswirkungen führen und auch Ihnen einen guten Einstieg in eine gesündere Ernährungsweise mit allen ihren guten Auswirkungen eröffnen wird.

Wir wünschen Ihnen ein besonders gutes Gelingen!

Medizinalrat Dr. Erich Rauch *Peter Mayr*
em. Chefarzt Dipl. Diät-Küchenmeister

Einführung in die Milde Ableitungsdiät

> Wir werden nicht nur geboren durch unsere Mutter, sondern auch durch unsere Mutter Erde, die mit jedem Mundvoll Nahrung täglich Einzug in uns hält.
>
> Paracelsus

Als der große amerikanische Erfinder Edison einmal erkrankte, ließ er erst nach langem Drängen seiner Angehörigen einen Arzt rufen. Dieser untersuchte den Patienten und verschrieb Medikamente. Edison ließ sie sogleich aus der Apotheke holen und schüttete sie allesamt – zum Entsetzen der Familie – aus dem Fenster. „Was machst du da?" rief man entrüstet. „Meine Lieben" antwortete Edison, „die Ärzte wollen leben, und so habe ich einen Arzt kommen lassen; die Apotheker wollen leben, und so ließ ich die Medikamente kommen. Und ich will auch leben, und darum habe ich sie aus dem Fenster geschüttet! – Aber seid ohne Furcht! Ich werde nun strenge Diät halten und bald gesunden!" Edison hatte Recht, lebte noch Jahrzehnte in voller Schaffenskraft und verstarb im 84. Lebensjahr.

Wie Edison gesunden auch heute ungezählte Millionen Menschen durch Diät. So ist es kein Wunder, wenn der schon angeführte österreichische Forscher und Arzt Dr. F. X. Mayr am Ende seines schaffensreichen Lebens resümierte:

> Die erste aller Arzneien ist Fasten und Diät.
> Man muss sie nur richtig anwenden!

Dies gilt gerade heute. Jeder zweite Mensch in Mitteleuropa ist übergewichtig![1]

80% aller Risikofaktoren, Störungen und Leiden, die Millionen Wohlstandsbürger in den westlichen Ländern plagen sowie bis 80% aller Todesursachen führt man auf ernährungsbedingte Krankheiten zurück.[2] Die enorme Verbreitung von Gesundheits-

---

[1] Nach dem „Jahresbericht 1976" der deutschen Bundesregierung zur Ernährungssituation ist jeder zweite Bundesbürger übergewichtig, jeder Dritte wiegt ein Drittel zu viel. 25% aller Kinder sind übergewichtig, jedes achte Kind ist fett, drei Millionen Kinder in der Bundesrepublik Deutschland werden wegen Fettleibigkeit behandelt. An dieser Situation hat sich auch bis ins neue Jahrtausend nichts verbessert. Im Gegenteil!

[2] Schöhl, H.: Ernährungsprophylaxe der Bevölkerung, Erfahrungsheilkunde 6/77. Karl F. Haug Verlag, Heidelberg.

schäden durch falsche Ernährung lässt sich auch erkennen, wenn man an einem beliebigen Badestrand kritisch die Bauchformen und Haltungen unserer lieben Mitmenschen betrachtet! Prägt man sich zuvor noch die Figuren auf Tafel I (Seite 26/27) ein, dann wird man am laufenden Band abnorme Bauchformen, sog. Spitz-, Gas- und Kotbäuche erkennen sowie andere charakteristische Deformationen, die dem Kenner Ernährungs-Verdauungs-Schäden verraten. Es sind aber nicht nur die Übergewichtigen, die Wohlbeleibten oder Korpulenten; es sind auch viele Schlanke und ganz Magere, viele Ewig-Müd-und-Matte, denen ihre Zugehörigkeit zur großen Zahl der Ernährungs-Verdauungs-Geschädigten deutlich anzusehen ist. Bei allen solchermaßen Betroffenen haben sich die strengen Fasten-, Diät- und Darmreinigungskuren nach F.X. Mayr ebenso bewährt wie die später hinzu gekommenen Varianten der Milden Ableitungskur. Letztere weisen vor allem für schlanke und für berufstätige Personen die Vorteile eines milden reaktionsärmeren Kurverlaufes auf und lassen sich leichter bei voller Berufsausübung durchführen. Auch zeigen sich dabei geringere Gewichtsverluste, jedoch ist mit einem etwas längerem Kurverlauf zu rechnen.

> Die Milde Ableitungsdiät ist die Heilkost der Milden Ableitungskur und eine kurz- bis mittelfristige Diät, wie sie heute praktisch jedermann sehr gut gebrauchen kann.
>
> - zur Krankheitsvorbeugung,
> - zur Anhebung der Grundgesundheit sowie
> - zur Förderung der Heilung verschiedenster Störungen,
> - Krankheiten und Gebrechen.

Richtlinien der Milden Ableitungsdiät

> Eure Nahrungsmittel
> sollten Heilmittel – und eure
> Heilmittel sollten
> Nahrungsmittel sein.
> Hippokrates

- Milde, verdauungsschonende (-heilende) Kost (wichtigste Richtlinie!);

- verdauungserleichternde und möglichst werterhaltende Zubereitung;

- Verwendung biologisch hochwertiger Produkte (so weit sie der Verdauungsschonung nicht entgegenstehen);

- Betonung basenspendender Nahrungsmittel;

- mäßige Monotonie als Schonfaktor;

- Berücksichtigung individueller Empfindlichkeiten oder Unverträglichkeiten (Intoleranzen). Demnach sollte man

    a) nur essen, was aus eigener Erfahrung gut vertragen und als leicht bekömmlich empfunden wird und

    b) alles meiden, was sich als belastend, schwer verdaulich, blähend, Völle bereitend, Luftaufstoßen oder Säure bildend erwiesen hat.

Verbote der Milden Ableitungsdiät

> Was sich einer versagt –
> so viel mehr schenken ihm
> die Götter.
> Horaz

Während der Kurdauer gelten folgende Verbote:

1. **Zellulosereiche = verdauungsbelastende Kost,** schwere, frische Brote, Vollkornbrote und -gerichte (Schrote), schwere Gemüse, Hülsenfrüchte, Kraut, Kohl, Zwiebel, Knoblauch.

2. **Sämtliche Rohkost,** Obst in jeder Form, auch Kompotte, Fruchtsäfte, Obstkonserven.
   Ausnahme: 1–2 Teelöffel Zitronen- oder Orangensaft in den abendlichen Kräutertee sowie etwas Banane ab Milde Ableitungsdiät 3.

3. **Fette Gerichte,** alles Eingebrannte, Gebackene, Panierte, Schweinefleisch und -fett, Würste (Schweinefettgehalt!), gehärtete, raffinierte Öle und Fette, tierische Fette, Mayonnaisen.
   Ausnahme: Butter, empfohlen: kalt geschlagene Pflanzenöle (mit hoch ungesättigten Fettsäuren).

4. **Fabrikzucker,** auch brauner Zucker, Dextropur, Süßigkeiten, Konfekt, Bonbons, Süßspeisen, Schokoladen, Marmeladen.
   Erlaubt: Nur falls gut vertragen in bescheidener Menge Honig, Melasse, Birnendicksaft.

5. **Bohnenkaffee,** auch ohne Koffein, alle Industrie-Kunstgetränke, Alkohol, Colagetränke.
   Empfohlen: Wasser, stilles Mineralwasser, Kräutertee, Malzkaffee.

6. **Nikotin**

7. **Medikamente** (wenn nicht vom Arzt anders verordnet).

Empfehlungen der Milden Ableitungsdiät

Besonders empfohlen sind – so weit bislang gut vertragen: Milch und Milchprodukte, Rahm, Topfen (Quark), leicht verdauliche Käsesorten (Rahmkäse u.a.), zarte (!) gedünstetes Gemüse aller Art, Gemüsesuppen, Salz- und Pellkartoffeln, Ei, zarte Fleisch- und Fischgerichte, leicht verdauliche Getreidearten, Haferflocken, Maisgrieß, Hirse, Reis, altbackenes Gebäck, kaltgepresste Pflanzenöle mit hoch ungesättigten Fettsäuren, Honig, heimische Gewürze, Meersalz, Mineralwasser, Kräutertee, Malzkaffee und anderes (s. Angaben im Rezeptteil). In den letzten 20 Jahren mussten wir bei zunehmend mehr Patienten eine schlechte Verträglichkeit (Intoleranz) der Kuhmilch und ihrer Produkte feststellen. Meist werden die fettreichen Milchprodukte wie Sahne und Butter aber gut vertragen. Sahne mit zwei Drittel Wasser verdünnt lässt sich gut als Kuhmilch-Ersatz („**Sahnemilch**") verwenden. Immer vertragen werden Schafs- und Ziegenmilch oder -joghurt und -käse. Leider ist auch die Unverträglichkeit von Weizen und seinen Produkten stark angestiegen. Solche und andere Intoleranzen lassen sich bei entsprechendem Verdacht durch kinesiologische, radiästhetische oder andere Testmethoden (Vega, EAP, Bioresonanz) abklären. Nicht gut vertragene Nahrungsmittel müssen unbedingt gemieden werden, da sie die Heilreaktionen behindern.
Die Auswahl der für die MAD geeignetsten Diätrezepte erfolgte in erster Linie aufgrund ihrer objektiv feststellbaren Auswirkungen wie Verträglichkeit, messbare Verkleinerung und Weichwerden des Bauches, Verbesserung der Körperhaltung, Straffung der Haut und gehobenes psychophysisches Allgemeinbefinden.

> Diese Heilkost dient in erster Linie der Verbesserung des Zustandes des Verdauungsapparates, da nur über gute Verdauung eine gute Ernährung und gute Gesundheit erzielbar ist.

Die Schlüsselposition der Verdauungsorgane für die gesamte Gesundheit ergibt sich aus ihrer Tätigkeit als

> „Wurzelsystem der Pflanze Mensch".

Wie die Feinwurzeln der Pflanzen die Nährstoffe aus dem Erdreich aufnehmen und für die Ernährung aller Pflanzenteile sorgen, so saugen die Darmzotten die vom Verdauungsapparat umgewandelten Nährstoffe aus dem Speisebrei und beliefern damit Blut, Zellen und Gewebe des Organismus. Erkranken einmal die Wurzeln der Pflanze, dann welken Blätter und Blüten, die ganze Pflanze leidet darunter. Ähnlich wird der Mensch – und besonders seine empfindlichen Organe – in Mitleidenschaft gezogen, wenn der Verdauungsapparat minderwertig arbeitet. Der Zustand des Wurzelsystems des Menschen ist für die Bevölkerung der modernen Industriegesellschaft so wichtig, weil zivilisationsbedingte Verdauungs-Ernährungsmängel fast allgemein verbreitet sind. Bei nahezu jedem Menschen lässt sich – wenn auch oft nur im Vorstadium – ein solcher Verdauungs-Ernährungsmangel oder -schaden nachweisen, weshalb Dr. Mayr auch vom „Allerwelts- und Grundübel" des heutigen Wohlstandsmenschen gesprochen hat.

Die erfolgreiche Bekämpfung dieses Übels und die grundlegende Verbesserung des gesamten Gesundheitszustandes ist das Ziel der Milden Ableitungskur mit der Milden Ableitungsdiät. Es heißt zu Recht:

> „Wird der Bauch entschlackt und enger,
> lebt man leichter, lieber, länger!"

Praktische Durchführung der Milden Ableitungskur

1. Diagnostik nach F. X. Mayr

> Vor die Therapie haben die
> Götter die Diagnose gesetzt.
> Volhard

Wer ist heutzutage noch wirklich gesund? Kaum jemand. So wie an Körperhaltung und Bauchform erkennt man dies an den Zahnschäden und -reparaturen nahezu aller Menschen der „zivilisierten Welt". Wer sich gesundheitlich verbessern will, sollte daher zunächst Klarheit über seinen augenblicklichen Zustand erhalten. Dazu ist eine ärztliche Untersuchung erforderlich. Diese benötigt nicht nur der Kranke, sondern auch der sog. Gesunde, der ja in Wirklichkeit meist eher ein „Halb-Gesunder", ein „Noch-Nicht-Kranker", oder sogar schon ein „Halb-Kranker" ist. Dies kann vor allem ein Arzt, der die diagnostische Methode nach F. X. Mayr beherrscht, gut nachweisen.[3] Denn die bis heute leider noch zu wenig bekannte Spezialdiagnostik nach F. X. Mayr vermag bei der überwiegenden Mehrzahl der sog. Gesunden zumindest eindeutige Krankheitsvorstadien aufzudecken. Solche Vorstadien oder Vorfeldstufen werden durch die meisten, bei den üblichen Durchuntersuchungen verwendeten Untersuchungsmethoden wie Röntgen- oder Labordiagnostik zunächst noch nicht erfasst. Ihre frühest mögliche Erfassung ist aber sehr wichtig. Sie gibt dem Scheingesunden Impuls und Motivierung, sogleich etwas für seine Gesundheit zu tun, anstatt abzuwarten, bis ihn später vielleicht nur mehr schwer behebbare Krankheits- oder Degenerationsprozesse überraschen.
Einige von F.X. Mayr entdeckte, leicht ersichtliche Vorfeldschäden kann der Leser wahrscheinlich an sich selbst und an seinen Angehörigen feststellen. Dies soll natürlich die ärztliche Untersuchung nicht ersetzen! Man stelle sich in völlig ungezwungener, lässiger Haltung, unbekleidet, seitlich vor einen großen Spiegel

---

[3] Rauch, E.: Lehrbuch der Diagnostik und Therapie nach F.X. Mayr. Karl F. Haug Verlag, Heidelberg.

und vergleiche die Konturen seines Bauches und seiner gesamten Figur kritisch mit den auf Tafel I abgebildeten Bauch- und Haltungsformen! Ein gewolltes Vorwölben der Brust wie ein Preisringer oder ein Einziehen des Bauches wäre nur Selbstbetrug. Man muss ganz natürlich, gut entspannt, lässig dastehen – und sich einmal kritisch betrachten. Die Konturen lassen sich verdeutlichen, wenn man die Arme über dem Kopf verschränkt (Tafel I, S. 26/27). Es gibt nur **eine** gesunde Bauchform! Und es gibt keine Ausrede! Alle Formen, die nicht ganz der gesunden Norm entsprechen, verraten irgendwelche Gesundheitsmängel, Minderungen bis Schäden, vor allem der Verdauungsorgane! Eine solche Diagnose stellt in den meisten Fällen eine Gebotstafel für eine bald durchzuführende Entschlackungskur dar. Je deutlicher die festgestellten Abweichungen, desto mehr bedenke man:

- Wer glaubt, keine Zeit zu haben für seine Gesundheit, wird vielleicht schon bald viel Zeit haben müssen für seine Krankheit!
- Vorsorgen schützt vor Nachsorgen! Und:
- Heute vorbeugen ist besser als morgen bereuen!

Man weiß es selbst: Es sind ja nicht die Jahre, sondern der Gesundheitszustand, der unser Lebensgefühl, unsere Leistungskraft und unser wahres Alter bestimmt. Das Geburtsdatum besagt wenig. Je früher man etwas für seine Gesundheit unternimmt, je eher man Abweichungen von der Norm zur Rückbildung bringt, desto leichter gelingt dies, desto länger erhält man seine Leistungsfähigkeit und Jugendlichkeit.

Hippokrates, „der Vater der Medizin", lehrte vor zweieinhalb Jahrtausenden: *Wer stark, gesund und jung bleiben will, sei mäßig, übe den Körper, atme reine Luft und heile sein Weh eher durch Fasten als durch Medikamente!* Und viele große, alte Ärzte richteten den Zeigefinger auf den Bauch des Patienten und sagten:

> Der Darm ist der Vater vieler Übel; Diät und Ausleitung (Entschlackung) ist die Mutter vielfältiger Gesundung!

Die durch die Ableitungskur bewirkte Verbesserung der Haltung, Verkleinerung des Bauches, Straffung der Haut usw. kann sogar der Laie erkennen und als Zeichen der Gesundung, Verjüngung und Verschönerung registrieren (s. Tafel II, S.28).

Nach der Anfangsuntersuchung erstellt der Arzt die Kur- und Diätvorschriften.[4] Eine Kurzfassung derselben, die aber der Arzt noch individuell verändert, findet sich auf Tafel III, Seite 29.

2. Innere Einstellung zur Kur

Die innere Einstellung zur Milden Ableitungskur ist so wichtig, weil die Kur eine aktive Behandlungsmethode darstellt. Das besagt nicht weniger, als dass der Erfolg in erster Linie aktiv, vom Patienten selbst, durch seine Einstellung und Mitarbeit bestimmt wird. Es ist hier der Patient, der den Schlüssel zum Erfolg in seiner Hand hält. Gewiss spielt der Arzt durch seine Untersuchung, Beratung und Kontrolle eine wichtige Rolle. Aber in der Durchführung kommt es allein auf den Patienten an. Dieser erhält alle Möglichkeiten, durch sein Mitwirken seine inneren Heilkräfte zu mobilisieren und somit das, was Paracelsus den „inneren Arzt" nannte, zum vollen Einsatz zu bringen. So können mächtige Kräfte, die bei bloßer passiver Therapie brach liegen bleiben, entscheidend in den Kampf zwischen Gesundheit und Krankheit eingreifen.

> Daher heißt es zu Recht, dass oft *zehn Prozent mehr Mitarbeit hundert Prozent mehr Erfolg* bedeuten.

Aktive Behandlungsmethoden sind daher meist unvergleichlich erfolgreicher als entsprechende passive. Das aktive Vorgehen erfordert aber mehr als guten Willen allein. Auch Kenntnis der Kurmethode und Kurreaktionen ist wichtig, weshalb allen Kurwilligen neben der individuellen Beratung durch den Arzt das Lesen der Kurschriften „Darmreinigung"[5] und „Blut- und Säftereinigung"[6] angeraten wird.

---

4 Eine Liste der in Diagnostik und Therapie nach F. X. Mayr ausgebildeten Ärzte ist zu erhalten vom Sekretariat der Intern. Ges. der Mayr-Ärzte, Gesundheitszentrum Golfhotel am Wörthersee A-9082 Maria Wörth-Dellach.
5 Rauch, E.: Die Darmreinigung nach Dr. F.X. Mayr. Karl F. Haug Verlag, Heidelberg.
6 Rauch, E.: Blut- und Säfte-Reinigung. Milde Ableitungskur. Karl F. Haug Verlag, Heidelberg. Im Bedarfsfall: Rauch, E.: Natur-Heilbehandlung der Erkältungs- und Infektionskrankheiten. Karl F. Haug Verlag, Heidelberg.

Erläuterungen zu Tafel I

Die Bauch- und Haltungsformen nach Dr. F. X. Mayr auf Seite 26 und 27. Dabei ist auch Ihre Bauch- und Ihre Haltungsform dargestellt![7]

Wenn Sie sich unbekleidet, lässig entspannt vor den Spiegel stellen, können Sie zunächst Ihre Bauchform feststellen; danach Ihre Haltungsart. Wer dem Bild 1 oder 2 nicht völlig entspricht, weist zumindest schon Vorfeldschäden auf!

1. Normalbauch und -haltung beim gesunden Mann. Oberer Zeiger weist auf senkrecht stehenden Brustbeinkörper hin, mittlerer und unterer auf zwei andere Gesundheitszeichen, auf charakteristische zarte Einziehungen an Ober- und Unterbauch.

2. Normalbauch und -haltung bei gesunder Frau. Zeigererklärung wie bei Punkt 1.

3. Beginnender Gasbauch. Zeiger weist auf abnorme Oberbauchvorwölbung hin. Brustbeinkörper steht hier schon schräg, Habtachthaltung!

4. Eiförmiger Gasbauch. Verschlechterung gegenüber 3. Die Zeiger betonen die vermehrte krankhafte Ober- und Unterbauchvorwölbung. Beginnende Großtrommelträgerhaltung.

5. Kugelförmiger Gasbauch. Extreme, durch Darmgase bewirkte krankhafte Bauchvergrößerung. Großtrommelträgerhaltung.

6. Schlaffer Kotbauch, bedingt durch abnorme Inhaltsvermehrung in erschlafften Därmen, Fragezeichenhaltung (lässige Haltung).

---

[7] Die genaueren Ursachen und Bedeutungen der angeführten Bauch- und Haltungsformen findet der fachlich Interessierte in Rauch, E.: Lehrbuch der Diagnostik und Therapie nach F. X. Mayr. Karl F. Haug Verlag, Heidelberg.

7. Ausgeprägter schlaffer Kotbauch. Massive krankhafte Inhaltsvermehrung in erschlafften, erweiterten und gesenkten Därmen. Sämannshaltung.

8. Spitzbauch (entzündlicher Kotbauch). Der Zeiger betont den Spitz dieses durch Entzündungsprozesse im Dünndarm verformten, harten und druckschmerzhaften Bauches. (Bei solchen Entzündungen besteht immer Selbstvergiftung aus dem Darm!) Anlaufhaltung.

9. Schlaffer Gas-Kot-Bauch. Oberer Zeiger betont den gasüberfüllten, unterer Zeiger den kotüberfüllten Darmteil. Beginnende Großtrommelträgerhaltung.

10. Entzündlicher Gas-Kot-Bauch. Oberer Zeiger betont leichten Gasbauch, unterer den Spitzbauch (entzündlichen Kotbauch). Entenhaltung.

Die Bauch- und Haltungsformen nach F.X. Mayr

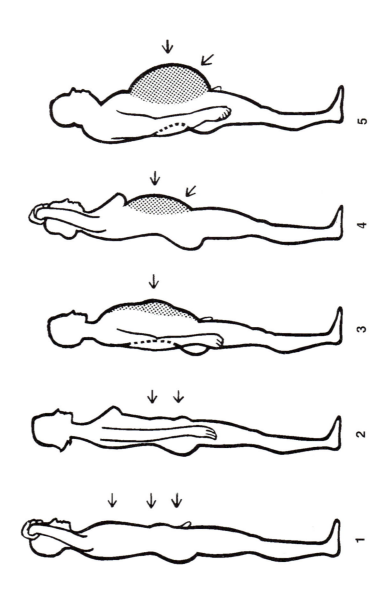

Tafel I **Die Bauch- und Haltungsformen nach F.X. Mayr**

Die Bauch- und Haltungsformen nach F.X. Mayr

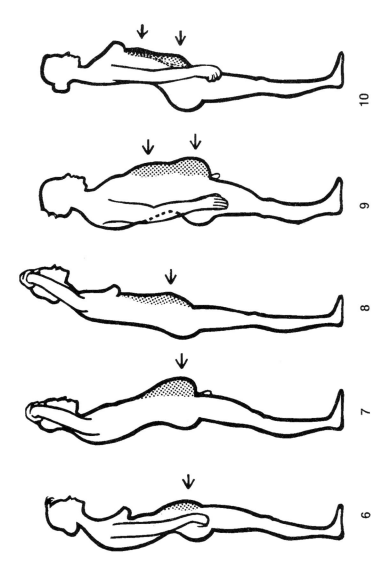

Praktische Durchführung der Milden Ableitungskur

Tafel II
Rückbildung abnormer Bauchformen durch Ableitungskuren

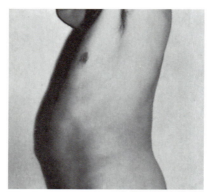

Eiförmiger Gasbauch vor der Kur

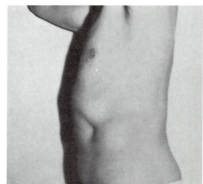

nach der Kur

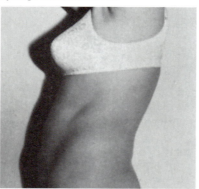

Leichter Gas-Kot-Bauch vor der Kur

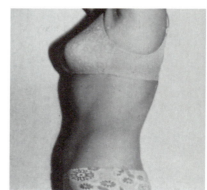

nach der Kur

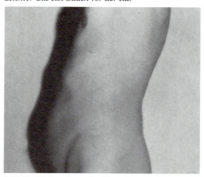

Schlaffer Kotbauch vor der Kur

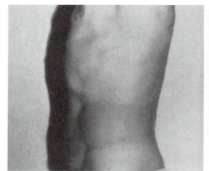

nach der Kur

Tafel III
Zehn Punkte der Milden Ableitungskur

Wenn vom Arzt nicht anders verordnet:

1. Täglich morgens nüchtern $1/4$ Liter warmes Wasser oder Kräutertee (Fenchel, Anserine o.a.) mit einem gestrichenen Teelöffel Bittersalz und einem Teelöffel Basenpulver (Apotheke).

2. Nach frühestens $1/2$ Stunde das Frühstück der Milden Ableitungsdiät I-II-III (je nach Verordnung).

3. Nach frühestens $4\,1/2$–5 Stunden das Mittagessen der Milden Ableitungsdiät I-II-III. Einhaltung der Esskultur nach Mayr (siehe Tafel IV, Seite 31).

4. Abends 1–2 Tassen Kräutertee (Melisse, Lindenblüte o.a.) evtl. mit 1 Teelöffel Honig und etwas Zitronensaft, löffelweise einnehmen. Dazu nur 1–2 ideal gekaute Kursemmeln (Seite 36).

5. Tagsüber Trinkkur: Oftmals gutes Wasser oder dünn gebrühten Kräutertee (pur), oder stilles (kohlensäurearmes) Mineralwasser trinken (Ausschwemmung der Schadstoffe).
Je nach Verordnung 2–3–4 Liter pro Tag!

6. Vor dem Mittagessen: Entspannungspause oder falls möglich: Niederlegen mit feuchter Wärmeauflage auf dem Bauch ($1/2$–1 Stunde).

7. Morgens und abends: Trockenfrottieren des ganzen Körpers, danach warmheiß und kurz kalt duschen oder abwaschen, danach mit grobem, trockenem Tuch warm reiben oder trocken bürsten (Entgiftung, Zirkulationsanregung!).

8. Abends möglichst früh schlafen gehen mit feuchter Wärmeauflage auf dem Bauch.

> 9. Je kultivierter und disziplinierter Sie essen, kauen und einspeicheln, desto rascher werden Sie gesünder! Die Gewissenhaftigkeit der Kurdurchführung bestimmt Ihren Heilerfolg!
>
> 10. Besonders verboten sind:
> Bohnenkaffee, Fabrikzucker, Süßigkeiten, Alkohol, fettes oder schwer verdauliches Essen, Schweineprodukte, Rohkost, Obst, Kompotte, Fruchtsäfte, Vollkornspeisen.
> Tunlichst: Nikotin vermeiden und Medikamente nur nach ärztlicher Verordnung!

3. Esskultur nach F. X. Mayr

Diese ist eine besonders kultivierte und gründliche Art zu essen. Dabei werden wohl tuende Atmosphäre, gepflegte Form und appetitliche Anrichtung der Speisen mit Konzentration auf sorgfältigstes Kauen und Einspeicheln jedes einzelnen Bissens kombiniert.
Das Milch-Semmel-Essen gibt die dafür erforderliche Schulung: Die Kursemmel (siehe S. 36) wird in dünne Scheiben geschnitten, auf die man jeweils eine Messerspitze Magertopfen (Quark) oder Schafstopfen auftragen kann. Davon wird ein kleiner (!) Bissen so lange gekaut, bis ein flüssiger Semmel-(Topfen)-Speichelbrei entsteht, der schließlich einen leicht süßlichen Geschmack erhält. Süßlich, weil die Speichelfermente die Semmelstärke zu Zucker abgebaut haben. Noch nicht schlucken! Nun wird ein kleines Löffelchen Milch oder eine Alternative (S. 19) dazu „gesüppelt" (wie Suppe eingenommen) und mit dem Semmel-(Topfen)-Speichelbrei in der Mundhöhle vermischt, so dass die Speichelfermente auch die Milch vorverdauen können. Erst dann wird geschluckt. So wird bis zur leichten Sättigung gegessen. Dann sofort aufhören.

> **Wichtig!** Die Art der Nahrungsaufnahme ist für den Kurerfolg entscheidend! Ohne die vorgeschriebene Esskultur kann kein hervorragender Heilerfolg erzielt werden!

Die Monotonie: Die Auswahl des Frühstücks sollte in der MAD immer gleich sein, ebenso die Zulage zum Abendtee. Es sollte also so selten wie möglich gewechselt werden, da die Monotonie einen wichtigen Schon- und Heilfaktor darstellt.

Wer bei seinen Mahlzeiten die Esskultur nach Mayr richtig praktiziert, der erzielt eine angenehme, lang anhaltende Sättigung, weil die ideal im Mund vorverdaute Nahrung besser verwertet wird. Zwischen Frühstück und Mittagessen soll tunlichst eine Pause von rund fünf Stunden bestehen. Bei richtigem Essen des Frühstücks stellt sich meist erst kurze Zeit vor dem Mittagessen ein gesundes Hungergefühl ein.

Pflege des Hungers (Appetits): Ein keinesfalls quälendes, sondern gesundes Hungergefühl oder – was dasselbe ist – ein kräftiger Appetit, einige Zeit vor der nächsten Mahlzeit, ist die Voraussetzung für die Einnahme eines weiteren Essens. Fehlt diese, dann sollte man unbedingt mit dem Essen warten, auch auf die „Gefahr" hin, einmal eine Mahlzeit zu überspringen.

- Ohne Hunger kein Essen!
- Ohne Hunger keine gute Verdauung!
- Ohne Hunger keine Gesundheit!

Daher pflege man das Auftreten seines Hungers!

Tafel IV

Merksätze zur Esskultur nach F.X. Mayr

1. *Keine Zeit für Essen haben,* heißt Gesundheit untergraben! Nimm dir mindestens $1/2$ Stunde Zeit!

2. *Richte die Speisen appetitlich an!* Iss am freundlich gedeckten Tisch!

3. *Nimm in Dankbarkeit dein „täglich Brot" zu dir!* Millionen Menschen leiden bitteren Hunger!

4. *Nimm nur kleine Bissen in den Mund!*

5. *Kaue sorgfältig und speichle jeden Bissen ein!* Gut gekaut ist halb verdaut!

6. *Genieße jeden Bissen ausschmeckend!*

7. *Iss in Stille, Behaglichkeit und Muße!*

8. *Konzentriere dich nur auf das Essen!* Betrachte die Aufnahme und Umwandlung von Speise in Körpersubstanz schlicht als Wunder!

9. *Verschiebe große Gespräche, Zeitunglesen, Fernsehen auf später!*

10. *Sorge für ein kaufähiges Gebiss!* Ein passendes künstliches Gebiss ist schlechten eigenen Zähnen überlegen.

Merksätze zur Esskultur nach F.X. Mayr

- Zur vollen Nahrungsverwertung gehört reichlich Bewegung an Frischluft!

- Je weniger Bewegung – desto weniger Essen – desto leichtere Kost! Nach jedem Essen soll man sich wohl fühlen!

- Wer nach dem Essen müde wird, Völle, Magendruck oder ähnliches verspürt, hat *zu viel* gegessen!

- Bedränge keinen Menschen zum Mehressen!

- Ärgere weder dich noch andere vor, während oder nach dem Essen!

- *Faste*, wenn du keinen Hunger hast!

- *Faste*, wenn du keine Zeit zu ruhigem Essen hast!

- *Faste*, wenn du überfordert oder übermüdet bist!

- *Faste*, wenn du krank bist!

Essen soll in erster Linie die Gesundheit erhalten; in zweiter Linie – durch Einschränkung und Umstellung – die Gesundheit wiederherstellen; in dritter Linie der elementaren Freude und dem kultivierten Genuss dienen. *Doch ohne rechtes Maß gereicht es niemandem zum Segen!*

Gliederung der Milden Ableitungsdiät

> Wenn der Vater einer Krankheit oft unbekannt ist, die Mutter ist immer die Ernährung.
>
> Volksspruch

> Es sind drei Stufen zu unterscheiden:
> 1. *Milde Ableitungsdiät I (MAD I)* enthält die am leichtesten verdauliche Kost;
> 2. *Milde Ableitungsdiät II (MADII)* ist die mittlere Koststufe;
> 3. *Milde Ableitungsdiät III (MADIII)* enthält bereits weniger leicht verdauliche Kost.

Wenn vom Arzt nicht anders verordnet, beginnt man mit der *Milden Ableitungsdiät I* und geht nach einigen Wochen auf die nächste und übernächste Stufe über.
Wem die anfängliche Mühe in die Einarbeitung noch Sorge bereitet, der denke an das Wort von Hindhede:

> *„Nicht durch die Apotheke, sondern durch die Küche führt der Weg zur Gesundheit!"*

Allen Lesern, die zunächst nicht mit dem Studium der Kochrezepte beginnen wollen und sich mehr für die allgemeinen Grundlagen interessieren, seien folgende Kapitel empfohlen:

- Zubereitung von Gemüse (Seite 198)
- Qualitätsmerkmale von Fleisch, Fisch, Geflügel (Seite 201)
- Kräutertee (Seite 204)
- Fett (Seite 206)
- Gewürze und Kräuter (Seite 213)
- Die Kur-Ausleitung (Seite 216)
- Richtlinien für gesündere Ernährung (Seite 223)
- Biologische Wertigkeit der Nahrungsmittel (Seite 230)
- Säure-Basen-Haushalt (Seite 246)

Die Milde Ableitungsdiät I (MAD I)

Frühstück der Milden Ableitungsdiät I (MAD I)

Zur Auswahl stehen:

1. Milch (+ Malzkaffee) + Kursemmel + Topfen (Quark)

- **Milch:** Falls erhältlich und verträglich ist rohe, kurz auf die erwünschte Temperatur erwärmte Milch am günstigsten. Es ist die aus eigener Erfahrung bekömmlichste Milchart zu wählen, wobei Vorzugsmilch, Babymilch oder gute Sauermilcharten (Sanoghurt, Biogarde, Bioghurt) empfohlen werden. Bei schlechter Milchverträglichkeit wird das stets sehr gut bekömmliche Schafsjoghurt oder „Sahnemilch" (S.19) empfohlen.

- **Malzkaffee:** Flockt die Süßmilch aus, wodurch sie besonders leicht verdaulich wird. Auch als Babykost bewährt. Alle Fertig-Malzkaffee-Arten sind erlaubt. Wer Milch sehr gut verträgt, kann sie allein zu sich nehmen, ansonsten ist Beigabe von Malzkaffee günstiger.

- **Kursemmel:** Diese ist ein altbackenes Weißgebäckbrötchen am besten aus Dinkelmehl. Die Kursemmel stellt zwar ein wertarmes Nahrungsmittel dar, besitzt aber für die Kur als leicht verdaulicher Ess- und Kauschuler enorme Bedeutung. Nach der Kur soll sie – falls verträglich – durch biologisch wertvolleres Brot ersetzt werden. Die Kursemmel muss altbacken sein, 3–4 Tage alt, schnittfest, kaum mehr eindrückbar, sodass sie zum gründlichsten Kauen und Einspeicheln zwingt! Zu frische, weiche Semmeln sind ungeeignet! Die täglich auf Vorrat frisch zu kaufenden Semmeln sollen in einem trockenen Zimmer auf einer Stellage auf einem Tuch oder Pergamentpapier in Reih und Glied gelagert und luftgetrocknet werden. Vor dem Essen sind sie in 9–10 kleine Scheibchen zu schneiden. Die Kursemmel wird während der ganzen Milden Ableitungskur als Kauschuler verwendet. Sind die Semmeln zu weich, kann man sie früher zerschneiden, wodurch sie rascher lufttrocknen (Notlösung).

- **Topfen (Quark):** Am besten ist zunächst der gut trockene bröselige Bauerntopfen oder der Magerquark zu verwenden. Auch Hüttenkäse kann geeignet sein. Bei schlechter Milchverträglichkeit wird Schafstopfen oder Ziegentopfen empfohlen.

2. Kräutertee + Kursemmel + Quark (oder Schafs- oder Ziegentopfen)

▪ **Kräutertee:** Je nach Wahl. Mild entkrampfend wirken Anserine, Fenchel, nervenberuhigend Melisse, Johanniskraut, besonders wohlschmeckend ist auch Lindenblüte (Tafel VII, Seite 212).

Zubereitung:

Eine Prise Tee (die von 3 Fingerspitzen erfasste Menge) wird in ein Haarsieb gegeben und mit $1/4$ Liter siedendem Wasser überbrüht; 2 Minuten ziehen lassen und abseihen. Falls erlaubt und verträglich, wird ein Teelöffel echter Bienenhonig (nicht mehr) und etwas Zitronen- oder Orangensaft hinzugefügt.

Bienenhonig enthält Glukose, Fruktose, Spurenelemente, Aminosäuren, Fermente, Inhibine. In gut verschlossenem Geschirr aufbewahren, nie über 50° C erwärmen, da sonst Zerstörung der Fermente. Honig ist als Gewürz zu verwenden. Angegebene Menge nicht überschreiten!

3. Hafer- oder Dinkel- oder Reisschleim

Abkürzungen:
EW = Eiweiß
F = Fett
KH = Kohlenhydrate

EL = Esslöffel
TL = Teelöffel
Msp. = Messerspitze

1 EL Öl = 5 g oder 5 ml
1 TL Öl = 3 g oder 3 ml
1 EL Sahne = 10 g oder 10 ml
1 EL saure Sahne = 30 g oder 30 ml
1 Bund Frischkräuter bezieht sich auf 1–2 EL abgezupfte Blättchen

Zur Berechnung aller Nährwerte wurde die große Nährwerttabelle von Prof. Dr. med. H.-D. Cremer und Prodi 4,5 basis verwendet.

Die Milde Ableitungsdiät I (MAD I)

Zutaten:
1/4 l Gemüsebrühe (oder Wasser)
3 gehäufte EL (60 g) Hafer- oder Dinkelflocken kaltgewalzt (möglichst aus biologischem Anbau) Reisflocken oder Reisschleim
1/4 l Frischmilch (Vorzugsmilch oder Babymilch). Falls Milch nicht erwünscht: Sahnemilch, Gemüsebrühe oder Wasser verwenden.
Wenig Meersalz (falls nicht erhältlich, Vollsalz verwenden)

Pro Portion:
190 kcal • 24,94 KH
7,88 EW • 6,48 F

Hafer-, Dinkel- oder Reisschleim
(Kochzeit ca. 5 Minuten)
2 Portionen

Zubereitung:
Gemüsebrühe oder Wasser aufwallen lassen. Hafer- Dinkel- oder Reisflocken zugeben, 5 Minuten kochen. Milch zugeben, salzen, unter Rühren weitere 3 Minuten kochen lassen (nicht kürzer). Evtl. durch ein nicht zu feines Sieb passieren.

Tipp:
Es gibt den fertigen Reisschleim auch im Reformhaus zu kaufen – aus biologischem Anbau.

Gemüse- oder Basenbrühen

Gemüsebrühen gehören zu den besonders wichtigen und beliebten Bestandteilen der MAD. Für die Herstellung wird nur einwandfreies, ungespritztes Gemüse verwendet, wobei kräftig schmeckende Sorten zu bevorzugen sind: Karotten, gelbe Rüben, Sellerie, Stangensellerie, Fenchel, Petersilienwurzeln, Pastinaken. Auch wenig Kartoffeln (basisch) sind immer günstig. Die Qualität und Mischung der Gemüse entscheidet über den guten Geschmack. Auf ein Drittel Gemüse kommen ca. zwei Drittel Wasser. Man schneidet das Gemüse so klein als möglich und setzt es in einem großen Topf mit kaltem Wasser zu. Dann werden etwas frischer Liebstöckel, 1–2 Lorbeerblätter, 5–6 Pfefferkörner und 3–4 Wacholderbeeren, ca. 1 Teelöffel pflanzliche Streuwürze und eventuell etwas Steinsalz oder Meersalz beigefügt; das Ganze ca. 30–40 Minuten mehr ziehen als kochen lassen. Am Anfang empfehlen wir die Brühe ohne Salz zu trinken; dann durch ein feines Haarsieb seihen und in kleinen Schlucken einnehmen.

Zutaten:
3 l Wasser
500–700 g frisches Gemüse nach Jahreszeit gemischt (z.B. Karotten, Sellerieknolle, Stangensellerie mit Grün, gelbe Rüben, Pastinaken, Fenchelknolle)
etwas Liebstöckel
4 Lorbeerblätter
3–4 Gewürznelken
1 TL Wacholderbeeren
Muskatnuss
frisch gerieben
Meersalz.

Pro Portion:
kcal 6,01 • KH 1,04
EW 0,27 • F 0,06

Das beim Abseihen der Brühe zurückgebliebene Gemüse kann noch einmal oder zweimal mit kaltem Wasser angesetzt werden. Damit lassen sich Basensuppen oder Basensaucen aufgießen. Sie sind stets wertvoller als bloßes Wasser.

Berufstätige, die weniger Zeit haben, können die klein geschnittene Gemüsemischung sauber verpackt in kleine Plastikbeutel oder noch besser in Vakuumbeutel einfrieren und dann immer frisch zusetzen. Die Brühe einzufrieren ist hingegen nicht empfehlenswert. Sie wird grau und schmeckt nicht mehr gut.
Bei guter Verträglichkeit kann man später diese einfache Gemüsemischung durch Zugabe weiterer Sorten aufwerten, wie etwa durch einen Teil verschiedener Kohlgemüsearten, etwas Spargelstangen oder -schalen, Lauch, Liebstöckel, Zwiebelstücke und evtl. etwas Knoblauch. Die Stiele von abgezupften Frischkräutern finden hier gute Verwendung. Mit etwas Sojasauce dunkler gemacht und mit pflanzlicher Streuwürze kräftiger gewürzt, gibt dies eine Grundlage für alle klaren Suppen ohne Fleisch mit verschiedenen Einlagen auf vegetarischer Basis. Auch die Zufügung einiger Tropfen kalt gepressten Öles ist möglich.
Die Kochzeit beträgt etwa 30 Minuten.

Zubereitung:

Wurzelgemüse mit Bürste unter fließendem Wasser gut reinigen – evtl. abschaben oder schälen und sehr klein schneiden (oder grob faschieren). In einen größeren Kochtopf geben. Mit kaltem Wasser aufgießen, Gewürze sowie Kräuter zugeben und ca. 30 Minuten mehr ziehen als kochen lassen. Benötigte Brühe durch ein feines Haarsieb oder Leinentuch seihen und evtl. mit Meersalz und ca. 1 TL pflanzlicher Streuwürze sowie frisch geriebener Muskatnuss nachwürzen. Restliche Brühe mit dem Gemüse im Topf abkühlen lassen, kühl stellen und nach Bedarf abseihen. Haltbarkeit bis zu einer Woche. Das übrig bleibende Gemüse kann ein zweites Mal mit kaltem Wasser aufgefüllt und zugestellt werden. Zum Trinken sollten Sie aber immer nur den ersten Sud nehmen. Zum Aufgießen ist der dritte Sud immer noch besser als pures Wasser. Bereiten Sie von der Gemüsebrühe immer etwas mehr zu, da die Brühe im Rezeptteil als Grundlage zum Aufgießen dient.

> **Tipp:**
> Gemüsebrühe zum Trinken sollten Sie am besten ohne Salz zubereiten und nur falls nötig etwas nachsalzen. Auch ohne Salz erhalten Sie eine wohlschmeckende unverfälschte Gemüsebrühe, die durch die natürlich vorkommenden Salze im Gemüse hervorragend schmeckt.

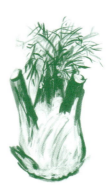

Gofio-Brei
2 Portionen

> Gofio ist ein besonders gut bekömmliches, verdauungsschonendes, hochwertiges und kräftigendes Gericht aus Mais (wichtig, da glutenfrei), Dinkel, Hafer oder Weizen. Es war die Nationalspeise der Ureinwohner der kanarischen Inseln.

Zutaten:
3 gehäufte EL Gofio-Mais-Mehl (70 g)
ca. 1/2 l Wasser (evtl. zur Hälfte Sahnemilch)
1 TL Bienenhonig
ganz wenig Meersalz

Pro Portion:
kcal 147 • KH 31,15
EW 2,92 • F 0,99

Herstellung des Gofio-Mehles:
Ganze, getrocknete Maiskörner auf ein Backblech legen und im vorgeheizten Ofen bei 200 °C etwa 30–40 Minuten rösten. Auskühlen lassen und in der Getreidemühle zu feinem Mehl mahlen. (Auf den kanarischen Inseln erhält man in jedem Supermarkt das fertige Mehl aus verschiedenen Getreidesorten).Gofiomehl hat einen nussartigen Geschmack.

Zubereitung:
Gofio-Mehl mit kaltem Wasser (und Sahnemilch) anrühren und zum Kochen bringen. Gut 5 Minuten unter mehrmaligem Rühren (mit dem Schneebesen) kochen lassen. Vor dem Anrichten Honig zugeben und mit etwas Salz würzen.

Verschiedene Variationsmöglichkeiten:

1. 70 g Gofio-Mehl mit ca. 100 g Wasser verkneten. Eventuell leicht salzen und mit 1 TL Honig und 1 EL geriebenen Mandeln anreichern. Eine längliche Wurst formen und diese in Folie wickeln. Auch zum Kauen bei Wanderungen gut geeignet!
2. Das Gofio-Mehl kann in die warme Milch oder Sahnemilch eingerührt werden.
Mehrere TL auf 1 Tasse Milch oder Malzkaffee.
3. Gofio-Mehl mit Wasser dicklich rühren und mit Honig und kaltgepresstem Öl anreichern. Wenig salzen (für MAD III).
4. Gofio-Mehl mit frisch gepresstem Möhrensaft oder anderen Gemüsesäften mischen. Mit etwas Honig und Salz abschmecken (für MAD III).

Das Mehl kann in verschließbaren Glas-, Ton- oder Plastikbehältern aufbewahrt werden. Optimal – in Bezug auf Geschmacksstoffe und Inhaltsstoffe – bleibt vor Verwendung stets frisch gemahlenes Mehl!

Mittagessen der Milden Ableitungsdiät I (MAD I)

Die Basensuppen

> Eine gute Küche ist die beste Medizin.
> de Pomiane

> Die Mahlzeit der MAD wird mit Basensuppen (Gemüsepüreesuppen siehe Seite 43) eingeleitet. Diese werden aus verschiedenen, vorwiegend der Jahreszeit entsprechenden Gemüsesorten – ohne Fett und ohne Mehl – hergestellt („sozusagen quer durch den Gemüsegarten"). Sie beinhalten zahlreiche, vom Körper in dieser Form leicht aufzunehmende Vitalstoffe, vor allem Mineral- und Spurenelemente, und führen dem sich während der Kur von Schadstoffen, besonders von Säuren, befreienden Organismus basische Substanzen zu. So unterstützen sie die Heilvorgänge. Da die Nahrung des heutigen Menschen überwiegend aus säurebildenden und basenraubenden Nahrungsmitteln besteht, sind Basensuppen auch für die Dauerkost bestens zu empfehlen.

Achtung! Alle Suppen, Schleime oder sonst wie schlecht einzuspeichelnde Speisen sollen mit der zum Kauen zwingenden Kursemmel eingenommen werden!

Das Kochen bzw. Garen von Basensuppen soll immer ein langsames Ziehenlassen bei teilweise zugedecktem Kochgeschirr sein. Bei zu starker Hitze würde zu viel Flüssigkeit verdunsten und die Suppen würden in der Konsistenz zu dick werden. In diesem Fall kann mit Gemüsebrühe verdünnt werden. Am besten schmecken die Basensuppen, wenn sie im Mixglas püriert und sofort serviert werden. Zwar können Sie die Suppen auch mit dem Pürierstab mixen, feiner werden sie aber im Mixglas. Die Basis ist frisches Gemüse von biologisch wirtschaftenden Bauern oder Gärtnern.

> Die unterschiedlichen Grundzubereitungen der Basensuppen von Stufe 1–5. Sie sind im Rezeptteil der jeweiligen Diätstufe von MAD 1–3 zugeordnet.

Mittagessen der Milden Ableitungsdiät I (MAD I)

Grundzubereitung der Basensuppe (ohne Fett) Stufe 1

(Kochzeit ca. 15 Minuten)
4 Portionen

Zutaten:
250 g geschälte rohe Kartoffeln
(mehlige Sorte)
ca. 1 l Gemüsebrühe
(oder 1 l Wasser mit 2 TL pflanzlicher Streuwürze)
etwas Vollsalz oder Meersalz
frisch geriebene Muskatnuss
1 EL frisches Liebstöckelkraut
2 EL fein geschnittene, frische Majoranblätter
1 Msp. Kümmel gemahlen
1 gehäufter EL (30 g) Sauerrahm oder Joghurt

Zubereitung:

Kartoffeln in kleine Stücke schneiden, in einen Kochtopf geben und mit Gemüsebrühe auffüllen. Salzen und weich kochen lassen. Im Mixglas mit Liebstöckel, Majoran und Kümmel pürieren. Einen Teil der Suppe mit Sauerrahm verrühren und mitmixen. Mit etwas fein geriebener Muskatnuss abschmecken.

Pro Portion:
kcal 53 ● KH.9,60
EW 1,5 ● F 0,82

Tipp:
Diese Suppe ist gleichzeitig Grundlage für sämtliche Kräutersaucen. Die Suppe lässt sich – wie in MAD II beschrieben – mit 1 TL Butter (10 g) oder 1 EL (5 g) kaltgepresstem Olivenöl oder Distelöl aufwerten. Wenn Sie die Suppe im Mixglas pürieren, wird sie cremiger als mit dem Pürierstab. Wollen Sie die Suppe dicker halten, lassen Sie einfach etwas Flüssigkeit im Topf zurück.

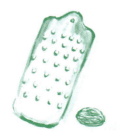

Die Milde Ableitungsdiät I (MAD I)

Grundzubereitung der Basensuppe (ohne Fett) Stufe 2

Zutaten:
150 g geschälte rohe Kartoffeln (mehlige Sorte)
100 g Sellerieknolle geschält (oder Petersilienwurzeln)
1 l Gemüsebrühe (oder 1 l Wasser mit 1–2 TL pflanzlicher Streuwürze)
etwas Vollsalz
frisch geriebene Muskatnuss
1 EL frische, fein geschnittene Gartenkräuter
1 EL Magerjoghurt (30 g) oder Sauerrahm (10% F)

Pro Portion:
kcal 34 ● KH 6,43
EW 1,51 ● F 0,12

(Kochzeit ca. 15 Minuten)
4 Portionen

Um besonders vorsichtig zu sein, mischt man bei dieser Variante zu den Kartoffeln vorerst nur eine Gemüsesorte dazu.

Zubereitung:
Grundzubereitung wie bei Variante 1. Kartoffeln und Sellerie in kleine Stücke schneiden, in einen Kochtopf geben und mit Gemüsebrühe auffüllen. Salzen und weich kochen lassen. Im Mixglas mit Kräutern und verrührtem Joghurt pürieren. Die frischen Kräuter werden immer zum Schluss mitgemixt. Fertig ist die Basensuppe. Bei guter Verträglichkeit gibt man später zusätzlich noch 1–2 EL Sahne (5–10 g) ins Mixglas. Die Suppe gewinnt somit an Aussehen – und schmeckt natürlich noch besser.

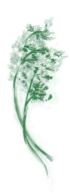

Grundzubereitung der Basensuppe Stufe 3 (mit Butter und Sahne)

(Kochzeit ca. 15 Minuten)
4 Portionen

Zutaten:
100 geschälte rohe Kartoffeln (mehlige Sorte)
100 g Fenchelknolle (Finocchio), gelbe Rüben oder Pastinaken
50 g Bleichsellerie (geschält), Sellerie oder Petersilienwurzel
10 g Butter
1 l Gemüsebrühe
2 EL (20 g) Sahne (30% F) oder 1 EL (30 g) Sauerrahm (10% F)
etwas Vollsalz oder Meersalz
frisch geriebene Muskatnuss
1 EL frisches Fenchelgrün, Kerbel, Majoranblätter oder andere gemischte Küchenkräuter

> Im Unterschied zu Variante 1 und 2 mischt man hier mehrere Gemüsesorten miteinander. Butter und Sahne können, müssen aber nicht verwendet werden.

Zubereitung:

Wie bei Variante 1 und 2. Kartoffeln und geputztes, geschältes Gemüse in kleine Stücke schneiden, in einen Kochtopf geben und mit Gemüsebrühe (oder Wasser mit pflanzlicher Streuwürze) auffüllen. Salzen und weich kochen lassen. Im Mixglas mit den Küchenkräutern und Sahne pürieren. Noch mal nachwürzen und beim Anrichten mit abgezupften Frischkräutern garnieren. Wollen Sie die Suppe etwas dicker halten, dann lassen Sie beim Pürieren etwas Flüssigkeit zurück.

Pro Portion:
kcal 59 • KH 4,86
EW 1,25 • F 3,70

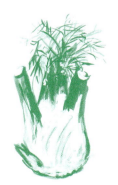

Die Milde Ableitungsdiät I (MAD I)

Grundzubereitung der Basensuppe Stufe 4 (mit Butter und Sahne)

(Kochzeit ca. 15 Minuten)
4 Portionen

Zutaten:
50 g mehlige Kartoffeln
50 g Sellerie (oder Fenchel oder Bleichsellerie)
50 g Blumenkohl (oder Broccoli oder Zucchini)
50 g Karotten (oder gelbe Rüben)
50 g Petersilienwurzeln (oder Pastinaken oder Champignons), alles frisch und küchenfertig geputzt
1 l Gemüsebrühe (oder 1 l Wasser mit 1 TL pflanzlicher Streuwürze)
10 g Butter
2 EL (20 g) Sahne oder 1 EL (30 g) Sauerrahm
etwas Vollsalz oder Meersalz
frisch geriebene Muskatnuss
1 EL frische Gartenkräuter
1–2 TL Sojasauce

Pro Portion:
kcal 56 • KH 3,95
EW 1,64 • F 3,78

Im Unterschied zu Variante 1 und 2 mischt man hier mehrere Gemüsesorten miteinander. Butter und Sahne können, müssen aber nicht verwendet werden. Bei dieser Zubereitungsform kann das klein geschnittene Gemüse mit den Kartoffeln bereits in Butter angeschwitzt werden. Dabei darf das Gemüse keine Farbe nehmen, es verbessert sich aber das Aroma. Dann wird mit Gemüsebrühe aufgefüllt, alles weich gekocht, im Mixglas püriert und gewürzt und abgeschmeckt.

Verschiedene Gemüsemischungen, kombiniert mit ein paar Kartoffeln, lassen die Suppe immer wieder anders schmecken. Frische Gartenkräuter, reichlich verwendet, runden den Geschmack sehr gut ab. Zusätzlich kann die Suppe mit Sahne (Rahm) oder Sauerrahm und kaltgepresstem Öl oder Butter angereichert werden. Bei Sauerrahm nicht mehr kochen, sonst gerinnt die Suppe.

Zubereitung:

Geschälte Kartoffeln und geputztes und geschältes, klein geschnittenes Gemüse in einem Kochtopf mit Butter anschwitzen, mit Gemüsebrühe (oder Wasser mit 1–2 TL pflanzlicher Streuwürze) auffüllen, salzen und weich kochen. Im Mixglas mit Küchenkräutern und Sahne fein pürieren. Anrichten und mit abgezupften Frischkräutern garnieren. Wollen Sie die Suppe dicker, dann geben Sie entweder etwas weniger Gemüsebrühe dazu oder behalten beim Mixen einen Teil der Flüssigkeit zurück.

Grundzubereitung der Basensuppe Stufe 5 (mit Zwiebel oder Knoblauch)

(Kochzeit ca. 15 Minuten)
4 Portionen

Diese Form der Zubereitung ist nach der Kur bzw. in der MAD III wohl die schmackhafteste. Man verwendet bereits Zwiebel und Knoblauch sowie schwerer verdauliche Gemüse wie Kohlrüben, Broccoli, Blumenkohl, Wirsing usw. Es bleibt zwar bei der gleichen Küchentechnik – und doch gibt es immer wieder eine andere Suppe. Falls verträglich und erwünscht, können auch kleinere Mengen Schalotten (nicht so scharf wie Zwiebeln) Zwiebeln oder Knoblauch verwendet werden. Wenn das Gemüse in feine, gleichmäßige Würfel geschnitten wird, kann die Suppe auch ungemixt als klare Gemüsesuppe gegessen werden.

Zutaten:
ca. 50 g Blumenkohl (oder Fenchel oder Pastinaken)
ca. 50 g Kohlrabi (oder weiße Rüben, Schwarzwurzeln oder Spargel
ca. 50 g Broccoli (oder Mangold, Spinat oder Tomaten)
ca. 50 g mehlige Kartoffeln (oder Sellerie oder Petersilienwurzeln)
ca. 50 g Wirsing (oder Kohl, Kohlsprossen oder Zucchini)
ca. 50 g Schalotten oder Zwiebel (oder Lauch oder Paprikaschoten)
2 Knoblauchzehen (oder 1 Bund Bärlauch)
1 l Gemüsebrühe

Pro Portion:
kcal 57 ● KH 5,04
EW 1,40 ● F 3,72

Zubereitung:

Fein geschnittene Schalotten, Zwiebel oder Lauch und kleinstgeschnittene Knoblauchzehe in 1 EL (5 g) Öl oder in 10 g Butter anschwitzen. Klein geschnittene Gemüsemischung zugeben und wieder kurz anschwitzen. Mit Gemüsebrühe auffüllen, salzen und weich kochen – und mit feingeriebener Muskatnuss, frischen Gartenkräutern und 2 EL (20 g) Rahm abschmecken. Die Suppe entweder klar essen und mit ein paar geschnittenen und entkernten Tomatenwürfeln garnieren oder im Mixglas (wie bei Variante 1–4) eine pürierte Basensuppe machen. Mit Frischkräutern garnieren.

> **Tipp:**
> Als Faustrezept gilt: Pro Liter Gemüsebrühe verwenden Sie insgesamt 250–300 g frisches Gemüse inklusive Kartoffeln. Nehmen Sie bei der Gemüse-Kartoffelmischung immer ²/₃ von dem Gemüse, welches der Suppe den Namen gibt. Etwas dicker gehalten (ohne Kartoffeln) können Sie aus diesem Rezept einen idealen Gemüseeintopf machen, dem Sie – wenn als Hauptspeise gedacht – noch etwas weich gekochte Hirse, Reis oder Nudeln dazugeben können.

Die Milde Ableitungsdiät I (MAD I)

Kartoffel-Basensuppe
(Kochzeit ca. 15 Minuten)
4 Portionen

Zutaten:
250 g geschälte rohe Kartoffeln (mehlige Sorte)
ca. 1 l Gemüsebrühe (oder Wasser mit 1–2 TL pflanzlicher Streuwürze)
je ½ TL getrockneter Majoran, Thymian, Kümmel
1 Lorbeerblatt
wenig Meersalz
1 EL (30 g) Sauerrahm (10% F), um den Geschmack abzurunden
1 TL frische fein gehackte Gartenkräuter
etwas frisch geriebene Muskatnuss
Meersalz

Pro Portion:
kcal 53 • KH 8,0
EW 1,5 • F 0,82

Zubereitung:
Geschälte Kartoffeln klein würfeln; in den Kochtopf geben. Gemüsebrühe (oder Wasser) zugeben, salzen, mit Majoran, Thymian, Kümmel und Lorbeerblatt würzen. Solange garen, bis die Kartoffeln weich sind. Lorbeerblatt wieder herausnehmen. Sauerrahm mit etwas Suppe glatt rühren. Alles im Mixglas (oder mit dem Mixstab) pürieren und mit Salz und Muskatnuss nachwürzen. Frische Gartenkräuter zugeben. Nicht mehr kochen!

Tipp:
Die allgemein üblichen Kartoffelsuppen, mit in heißem Fett gerösteten Zwiebeln und Mehl (Einbrenne) – häufig mit Rindsuppe aufgegossen – sind ungünstig, da die Fett-Mehlbindung schwer verdaulich ist.

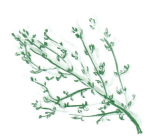

Kartoffel-Gemüse-Basensuppe

(Kochzeit ca. 15 Minuten)
4 Portionen

Zubereitung:

Wurzelwerk waschen und in kleine Stücke schneiden. Kartoffeln würfeln, zum Wurzelwerk zugeben und alles mit Gemüsebrühe auffüllen. Salzen und weich kochen lassen. Im Mixglas (oder mit dem Mixstab) mit angerührtem Sauerrahm und Kräutern pürieren und mit Salz und Muskatnuss gut abschmecken. Anrichten und mit abgezupften Frischkräutern garnieren.

Durch das Zerkleinern der gegarten Masse in einem Mixglas (oder Mixstab) entsteht eine sämige Püree-Grundsuppe, welche – falls zu dick – nach Belieben mit Gemüsebrühe gestreckt werden kann. Wird die Suppe im Mixglas püriert, so kann man die Kräuter und den mit etwas Suppe verrührten Sauerrahm gleich dazugeben!

Bei guter Verträglichkeit kann man noch zusätzlich 5–10 g Butterflocken oder 1 EL (5 g) kaltgepresstes Öl in die Suppe geben. Alle Gemüsepüreesuppen können so mit Kalorien angereichert werden, oder – ohne Butter und Sauerrahm – sehr kalorienarm gehalten werden.

Zutaten:
150 g geschälte rohe Kartoffeln
(mehlige Sorte)
100 g junges Wurzelwerk: Karotten, Sellerie, Petersilienwurzel abgeschabt oder geschält
ca. 1 l Gemüsebrühe
(oder Wasser mit 1–2 TL pflanzlicher Streuwürze)
etwas Meersalz
frisch geriebene Muskatnuss
1 EL (30 g) Sauerrahm (10% F)
1 TL frische sehr fein geschnittene Gartenkräuter wie Kerbel, Zitronenmelisse oder Kresse

Pro Portion:
kcal 42 ● KH 7,0
EW 1,12 ● F 0,84

> **Tipp:**
> Zum Würzen der Basensuppen eignen sich – speziell im Winter – alle in Öl eingelegten Frischkräuter, die im Handel zu haben sind oder die man selber machen kann (siehe Seite 210).

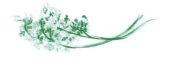

Die Milde Ableitungsdiät I (MAD I)

Sellerie-Basensuppe
(Kochzeit ca. 15 Minuten)
4 Portionen

Zutaten:
250 g junge frische Sellerieknolle – geschält
ca. 1 l Gemüsebrühe (oder Wasser mit 1–2 TL pflanzlicher Streuwürze)
1 EL (30 g) Sauerrahm (10% F), Crème fraîche oder Sahne
1 TL frische sehr fein geschnittene Gartenkräuter wie Petersilie oder Kerbelkraut
Meersalz
etwas Selleriegrün

Pro Portion:
kcal 20 • KH 1,66
EW 1,18 • F 0,94

Zubereitung:
Sellerieknolle waschen und in kleinere Würfel schneiden. Mit Gemüsebrühe (oder Wasser) auffüllen, salzen und 15 Minuten köcheln lassen. Selleriegrün zugeben und alles gar kochen. Sauerrahm mit etwas Suppe glatt rühren und mit Kräutern im Mixglas (oder Mixstab) pürieren. Nicht mehr kochen lassen, da der Sauerrahm sonst ausflockt. Anrichten und mit Selleriegrün garnieren.

Tipp:
Sie können bei dieser Suppe auch zur Hälfte Stangen- oder Bleichsellerie nehmen. Wollen Sie die Suppe dicker halten, dann verwenden Sie beim Aufgießen etwas weniger Gemüsebrühe oder behalten vor dem Pürieren einen Teil der Flüssigkeit zurück.

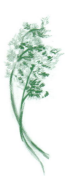

Karotten-Basensuppe
(Kochzeit ca. 15 Minuten)
4 Portionen

Zutaten:
100 g geschälte rohe Kartoffeln (mehlige Sorte)
150 g junge Karotten (Möhren) abgeschabt
ca. 1 l Gemüsebrühe (oder Wasser mit 1–2 TL pflanzlicher Streuwürze)
1 EL (30 g) Sauerrahm (10% F)
etwas geriebene Muskatnuss
1 TL frische sehr fein geschnittene Brennnessel, Bachkresse oder Petersilie

Zubereitung:
Klein gewürfelte Kartoffeln und Karotten mit gesalzener Gemüsebrühe weich kochen. Etwas Suppe mit Sauerrahm glatt rühren und alles im Mixglas mit Kräutern und fein geriebener Muskatnuss pürieren. Anrichten und mit abgezupften Frischkräutern garnieren. Wenn Sie die Suppe dicker halten wollen, dann verwenden Sie etwas weniger Gemüsebrühe oder behalten von der Karottensuppe beim Mixen einen Teil der Flüssigkeit zurück.

Pro Person:
kcal 37 • KH 5,75
EW 1,02 • F 0,85

Tipp:
Bei allen Gemüse- oder Basensuppen können Sie zusätzlich klein geschnittenes, gedämpftes Gemüse als Einlage geben oder wenig Brotcroutons, ein paar Tropfen kaltgepresstes Kürbiskernöl und etwas gehackte Petersilie zum Garnieren!

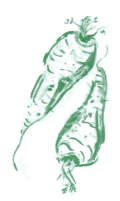

Die Milde Ableitungsdiät I (MAD I)

Fenchel-Basensuppe
(Kochzeit ca. 10 Minuten)
4 Portionen

Zutaten:
50 g geschälte rohe Kartoffeln (mehlige Sorte)
200 g geputzte Fenchelknolle (äußere Schalen entfernt)
ca. 1 l Gemüsebrühe (oder Wasser mit 1–2 TL pflanzlicher Streuwürze)
1 EL (30 g) Sauerrahm (10% F)
Meersalz
Koriander, frisch
Muskatnuss
1 EL frisches fein gehacktes Fenchelgrün

Pro Portion:
kcal 30 • KH 3,52
EW 1,70 • F 0,92

Zubereitung:
Fenchel halbieren, Fenchelgrün abschneiden, fein hacken und zur Seite stellen (Strunk evtl. keilförmig herausschneiden). Fenchel waschen und wie die Kartoffeln in grobe Würfel schneiden. Mit Gemüsebrühe oder Wasser aufgießen, salzen und weich garen. Sauerrahm mit etwas Suppe glatt rühren und alles im Mixglas mit $2/3$ vom Fenchelgrün und Korriander pürieren. Gut nachschmecken, anrichten und mit restlichem Fenchelgrün garnieren.

Tipp:
Sie können bei jeder Basensuppe – nach dem Pürieren – zusätzlich etwas vom namengebenden Gemüse als Einlage geben, dazu wird das klein geschnittene Gemüse separat im Kocheinsatz weich gedämpft. Es besteht auch die Möglichkeit, die Suppe etwas gröber zu pürieren, wenn Sie den Mixer weniger lang laufen lassen oder einen Pürierstab verwenden. Nehmen Sie etwas weniger Flüssigkeit, dann wird die Suppe dicklicher.

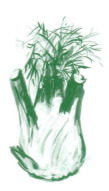

Mittagessen der Milden Ableitungsdiät I (MAD I)

Kartoffel-Basensuppe mit Spinat
(Kochzeit ca. 10 Minuten)
4 Portionen

Zutaten:
150 g rohe Kartoffeln geschält (mehlige Sorte)
100 g Sellerieknolle oder Petersilienwurzel geschält
25 g Blattspinat gedämpft und grob geschnitten (evtl. tiefgefroren)
ca. 1 l Gemüsebrühe (Wasser mit 1–2 TL pflanzlicher Streuwürze)
1 EL (30 g) Sauerrahm (10% F)
Meersalz
Muskatnuss gerieben
1 Bund frischer Liebstöckel klein geschnitten

Zubereitung:
Sellerie, Petersilienwurzel und Kartoffeln waschen, schälen und in gröbere Würfel schneiden. Mit Gemüsebrühe oder Wasser aufgießen, salzen und weich garen. Liebstöckel und Blattspinat zugeben.
Sauerrahm mit etwas Suppe glatt rühren und alles im Mixglas pürieren. Mit Muskat nachwürzen, anrichten und mit je einem Klacks Sauerrahm garnieren.

Pro Portion:
kcal 39 • KH 6,26
EW 1,35 • F 0,87

Tipp:
Sie können die Konsistenz der Basensuppen durch mehr oder weniger Flüssigkeitszugabe steuern. Cremige, dickliche Basensuppen erhalten Sie mit ¾ Liter Gemüsebrühe oder Wasser. Beachten Sie auch, dass die Suppen im Mixglas feiner werden als mit dem Pürierstab!

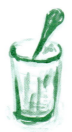

Die Milde Ableitungsdiät I (MAD I)

Basensuppe mit Milch

(Kochzeit ca. 5 Minuten)
4 Portionen

Zutaten:
ca. ½ l Gemüsebrühe (oder Wasser)
¼ l Kuhmilch, Schafsmilch oder Ziegenmilch
2 gestrichen volle EL (20 g) Maizena (Maisstärke) oder Nestalgel
ca. 4 EL Gemüsebrühe (kalt)
1 EL Kümmel ganz (in Filterpapier oder Leinentuch gebunden zum Einhängen)
1 TL Kümmel gemahlen
1 TL frische fein geschnittene Gartenkräuter wie Petersilie, milde Gartenkresse, Sauerampfer oder Kerbel
Meersalz

Pro Portion:
kcal 58 ● KH 7,35
EW 2,05 ● F 2,20

Zubereitung:

Milch mit Gemüsebrühe kurz aufkochen lassen. Maisstärke oder Nestalgel mit ca. 4 EL Gemüsebrühe glatt rühren und der kochenden Suppe beifügen. Dabei mit einem Schneebesen gut durchrühren. Noch einmal kurz aufkochen lassen und vom Herd nehmen. Gewürzballen einhängen und ca. 10 Minuten ziehen lassen. Herausnehmen und Suppe mit Salz, Kräutern und etwas frisch gemahlenem Kümmel abschmecken. Evtl. mit dem Mixstab kurz aufmixen. Anrichten und mit frischen Kräutern garnieren.

Tipp:
Bei zunehmender Kuhmilchunverträglichkeit wird es immer wichtiger, geeignete Alternativen zu finden. Ungezuckerte Reismilch eignet sich für dieses Rezept ebenso wie Hafer- oder Sojamilch. Als zusätzliche Garnierung eignen sich bei dieser Suppe ein paar Brotcroutons.

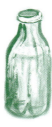

Spargel-Basensuppe
(Kochzeit ca. 10 Minuten)
4 Portionen

Zutaten:
100 g Spargel frisch (geschält) oder Schwarzwurzeln
ca. 1 l Spargelsud von den gekochten Spargelschalen
150 g rohe, mehlige Kartoffeln geschält
Meersalz
etwas Muskatnuss, frisch gerieben
1 EL fein geschnittenes Kerbelkraut
2 EL (20 g) süßer Rahm (10% F)
2 EL (20 g) Weißwein

Zubereitung:
Spargel vom Kopf zum Stielende hin schälen, Spargelköpfe abschneiden und als Einlage zur Seite geben. Mit den Spargelschalen einen Sud zubereiten. Spargelstangen und Kartoffeln grob schneiden, mit dem Spargelfond aufgießen, salzen und weich kochen. Die Suppe im Mixglas pürieren, Rahm, Weißwein und Kerbelkraut zugeben, mit dem Mixer noch einmal kurz durchschlagen und die Suppe mit Muskat nachwürzen. Anrichten und die gedämpften Spargelköpfe als Einlage dazugeben. Mit abgezupftem Kerbelkraut garnieren.

Pro Portion:
kcal 37 • KH 6,95
EW 1,30 • F 0,58

Tipp:
Sie können diese Suppe auch ohne Kartoffeln zubereiten, wenn Sie die Spargelmenge um 150 g erhöhen. Zum Binden der Suppe können Sie auch fein geriebenes Brot verwenden. Grüner Spargel als Einlage sieht auch gut aus.

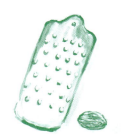

Die Milde Ableitungsdiät I (MAD I)

Kartoffel-Basensuppe mit Frischkräutern

(Kochzeit ca. 10 Minuten)
4 Portionen

Zutaten:
ca. 1 l Gemüsebrühe (oder Wasser mit 1–2 TL pflanzlicher Streuwürze)
50 g Blumenkohl (Karfiol) kochfertig zubereitet
200 g mehlige Kartoffeln geschält und gewürfelt
1 EL (30 g) Sauerrahm (10% F)
etwas frisch geriebene Muskatnuss
Meersalz
einige Tropfen Zitronensaft
1 EL frische Gartenkräuter wie abgezupfte Majoranblätter, Thymianblätter und Kerbelkraut

Zubereitung:

Blumenkohl in Rosen teilen, waschen, abtropfen lassen und mit den Kartoffelwürfeln in einen Kochtopf geben. Mit Gemüsebrühe oder Wasser aufgießen, salzen und weich garen lassen. Im Mixglas (oder mit dem Mixstab) pürieren. Sauerrahm mit etwas Suppe glatt rühren mit frischen Kräutern, Meersalz, Muskatnuss und Zitronensaft abschmecken und kurz mitmixen. Anrichten und mit abgezupften Frischkräutern garnieren.

Pro Portion:
kcal 47 • KH 7,95
EW 1,56 • F 0,84

Tipp:
Sie können je nach Verwendung verschiedener Frischkräuter aus diesem Rezept eine Thymiansuppe, Majoransuppe, Oreganosuppe, Kerbelsuppe, Liebstöckelsuppe oder Basilikumsuppe machen. In diesem Fall nehmen Sie 1–2 EL der gewählten Frischkräuter, schneiden die abgezupften Blätter grob auf und mixen die Kräuter zuletzt mit. Rühren Sie den Sauerrahm immer mit etwas Suppe glatt, um Klumpenbildung zu vermeiden.

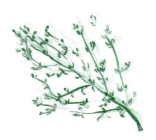

Basensuppe mit Petersilienwurzel

(Kochzeit ca. 10 Minuten)
4 Portionen

Zubereitung:

Kartoffeln und Petersilienwurzel in kleinere Würfel schneiden, in den Kochtopf geben, mit Gemüsebrühe oder Wasser auffüllen, salzen und weich kochen. Etwas Suppe mit Sauerrahm glatt rühren und mit frischem Kerbelkraut und Muskatnuss im Mixglas pürieren. Noch mal nachschmecken. Anrichten und mit abgezupftem Kerbelkraut garnieren.

> **Tipp:**
> Im Gegensatz zu süßem Rahm darf die Suppe bei Verwendung von Sauerrahm nicht mehr kochen, da der Sauerrahm sonst ausflockt. Geben Sie den Sauerrahm auch nicht ins Mixglas, bevor Sie ihn nicht mit etwas Suppe glatt gerührt haben.

Zutaten:
ca. 1 l Gemüsebrühe (oder Wasser mit 1–2 TL pflanzlicher Streuwürze)
200 g junge Petersilienwurzeln geschält (oder Pastinaken)
50 g rohe mehlige Kartoffeln geschält
1 EL (30 g) Sauerrahm (10% F)
Crème fraîche, oder
1 EL (10 g) süßer Rahm (10% F)
Muskatnuss, frisch gerieben
1 EL frisches fein geschnittenes Kerbelkraut
Meersalz

Pro Portion:
kcal 36 • KH 4,79
EW 2,0 • F 1,0

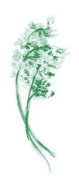

Die Milde Ableitungsdiät I (MAD I)

Thymian-Basensuppe
(Kochzeit ca. 10 Minuten)
4 Portionen

Zutaten:
200 g rohe Kartoffeln geschält (mehlige Sorte)
50 g Sellerieknolle geschält
50 g Karotten geschält
ca. 1 l Gemüsebrühe (oder Wasser mit 1–2 TL pflanzlicher Streuwürze)
1 EL (30 g) Sauerrahm (10% F) oder 1 EL (10 g) süßer Rahm (10% F)
Meersalz
1 EL frische Thymianblätter abgezupft

Pro Portion:
kcal 50 • KH 8,53
EW 1,60 • F 0,87

Zubereitung:
Kartoffeln, Karotten und Sellerieknolle in kleinere Würfel schneiden. Mit Gemüsebrühe oder Wasser auffüllen, salzen und weich garen. Sauerrahm mit etwas Suppe glatt rühren und zur Suppe geben. Im Mixglas mit Thymian pürieren. Anrichten und mit Thymianblättern garnieren.

Viele weitere Varianten von Basensuppen können durch individuelle Gemüsemischungen zubereitet werden. Das Grundrezept, 250 g kochfertiges Gemüse und Kartoffeln auf ca. 1 Liter Gemüsebrühe oder Wasser, soll aber als Faustrezept beibehalten werden. Nehmen Sie immer ²/₃ von dem namengebenden Gemüse und ¹/₃ Kartoffeln wegen der guten Bindung.

Diese „leicht bekömmlichen Basensuppen" sind auch außerhalb der MAD (Milden Ableitungsdiät) empfehlenswert. Dabei können dann auch andere als die hier empfohlenen Gemüsearten verwendet werden. Würfelig geschnittenes und gedämpftes Gemüse kann als zusätzliche Einlage in die Basensuppe gegeben werden. Auch etwas Frischgemüse wie Spinatblätter, Tomaten, Zucchini oder Rucola können als Frischkostanteil zuletzt mit der gekochten Suppe mitgemixt werden. Verwenden Sie aber immer reichlich basische Frischkräuter.

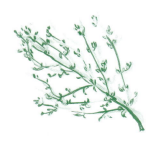

Hauptspeisen der Milden Ableitungsdiät (MAD I)

Zu den Hauptspeisen gehören:
- zarte, leicht verdauliche und schonend zubereitete Gemüse,
- leicht verdauliche, bekömmlich zubereitete Getreidegerichte,
- etwa jeden dritten Tag etwas Fleisch oder Fisch.

Alle Speisen sind einfach und schnell herzustellen. Getreidegerichte erhalten Gemüsebeilagen, zu Fleisch- und Fischgerichten gibt man immer Kräuter-Basensaucen und Gemüse oder Kartoffeln als Beilage, um die säurespendende Wirkung von Fleisch oder Fisch auszugleichen. Es hängt vom Gesundheitszustand und von der Konstitution jedes Einzelnen ab, ob und wie oft er Fleisch- und/oder Fischnahrung während der MAD zu sich nehmen soll. Für viele Personen und ihre Krankheitszustände, besonders bei bisherigem ZUVIEL an tierischem Eiweiß, wird der Arzt auf vorübergehende Abstinenz bestehen. Rheumatische, gichtische, Hochdrucks-, Herz- und viele andere Leiden lassen sich bei tierischer Eiweiß-Abstinenz viel besser beeinflussen.[8]
Bei schlechten Nahrungsverwertern, Untergewichtigen und vielen Magenkranken ist hingegen ein häufigerer, aber nicht alltäglicher Konsum auch in der MAD zu empfehlen.

---

8 Empfohlenes Buch: Mayr/Stossier: Gesund leben durch die Eiweiß-Abbau-Diät. Karl F. Haug Verlag, Heidelberg.

Die Milde Ableitungsdiät I (MAD I)

Polenta mit Sauerrahm und Gemüse
2 Portionen

Zutaten:
120 g Maisgrieß (Polenta) = 1 Tasse
180 ml Gemüsebrühe, Wasser (oder Milch)
etwas Vollsalz oder Meersalz
2 EL (60 g) Sauerrahm (10% F)
2 EL (20 g) Tamari Sojasauce
evtl. 5 g Mandelsplitter
200 g Zucchini oder Karotten in Scheiben geschnitten
60 ml (60 g) Kräuter-Basensauce
(Rezept Seite 68)

Pro Portion:
kcal 273 • KH 48
EW 9,23 • F 4,39

Zubereitung:

Polentagrieß in einem Topf (ohne Fett) anrösten. Mit Gemüsebrühe aufgießen, salzen, aufkochen lassen. Kochplatte auf Stufe 1 zurückschalten (oder ausschalten) und zugedeckt etwa 15 Minuten ausdünsten lassen. Basensauce untermischen. Mit Hilfe eines Eisportionierers anrichten. Den Sauerrahm, verrührt mit Sojasauce, extra dazugeben. Mit Mandelsplitter garnieren.

Dazu serviert man in Scheiben geschnittene im Kocheinsatz gedämpfte Karotten, gelbe Rüben oder Zucchini (kurze Garzeit), evtl. mit 60 ml Basensauce gemischt und mit etwas Frischkräutern verfeinert. Sehr gut schmeckt die Polenta auch, wenn Sie sie in Schafs- oder Ziegenmilch kochen.

Tipp:
Anstatt Sauerrahm können Sie auch etwas Kräuter-Basensauce (ca. 1/8 l) zur fertigen Polenta servieren. Später nehmen Sie – kurz vor Verwendung – frisch geschroteten Polenta, der vom Geschmack her noch besser ist.

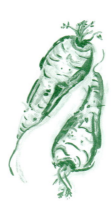

Pellkartoffeln mit Salz und Butter
2 Portionen

Zutaten:
400 g mehlige Kartoffeln mit Schale
50 g Butter
etwas Vollsalz, Meersalz oder Kräutersalz (Reformhaus)

Zubereitung:
Die gut gewaschenen und gebürsteten Kartoffeln im Kocheinsatz oder im Dampftopf (ohne Druck) weich dämpfen. Gut heiß pellen, in dickere Scheiben schneiden und mit Salz und Butter essen. Junge Kartoffeln (wo die Haut noch sehr dünn ist) werden mit der Schale gegessen.

Pro Portion:
kcal 330 • KH 29,70
EW 4,20 • F 20,80

Tipp:
Dieses Gericht war in früheren Zeiten eine Hauptmahlzeit der armen Leute. Statt Butter kann man auch kaltgepresstes Pflanzenöl nehmen. Dies kann mit zerdrückten, warmen Kartoffeln hervorragend gemischt werden. Sie können – falls nötig – aber auch Kalorien sparen, wenn Sie statt Butter oder Öl ein Gemüsegulasch (Ratatouille) zu den Kartoffeln servieren. Achten Sie auf gute, fest kochende Kartoffelsorten, möglichst aus biologischem Anbau.

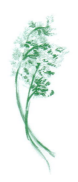

Die Milde Ableitungsdiät I (MAD I)

Zutaten:
200 g Tofu (Sojaquark)
1 EL (30 g) Sauerrahm (10% F)
1 EL (10 g) Sojasauce
1 TL fein geschnittene Küchenkräuter
etwas Vollsalz oder Meersalz

Karottengemüse:
200 g Karotten
10 g Butter
ca. 1/8 l kohlensäurereiches Mineralwasser
evtl. 1 TL frisches Kerbelkraut fein geschnitten oder gehackte Petersilie

Pro Portion:
kcal 174 • KH 6,63
EW 10,20 • F 11,70

Tofuschnitzel mit Karotten
2 Portionen

Zubereitung Tofuschnitzel:
Tofu mit der Gabel fein zerdrücken und mit Sauerrahm, Salz, Sojasauce und Küchenkräuter mischen und gut abschmecken. 2 Schnitzel formen und in einer beschichteten Pfanne (ohne Fett) beidseitig kurz anbraten oder im Kocheinsatz über Dampf oder bei trockener Hitze im Backofen erwärmen.

Zubereitung Karottengemüse:
Karotten putzen, schälen und in feine Scheiben schneiden. Karottenscheiben in einer Pfanne mit Butter kurz anschwitzen. Mit Mineralwasser nach und nach auffüllen, salzen und weich dünsten. Zuletzt Kerbelkraut untermischen. Natürlich können Sie die Karotten auch im Kocheinsatz weich dämpfen, so schmecken sie aber noch besser.

> **Tipp:**
> Sie können zur Tofumasse auch etwas klein geschnittenes und weich gedämpftes Gemüse untermischen. Geeignet sind Karotten, gelbe Rübchen, Brokkoli, Mangold oder Blattspinat. Im Übrigen kann man die Tofuschnitzel auch kalt essen. Eine weitere Möglichkeit wäre, zu einem Drittel weich gedämpfte Hirse oder Couscous unter die Masse zu mischen.

Kartoffeln mit Fenchel und Karotten
2 Portionen

Zutaten:
200 g Fenchel geputzt
150 g Karotten geschält
etwas Fenchelgrün
Vollsalz
2 EL (20 g) Sahne
2 größere festkochende Kartoffeln (300 g)
2 EL (60 g) Sauerrahm
2 EL (20 g) Sojasauce
1 EL (5 g) gehobelte Mandeln

Pro Portion:
kcal 230 • 2KH 30,16
EW 9,36 • 2F 7,19

Zubereitung:
Kartoffeln im Kocheinsatz weich dämpfen und, falls nötig, pellen. Fenchel halbieren, evtl. äußere Fenchelschalen entfernen, dabei das Fenchelgrün abzupfen. Fenchel in grobe Streifen schneiden. Karotten putzen und ebenfalls in Scheiben schneiden. Beide Gemüse im Kocheinsatz über Dampf weich dämpfen. Etwa $1/3$ vom Gemüse unter Zugabe von etwas Gemüsebrühe und Sahne im Mixglas zu einer dickeren Sauce pürieren und diese mit dem restlichen Gemüse und Fenchelgrün mischen. Sauerrahm mit Salz, Sojasauce und Mandeln mischen und in die gedämpften, aufgebrochenen Kartoffeln füllen oder separat dazu servieren.

Tipp:
Das Gericht kann, falls erwünscht oder erforderlich, mit etwas Butter, kaltgepresstem Pflanzenöl oder Mandelmus aufgewertet werden. Eine Kräuter-Basensauce (siehe Seite 69/77) passt hier immer dazu.

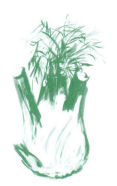

Die Milde Ableitungsdiät I (MAD I)

Kartoffelauflauf Stufe I
2 Portionen

Zutaten:
350 g Kartoffeln mit Schale (mehlige Sorte)
2 EL (60 g) dicker Sauerrahm
evtl. 150 g in Scheiben geschnittene Karotten und Petersilienwurzeln
1 TL frisch gehacktes Kerbelkraut
1TL frischer Oregano
Vollsalz
Muskatnuss frisch gerieben

Sauce:
2 EL (60 g) Sauerrahm
2 EL (20 g) Sojasauce
1 EL (5 g) Mandeln gehobelt und mit
1 EL frisch gehackten Gartenkräutern vermischt

Pro Portion:
kcal 234 • KH 32,89
EW 8,36 • F 6,96

Zubereitung:
Kartoffeln im Kocheinsatz über Dampf weich garen, pellen und in Scheiben schneiden. In eine große Schüssel geben. Gemüse ebenfalls weich dämpfen und zugeben. Mit Salz, Muskat, Gartenkräuter, Sojasauce, Mandeln und Sauerrahm eine Sauce machen und vermischen. Gut abschmecken. Kartoffelmasse in eine ausgebutterte Auflaufform (oder aufs Backblech) streichen und im Backofen bei 200 °C überbacken. Portionsweise herausstechen und mit Oreganoblättern garnieren.

Tipp:
In einer erweiterten Form kann der Auflauf zusätzlich mit etwa 20 g fein geriebenem Hartkäse vermischt und mit 20 g Mozzarellascheiben überbacken werden. Zum Untermischen eignet sich jedes Gemüse in gedämpfter Form, wie etwa Blattspinat, Mangold, Stangensellerie, Brokkoli, Fenchel oder auch kurz geschwenkte Champignons. Das bei Aufläufen sonst übliche Ei und die Sauce Béchamel (Fett-Mehlbindung) werden hier bewusst weggelassen.

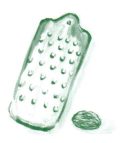

Hirse mit Gemüse
2 Portionen

Zubereitung:
Grundsätzlich können Sie die Hirse bis zu $1/2$ Stunde in ausreichend Salzwasser oder Gemüsebrühe weich kochen und abseihen, was den Vorteil hat, das jedes Hirsekorn aufgebrochen und weich ist. Oder:
Hirse in einem Kochtopf ohne Fett kurz anrösten, salzen und mit Gemüsebrühe aufgießen. Einmal aufkochen lassen, dann Kochplatte auf niedrigste Stufe zurück schalten und zugedeckt etwa 20 Minuten weich dünsten lassen. Danach entweder etwas Sauerrahm unterziehen oder $1/16$ l Kräuter-Basensauce untermischen. Mit einem Eisportionierer anrichten und mit verrührtem Sauerrahm mit Sojasauce servieren. Dazu servieren Sie im Kocheinsatz weich gedämpftes Gemüse, wie etwa Karotten, gelbe Rüben, Blattspinat, Mangold, Fenchel, Zucchini, Auberginen, einzeln oder teilweise gemischt. Das Gemüse wird (ohne Fett) mit $1/16$ l Basensauce (Rezept Seite 69/76) cremig gemacht.

Zutaten:
80 g Goldkernhirse (oder Perlweizen)
ca. 500 ml (beim Dünsten 200 ml) Gemüsebrühe (oder Wasser mit etwas pflanzlicher Streuwürze)
etwas Vollsalz
2 EL Sauerrahm (60 g)
2 EL (20 g) Sojasauce
200 g Karotten
20 g Butter
ca. $1/4$ l Mineralwasser

Pro Portion:
kcal 288 ● KH 33,97
EW 6,40 ● F 13,60

Tipp:
Statt Hirse können Sie übrigens auch Bulgur oder Couscous nehmen, wodurch die Zubereitungszeit um ca. die Hälfte verringert wird. Achtung: Doppelte Flüssigkeitsmenge beim Dünsten. Auch zu diesen Getreidegerichten passt eine separat servierte Kräuter-Basensauce (Rezept Seite 96).
Eine Variante für später: Zusätzlich geschälte, entkernte Tomatenwürfel, Frischkräuter und geriebenen Hartkäse oder Parmesan, Schafs- oder Ziegenkäse unter das Getreidegericht mischen.

Zucchini mit Kartoffeln

2 Portionen

Zutaten:
300 g Zucchini
2 Tomaten
4 EL Gemüsebrühe oder Wasser
10 g Butter
1 EL (10 g) Sojasauce
5 g gehobelte Mandeln
4 mittelgroße Kartoffeln (400 g) mit Schale
etwas Vollsalz
1 TL Blätter von der Zitronenmelisse, fein geschnitten

Pro Portion:
kcal 253 • KH 37,03
EW 8,94 • F 6,91

Zubereitung:

Zucchini in Scheiben schneiden. In einer großen Pfanne mit Butter anschwitzen, salzen und mit Gemüsebrühe zugedeckt weich dünsten. Kartoffeln mit Schale im Kocheinsatz weich dämpfen, danach pellen. Tomaten einritzen, überbrühen, häuten, in Würfel schneiden und zum Zucchinigemüse mischen. Zitronenmelisse und Mandelsplitter unterheben. Evtl. mit 60 ml Kräuter-Basensauce (Rezept Seite 69/70) binden. Mit Kartoffeln servieren.

Tipp:
Sie können das Zucchinigemüse – falls nötig – auch (ohne Fett) im Kocheinsatz weich dämpfen und mit Basensauce binden. Oder Sie servieren dazu 2 EL Sauerrahm. Statt Zucchini können Sie auch Auberginen – in Würfel geschnitten – nehmen oder beide Gemüse mischen.

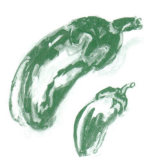

Nudelauflauf mit Tofusauce
2 Portionen

Zubereitung:
Zuerst Sauerrahm und Sojasauce ins Mixglas geben, dann den mit einer Gabel zerdrückten Tofu mit Gartenkräutern dazugeben und alles gut durchmixen. Karotten und Petersilienwurzeln putzen, in dünne Scheiben schneiden und im Kocheinsatz über Dampf garen. Nudeln in Salzwasser nicht zu weich (al dente) kochen und abseihen. Evtl. kurz abbrausen. Gekochte, noch heiße Nudeln mit Gemüse, Ei, Frischkräutern und Sauerrahm mischen. In eine gebutterte Auflaufform geben und im vorgeheizten Ofen bei 200°C etwa 10–15 Minuten überbacken. Portionsweise aus der Form stechen und mit der Tofusauce servieren.

Tipp:
Dazu passt eine Kräuter-Gemüsesauce (Rezept Seite 69/70). Sie können auch etwas dicke Basensauce unter den Auflauf mischen oder zusätzlich kleine Tomatenwürfel, geschwenkte Champignons oder 20–30 g fein geriebenen Hartkäse. Hinterher mit 2–3 Scheiben Mozzarella-Käse belegen und kurz gratinieren.

Zutaten:
100 g Bandnudeln
ca. 2 EL Sauerrahm (60 g)
1 EL fein geschnittener Oregano oder Basilikum
etwas Vollsalz
100 g Karotten
100 g Petersilienwurzeln (oder anderes Mischgemüse mit Blattspinat oder Brokkoli)
1 Hühnerei (60 g)

Tofu-Sauce:
100 g Tofu
2 EL (20 ml) Sojasauce
1 TL frische Gartenkräuter
3 EL (90 g) Sauerrahm (10% F)

Pro Portion:
kcal 381 • KH 43,58
EW 18,40 • F 14,33

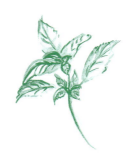

Die Milde Ableitungsdiät I (MAD I)

Perlweizen oder Bulgur mit Gemüse
2 Portionen

Zutaten:
1 Tasse Bulgur (150 g)
2½ Tassen Gemüsebrühe oder Wasser (ca. 350 ml)
Vollsalz,
200 g Karotten, Petersilienwurzeln oder Zucchini

Sauce:
100 g Tofu
2 EL (20 g) Sojasauce
1 EL Gartenkräuter
Meersalz
3 EL (90 g) Sauerrahm (10% F) oder Schafsjoghurt

Pro Portion:
kcal 370 ● KH 59,0
EW 14,10 ● F 8,12

Bulgur (oder Couscous) ist vorgekochter Hartweizen und kann anstelle von Hirse, Mais oder anderen Getreidesorten ins Menü eingebaut werden.

Zubereitung:
Tofu mit einer Gabel zerdrücken und im Mixglas mit Sauerrahm und Kräutern fein pürieren.
Karotten und Petersilienwurzel dünnblättrig, Zucchini in dickere Scheiben schneiden. Bulgur in einem Topf mit Gemüsebrühe aufkochen lassen, (Kochplatte auf Stufe 1 schalten), Gemüse zugeben, salzen und zugedeckt ca. 15 Minuten ausdünsten lassen, bis die Flüssigkeit völlig verdunstet ist. Mit einer Gabel auflockern und anrichten. Etwas Tofusauce untermischen und nachwürzen. Restliche Tofusauce (oder aufgewertete Basensauce, Rezept Seite 67/96) dazu servieren.

> **Tipp:**
> Lassen Sie diese Masse erkalten, so können Sie daraus Schnitzel formen und diese in einer beschichteten Pfanne ohne Fett beidseitig knusprig anbraten. Mischen Sie 20–30 g grob geriebenen Hartkäse oder Schafskäse unter die Masse, dann können Sie daraus einen Auflauf backen. Dazu passt – wie immer – eine Kräuter-Basensauce.

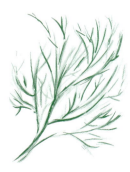

Polentaknödel mit Kerbelsauce und Gartengemüse

2 Portionen

Zubereitung Polentaknödel:

Butter im Kochgeschirr schmelzen und Polentagrieß darin kurz anschwitzen. Salzen, mit Wasser auffüllen und einmal aufkochen lassen. 15 Minuten zugedeckt, bei zurück geschalteter Kochstufe ausdünsten lassen. Vom Herd nehmen und mit einer Gabel auflockern (Polenta kann auf einfache Weise auch so serviert werden). Für die Knödel etwas überkühlen lassen, Ei, Salz und Muskatnuss untermischen. Mit gut nassen Händen daraus vier Knödel formen und diese 5–10 Minuten in köchelndes Salzwasser legen. Sie müssen nicht mehr kochen sondern nur noch gut heiß werden. Mit einem Netzschöpfer herausheben und anrichten.

Zubereitung Kerbel-Basensauce:

Kartoffeln klein schneiden und (später mit etwas Lauch oder Zwiebeln) in Butter kurz anschwitzen. Mit Gemüsebrühe (Rezept Seite 39) aufgießen und zugedeckt gar köcheln lassen. Gewürze, frisches Kerbelkraut und Sauerrahm (mit etwas Saucenflüssigkeit glatt gerührt) zugeben und im Mixglas fein pürieren. Die Sauce muss eine schöne grüne Farbe vom Kerbel bekommen. Eventuell mit mehr oder weniger Gemüsebrühe korrigieren, falls die Sauce zu dick sein sollte.

Zubereitung Gartengemüse:

Karotten und Sellerie schälen. Karotten der Länge nach halbieren und (am besten mit einem gezackten Buntemesser) in dickere Scheiben schneiden. Sellerie und Zucchini ebenso passend schneiden. Karotten und Sellerie gemeinsam im Kocheinsatz knackig gar dämpfen, Zucchini etwas später zugeben und mitdämpfen. Gemüse in einer Pfanne mit einem kleinen Schöpfer der Kerbelsauce durchschwenken und mit Salz und Muskatnuss würzen.

Anrichteweise: Etwas Gemüse auf 2 Tellern verteilen, die Knödel darauf geben und rundum mit Kerbelsauce begießen. Knödel mit frischem Kerbelkraut garnieren. Kann auch im Suppenteller angerichtet werden.

Zutaten Polentaknödel:
120 g Polentagrieß (Mais) = 1 Kaffeetasse
ca. 180 ml Wasser = 1,5 Tassen
1 Hühnerei (60 g)
etwas Vollsalz
Muskatnuss frisch gerieben
10 g Butter

Zutaten Kerbelsauce (Basensauce):
150 g mehlige Kartoffeln geschält
10 g Butter
1 EL (30 g) Sauerrahm
1 Bund Kerbelkraut (20 g) grob geschnitten
Salz
Muskatnuss frisch gerieben
450 ml Gemüsebrühe oder Wasser

Zutaten Gartengemüse:
150 g Karotten
150 g Sellerieknolle (oder gelbe Rüben)
50 g Zucchini (Mangold oder Blattspinat)
Vollsalz
Muskatnuss frisch gerieben

Pro Portion:
kcal 447 ● KH 64,64
EW 13,45 ● F 14,40

Die Milde Ableitungsdiät I (MAD I)

Kartoffellaibchen mit Minzesauce und Zucchinigemüse
2 Portionen

Zutaten Kartoffellaibchen:
350 g mehlige Kartoffeln mit Schale
10 g Butter
Vollsalz
Muskatnuss, frisch gerieben
evtl. etwas Vollmehl zum Bestäuben
1 TL frische, fein geschnittene Minzeblätter oder Zitronenmelisse

Zutaten Minzesauce (Basensauce):
100 g mehlige Kartoffeln geschält
10 g Butter
1 EL (30 g) Sauerrahm (10% F)
Meersalz
1 Bund (5 g) frische Minzeblätter
250–300 ml Gemüsebrühe
Muskatnuss

Zutaten Zucchinigemüse:
200 g schlanke Zucchini geputzt (evtl. gelbe und grüne gemischt)
100 g Tomaten geschält und entkernt
1 EL (5 g) Olivenöl
Vollsalz
Muskatnuss frisch gerieben
1 TL frischer Oregano fein geschnitten.

Pro Portion:
kcal 301 ● KH 37,23
EW 7,20 ● F 13,06

Zubereitung Kartoffellaibchen:
Kartoffeln mit der Schale im Kocheinsatz weich dämpfen. Überkühlen, pellen, grob aufreiben und mit zerlassener Butter, Salz, Frischkräutern und Muskatnuss würzen. Aus der Masse 6 kleine Laibchen (Frikadellen) formen, mit wenig Mehl bestäuben und in einer beschichteten Pfanne (ohne Fett) beidseitig knusprig braun braten. Oder die Laibchen auf ein leicht bemehltes Backblech setzen und im vorgeheizten Ofen bei 200°C etwa 10 Minuten goldbraun backen.

Zubereitung Minze-Basensauce:
Kartoffeln klein schneiden, in Butter anschwitzen, mit Gemüsebrühe auffüllen und gar kochen. Sauerrahm mit etwas Saucenflüssigkeit glatt rühren und alles im Mixglas mit Salz, Muskat und frischer Minze zu einer sämigen Sauce pürieren. Ein paar Minzeblätter zum Garnieren zurückbehalten. Ist die Sauce zu dicklich, kann mit etwas Gemüsebrühe verdünnt werden. Wollen Sie die Sauce dicker, so behalten Sie etwas Flüssigkeit im Topf zurück. Notfalls kann eine zu dünne Sauce immer noch mit gekochten Kartoffelstücken aufgemixt und eingedickt werden.

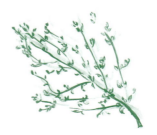

Zubereitung Zucchinigemüse:

Zucchini putzen, waschen und in nicht zu dünne Scheiben schneiden. In einer Pfanne mit Olivenöl mehr anschwitzen als anbraten und immer wieder durchschwenken. Nach ca. 5 Minuten Tomatenwürfel zugeben und mit Salz, Muskat und Oregano gut abschmecken.

Kartoffellaibchen auf 2 gewärmten Tellern anrichten, etwas Sauce darauf geben, restliche Sauce extra dazureichen. Zucchinigemüse anrichten. Die Kartoffellaibchen können vorgemacht (am selben Tag) und für kürzere Zeit gut zugedeckt im Kühlschrank aufbewahrt werden, bevor sie zubereitet werden.

Tipp:
Sie können die Masse dieser einfachen Kartoffellaibchen auch mit in Butter geschwenkten Champignons oder beliebigem klein geschnittenen und weich gedämpften Gemüse (Spinat, Brokkoli, Karotten) mischen. Mit einer Tomatenscheibe, Basilikum und Mozzarella belegt können sie auch kurz überbacken werden.

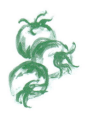

Die Milde Ableitungsdiät I (MAD I)

Tofu-Bällchen im Gemüsebett
2 Portionen

Zutaten Tofu-Bällchen:
150 g Tofu frisch
1 Vollwertsemmel (60 g)
1 Eigelb (20 g)
Vollsalz,
Muskatnuss frisch
gerieben
Pfeffer aus der Mühle
30 g feinst geriebener
Hartkäse
20 g Vollwertbrösel
1 EL frisch gehackte
Petersilie
15–20 g fein geschnittene, gedämpfte Zucchini- oder Karottenwürfelchen

Zutaten Gemüsebett:
60 g Sellerieknolle
geschält
100 g Karotten
abgeschabt
60 g Petersilienwurzel
abgeschabt
60 g Zucchini geputzt
50 g frische Spinatblätter
Vollsalz
Muskatnuss frisch
gerieben

Zutaten Selleriesauce (Basensauce):
100 g Sellerieknolle
geschält
(evtl. auch etwas Selleriegrün, falls vorhanden, mitverwenden)
10 g Butter
250–300 ml Gemüsebrühe (Rezept Seite 39) oder Wasser mit pflanzlicher Streuwürze
2 EL (60 g) Sauerrahm
1 EL frisches Kerbelkraut
fein geschnitten

Tofu ist ein natürlich gewonnener Sojaquark, der vakuum verpackt im Handel erhältlich ist, aber auch selbst hergestellt werden kann.

Zubereitung Tofu-Bällchen:
Tofu mit einer Gabel fein zerdrücken (oder durch die feinste Scheibe des Fleischwolfes drehen). Semmel in Gemüsebrühe einweichen, ausdrücken und mit dem Pürierstab mixen (oder mitfaschieren). (Später – nach MAD III – etwas Zwiebel oder Lauch in Butter anrösten und mitfaschieren.) Tofu mit allen Zutaten gut vermischen und die Masse $1/2$ Stunde kühl stellen. Dann ein Probebällchen kochen. Mit nassen Händen kleine Bällchen à ca. 50 g formen und diese ca. 10 Minuten in köchelndem Salzwasser mehr ziehen als kochen lassen.

Zubereitung Gemüsebett:
Das Gemüse mit einer Bürste unter fließendem Wasser gut reinigen (dann können die Schalen für die Gemüsebrühe weiter verwendet werden) und abschaben oder schälen. Zucchini wie Karotten eventuell der Länge nach halbieren und mit einem gezackten Buntemesser in dicke Scheiben schneiden. Sellerie und Petersilienwurzel ebenfalls schneiden. Das Gemüse im Kocheinsatz knackig weich dämpfen (Zucchini später dazugeben) und mit Salz und Muskatnuss würzen. Mit 60 ml Liter angerührter Selleriesauce vermischen, nachwürzen und in 2 Suppentellern anrichten. Spinatblätter waschen, abtropfen lassen, kurz dämpfen und über das Gemüse verteilen. Tofu-Bällchen mit einem Netzschöpfer herausnehmen, abtropfen lassen und auf dem Gemüse anrichten.

Pro Portion:
kcal 353 • 2KH 33,82
EW 20,05 • 2F 14,83

Zubereitung Selleriesauce:
Sellerie (evtl. mit Grün) klein schneiden, in Butter kurz anschwitzen, mit Gemüsebrühe auffüllen, salzen und gar kochen. Sauerrahm mit etwas Saucenflüssigkeit glatt rühren, und alles mit Kerbel und Muskat im Mixglas pürieren.

> **Tipp:**
> Die Saucen können auch ohne Butter gemacht werden. Falls erforderlich, können sie mit kaltgepresstem Pflanzenöl, Butter, Sahne oder sogar Mandelmus kalorisch aufgewertet werden.

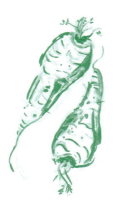

Die Milde Ableitungsdiät I (MAD I)

Fencheltopf mit Polenta
2 Portionen

Zutaten Fencheltopf:
ca.500 g Fenchelknolle, ergibt ca.300 g Fenchelfleisch, (geputzt ohne Stiel und Strunk)
evtl. 70 g Rinderschinken (oder geräucherte Putenbrust)
¼ l Gemüsebrühe
100 g fest kochende Kartoffeln geschält
10 g Fenchelgrün gehackt
10 g Butter, 1 EL (30 g) Crème fraîche (süßer Rahm) oder Sauerrahm
Vollsalz

Zutaten Polenta:
100 g Polenta (Maisgrieß)
150 g Gemüsebrühe oder Wasser
10 g Butter
Vollsalz

Pro Portion:
kcal 403 • KH 48,56
EW 14,68 • F 16,33

Zubereitung Fencheltopf:
Falls notwendig, äußere Fenchelschalen entfernen, Stiele abschneiden, Fenchelgrün abzupfen, Fenchelknollen halbieren, den Strunk herausschneiden und Knollen (evtl. auch die Stiele) in dickere Streifen schneiden. Kartoffeln halbieren, in Scheiben schneiden. Schinken in kleine Würfel schneiden. Fenchel und Kartoffeln in Butter anschwitzen, mit Gemüsebrühe auffüllen und ca. 8 Minuten zugedeckt weich dünsten. Ca. 100 g Kartoffel-Fenchelfleisch herausnehmen, mit etwas Flüssigkeit und Crème fraîche im Mixglas zu einer dicken Sauce pürieren und wieder untermischen. Mit Salz und Muskat abschmecken. Rinderschinken und Fenchelgrün untermischen und mit Vollsalz würzen. Der Fencheltopf soll wie ein Eintopfgericht (dicklich gebunden) aussehen.

Zubereitung Polenta:
Polentagrieß in Butter (oder ohne Fett) kurz anschwitzen, salzen und mit Gemüsebrühe auffüllen. Einmal aufkochen lassen, Kochplatte auf Stufe 1 schalten und zugedeckt ca. 15 Minuten ausdünsten lassen. Mit einer Gabel auflockern und die Polenta mit Hilfe eines kleinen (in Wasser getauchten) Eisportionierers auf den Fencheleintopf anrichten.

> **Tipp:**
> Entweder im Suppenteller oder auf einen flachen Teller anrichten. Mit etwas Sauerrahm und Fenchelgrün garnieren. Sie können die Polenta auch in Milch kochen. Ebenso können Sie aber auch Hirse, Bulgur, Couscous oder Basmati-Reis zu diesem Fenchel-Gemüsetopf servieren. Zudem können Sie etwas fein geriebenen Hartkäse (Schafskäse) oder klein gewürfelten Mozzarella (statt Schinken) untermischen. Der Kreativität sind kaum Grenzen gesetzt!

Variation

Der Fencheltopf kann auch zu einem Auflauf umfunktioniert werden, wenn Sie das Gemüse und die Kartoffeln im Kocheinsatz weich dämpfen, erkalten lassen, mit 2–3 EL Sauerrahm und geriebenen Käse vermischen, gut würzen, in eine ausgebutterte Auflaufform geben und mit Mozzarellascheiben überbacken. Achten Sie darauf, dass die Masse vor dem Überbacken sehr dicklich ist (mit Sauerrahmmenge steuern), sonst rinnt Ihnen der Auflauf (ohne Ei) davon.

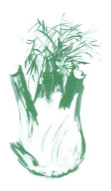

Die Milde Ableitungsdiät I (MAD I)

Kartoffelauflauf mit Mozzarella
2 Portionen

Zutaten Kartoffelauflauf:
350 g mehlige Kartoffeln mit Schale
80 g dicker Sauerrahm (10% F)
evtl. 50 g Rinderschinken (oder Putenwurst), klein gewürfelt
1 TL frisch gehackte Petersilie
1 TL fein geschnittene Minzeblätter
Vollsalz
Muskatnuss frisch gerieben
40 g geriebener Hartkäse (45% F)
40 g Mozzarella-Käse (30% F) in kleine Würfel geschnitten

Zubereitung Kartoffelauflauf:
Kartoffeln waschen und im Kocheinsatz über Dampf garen. Noch heiß pellen, halbieren und in dicke Scheiben schneiden. Mit allen Zutaten und der Hälfte des Mozzarella gut vermischen und abschmecken. In einer ausgebutterten Auflaufform höckerförmig anrichten (oder etwa daumenstark auf ein Backblech streichen). Mit restlichem Mozzarella belegen und im vorgeheizten Ofen bei 200 °C ca. 15 Minuten überbacken. Der Käse soll eine hellbraune Farbe bekommen. Mit einem großen Löffel portionsweise anrichten.

> **Tipp:**
> Anstatt oder zusätzlich können Sie unter diesen Auflauf geschwenkte Champignons oder weich gedämpftes Gemüse (wie etwa Blattspinat, Mangold, Zucchinischeiben, Karottenscheiben, Brokkoliröschen oder gelbe Rübenscheiben) einzeln oder gemischt untermischen.

Zutaten Zitronenmelisse-Basensauce:
100 g mehlige Kartoffeln geschält
10 g Butter
2 EL (20 g) Rahm (10% F)
Vollsalz, 2 EL frische, klein geschnittene Zitronenmelisse
250–300 ml Gemüsebrühe (Rezept S. 39)

Pro Portion:
kcal 393 • KH 35,21
EW 22,29 • F 17,42

Zubereitung Zitronenmelisse-Basensauce:
Kartoffeln klein schneiden, in Butter kurz anschwitzen, mit Gemüsebrühe auffüllen und weich kochen. Mit Sahne, Salz und Zitronenmelisse im Mixglas (oder mit dem Mixstab) fein pürieren. Ein paar Melisseblätter zum Garnieren zurückbehalten. Sauce – falls notwendig – mit Gemüsebrühe verdünnen (soll sie dicker sein, etwas Flüssigkeit zurück behalten). Sauce zum Auflauf servieren.

> **Tipp:**
> Wenn Sie Aufläufe (auch Gemüseaufläufe) auf diese Art machen, verzichten Sie gleichzeitig auf die (klassische) schwer verdauliche Fett-Mehlbindung. Nach der MAD III können Sie dann auch etwas fein geschnittene Zwiebeln oder Lauch (in wenig Butter angeschwitzt) unter die diversen Aufläufe mischen. Die Eier können nach dieser Rezeptur immer weggelassen werden.

Gratiniertes Zucchinigemüse mit Kressesauce und Ofenkartoffeln
2 Portionen

Zubereitung Zucchinigemüse:
4 kleine Zucchini (gelb und grün) waschen, Strunk entfernen, der Länge nach halbieren und mit einem Teelöffel etwas aushöhlen. Ausgehöhltes Zucchinifleisch mit restlichem Zucchini, insgesamt 100 g, in kleine Würfel schneiden. Butter in den Kochtopf geben und Zucchiniwürfel darin bei milder Hitze weich dünsten. Mit Salz und Muskat würzen und den Käse und die Tomatenwürfel darunter mischen. Zur Seite stellen. Ausgehöhlte Zucchinihälften kurz vor dem Servieren im Kocheinsatz kernig weich dämpfen und mit den heiß gemachten Zucchiniwürfeln füllen.
Mit je einem Teelöffel Sauerrahm überziehen und im vorgeheizten Ofen kurz überbacken (gratinieren) oder einfach so anrichten.

Zubereitung Kresse-Basensauce:
Kartoffeln klein schneiden (nach MAD III mit 50 g Lauch oder Zwiebeln), in Butter kurz anschwitzen. Mit Gemüsebrühe auffüllen, zugedeckt gar köcheln lassen und vom Herd nehmen. Im Mixglas (oder mit einem Stabmixer im gleichen Topf) unter Zugabe von Rahm, Kresse, Salz und Muskat fein pürieren. Falls die Sauce zu dick sein sollte, mit etwas Gemüsebrühe strecken (oder weniger Flüssigkeit verwenden) und nachwürzen

Zutaten Zucchini:
300 g schlanke Zucchini (falls möglich grün und gelb)
10 g Butter
60 g Butterkäse oder milder Schafskäse klein gewürfelt
Vollsalz
Muskatnuss frisch gerieben
150 g abgezogene Tomaten, entkernt und in kleine Würfel geschnitten
2 TL (30 g) Sauerrahm

Zutaten Kresse Basensauce:
100 g mehlige Kartoffeln geschält
10 g Butter
2 EL (20g) Rahm,
Vollsalz
Muskatnuss frisch gerieben
1 Bund (2 EL) Gartenkresse (oder weniger Bachkresse)
300 ml Gemüsebrühe (Rezept Seite 39) oder Wasse mit pflanzliche Streuwürze.

Die Milde Ableitungsdiät I (MAD I)

Zubereitung Ofenkartoffeln:

Zutaten Ofenkartoffeln:
150 g fest kochende geschälte Kartoffeln in dickere Scheiben geschnitten
etwas zerlassene Butter zum Bestreichen
Vollsalz
Kümmel ganz oder gemahlen

Die Kartoffeln im Kocheinsatz weich dämpfen und in einer gefetteten Form (oder am Backblech) ziegelförmig aufschichten. Mit Salz und Kümmel bestreuen und im vorgeheizten Ofen bei 200 °C ca. 10–15 Minuten überbacken, bis die Kartoffeln hellbraun sind. Das kann man auch unter einem Gratiniergerät machen. Mit rohen Kartoffeln geht das genauso, dauert aber länger.

Pro Portion:
kcal 358 • KH 24,43
EW 12,97 • F 22,84

Tipp:
Bei diesem Menü kann alles vorbereitet (evtl. ausgekühlt und wieder erwärmt) werden. Sie können unter die Füllung auch geschwenkte Champignons, beliebiges Gemüse oder/und etwas gekochten Reis, Hirse oder Couscous mischen. Auch kleine Tofuwürfelchen mit Tomaten eignen sich gut.

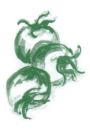

Tofu-Gemüsekrapfen mit Basilikumsauce und Hirseknödeln

2 Portionen

Zubereitung Gemüsekrapfen:

Tofu und eingeweichte Vollwertsemmel mit einer Gabel fein zerdrücken (oder durch die feine Scheibe des Fleischwolfes drehen). Gemüse in sehr kleine Würfelchen schneiden und im Kocheinsatz weich dämpfen (Zucchini etwas später dazugeben). Tofu mit Gewürzen und Zutaten vermischen und evtl. 1/2 Stunde kühl stellen. 4 daumenstarke Laibchen formen und diese in einer beschichteten Pfanne (ohne Fett) beidseitig goldbraun braten (oder auf ein bemehltes Backblech legen und im vorgeheizten Ofen bei 200 °C ca. 10 Minuten überbacken (evtl. belegt mit einer Tomatenscheibe und wenig Mozzarella).

Zubereitung Basilikum-Basensauce:

Klein geschnittene Kartoffeln in Butter anschwitzen, mit Gemüsebrühe auffüllen, salzen und weich garen. Im Mixglas mit Rahm, Muskat und Basilikum zu einer sämigen Sauce mixen. Mit Basilikum garnieren.

Zubereitung Hirseknödel:

Hirse entweder in ausreichend Wasser weich kochen oder in Butter kurz anschwenken, mit Wasser auffüllen und aufkochen. Hitze zurückschalten und mit Deckel ca. 20 Minuten weich dünsten lassen. (Sie können die Hirse auch so dazugeben, ohne daraus Knödel zu machen.) Mit einer Gabel auflockern, in eine Schüssel geben und kurz überkühlen. Mit Eigelb, Salz und Petersilie würzen, Semmel (fein fasciert oder aufgemixt) zugeben und die Masse 1/2 Stunde in den Kühlschrank stellen. Mit nassen Händen kleine Knödel rollen und diese ca. 10 Minuten im Salzwasser mehr ziehen als kochen lassen.

Zutaten Gemüsekrapfen:
100 g Tofu frisch (Sojaquark)
50 g Karotten abgeschabt
50 g Sellerie geschält
50 g Zucchini geputzt
60 g Vollwertbrötchen
Vollsalz
Muskatnuss frisch gerieben
(Nach MAD III etwas Lauch in Butter anschwitzen und untermischen)

Zutaten Basilikum-Basensauce:
100 g mehlige Kartoffeln geschält
10 g Butter
250–300 ml Gemüsebrühe (Rezept Seite 39)
2 EL (20 g) Rahm oder (1 EL/30 g) Sauerrahm
5 g frische junge Basilikumblätter geschnitten

Zutaten Hirseknödel:
100 g Goldkernhirse
10 g Butter
250–300 ml Wasser
1 Eigelb
1 eingeweichte Vollwertsemmel, fasciert
Vollsalz
1 TL gehackte Petersilie

Pro Portion:
kcal 548 • KH 74,67
EW 17,25 • F 19,45

Tipp:
Sie können die weiche Hirse (ausgekühlt) auch unter die Tofumasse mischen und gedämpftes Gemüse mit Blattspinat dazu servieren. Mit einer Tomatenscheibe, Basilikumblättern und etwas Mozzarella belegt können Sie die Laibchen – nach dem Braten in der Pfanne – auch gratinieren.

Eine weitere Möglichkeit:
Sie machen Hirseknödel als Hauptspeise und richten Sie auf Gemüse oder Blattspinat an. Mit Honig gesüßt können Sie daraus auch eine Süßspeise machen. Dazu reichen Sie Apfelmus.

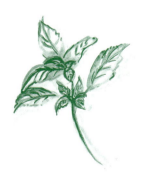

Tellergerichte MAD

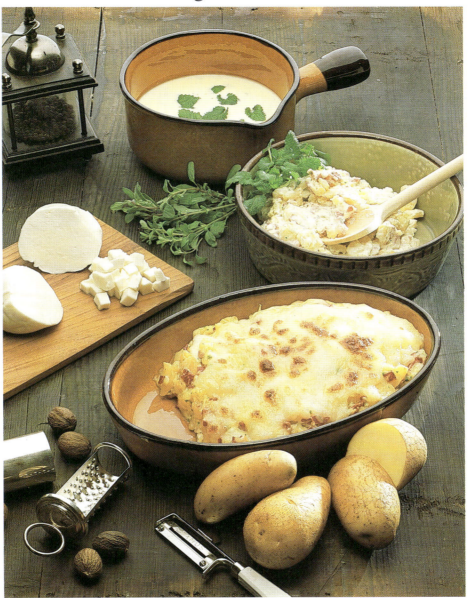

Kartoffelauflauf mit Mozzarella und Rinderschinken   *Seite 76*

Tellergerichte MAD

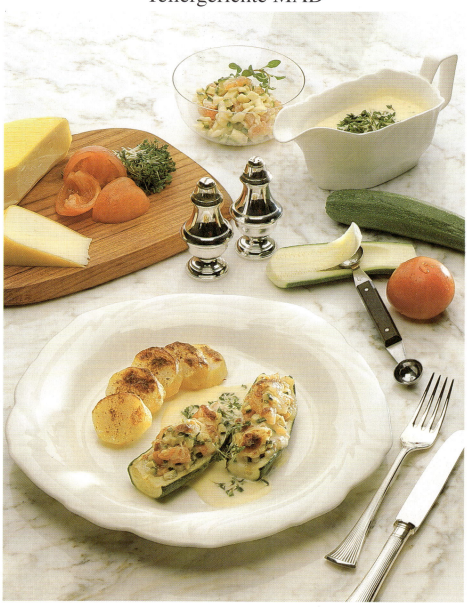

Gratiniertes Zucchinigemüse an Kressesauce mit Ofenkartoffeln

Auberginen-Gemüsetopf mit Dinkel (Hirse oder Buchweizen)
2 Portionen

Zubereitung:
Auberginen schälen und in große Würfel schneiden. Karotten schälen und in dickere Scheiben schneiden, Zucchini und Fenchel auch in Scheiben schneiden, Tomaten schälen und achteln. Butter in einem Kochtopf schmelzen lassen, Dinkel waschen, abtropfen, zugeben, kurz anschwitzen und mit Wasser aufgießen. Ca. 40 Minuten kochen lassen, nach etwa 20 Minuten das restliche Gemüse zugeben und ohne Deckel gar kochen. Vom Herd nehmen und mit fein gehacktem Bohnenkraut, frisch geriebener Muskatnuss, Salz und wenig Galgant (in Pulverform) würzen. Sauerrahm mit etwas Flüssigkeit glatt rühren und untermischen. Nicht mehr kochen lassen! Am besten im Suppenteller anrichten, mit etwas Sauerrahm und Frischkräutern garnieren.

Zutaten:
150 g Auberginen
(evtl. Fenchel)
100 g Karotten
100 g schlanke Zucchini
10 g Butter
100 g Dinkel-Getreide
(oder evtl. Hirse)
1 Liter Gemüsebrühe
(oder Wasser mit 1 TL pflanzlicher Streuwürze)
5 g frisches Bohnenkraut
(Majoran oder Oregano)
100 g Fenchel geputzt
Vollsalz
Muskatnuss frisch gerieben
(wenig Galgantwurzel frisch gemahlen)
100 g Tomaten
1 EL (30 g) Sauerrahm
(10% F)

Pro Portion:
kcal 294 • KH 40,55
EW 9,23 • F 10,23

Tipp:
Sie können diesen Gemüsetopf individuell abändern durch Verwendung verschiedener Getreide (Perlweizen, Couscous, Bulgur, Hirse, Buchweizen) Reis oder Nudeln. Ebenso können Sie das Gemüse beliebig wählen (Brokkoli, Mangold, gelbe Rüben usw.). Achten Sie aber darauf, dass Sie jeweils nur eine Getreidesorte (keine Mischungen) verwenden. Die Galgantwurzel kann man pulverisiert in der Apotheke kaufen. Sie gehört zu den Ingwergewächsen und ist wie Pfeffer zu verwenden. Galgant gehört zu den herzstärkenden Mitteln und ist auch in Tablettenform erhältlich.

Die Milde Ableitungsdiät I (MAD I)

Hirseschnitzel mit Majoransauce und Karotten
2 Portionen

Zutaten Hirseschnitzel:
80 g Goldkernhirse
(1 kleine Tasse)
ca. 150 ml Wasser
(1 1/2–2 Tassen)
Vollsalz
100 g sehr klein geschnittene Zucchini-Würfelchen
10 g Butter
1 gehäufter EL (30 g) Hüttenkäse

Zutaten Majoransauce (Basensauce):
100 g mehlige Kartoffeln geschält
10 g Butter
250–300 ml Gemüsebrühe (Rezept Seite 39)
(evtl. Wasser mit pflanzlicher Streuwürze)
Vollsalz
1 EL (30 g) Sauerrahm
Muskatnuss frisch gerieben
1 Bund frischer Majoran (5 g) oder 1 TL in kaltgepresstem Öl eingelegte Majoranblätter
(im Handel erhältlich)

Zubereitung Hirseschnitzel:

Hirse entweder in ausreichend Salzwasser weich kochen oder in einem Kochtopf mit Butter kurz anschwitzen und mit Wasser auffüllen. Einmal aufkochen lassen, Kochplatte zurückschalten und ca. 20 Minuten zugedeckt weich dünsten. Kurz überkühlen und in eine Schüssel geben. Mit weich gedämpften Zucchiniwürfelchen, Hüttenkäse, Vollsalz und frisch geriebener Muskatnuss gut vermischen und daraus 4 kleine, daumenstarke Laibchen formen (kann gut vorbereitet und gekühlt aufbewahrt werden). Die Laibchen in einer beschichteten Pfanne (ohne Fett) beidseitig goldbraun braten (oder auf ein ausgeöltes Backblech legen und im vorgeheizten Ofen bei 200 °C heiß machen und kurz überbacken (evtl. mit einer Tomatenscheibe, Basilikumblättern und Mozzarellascheibe belegt).

Zubereitung Majoran-Basensauce:

Kartoffeln klein schneiden und (nach MAD III mit etwas Lauch oder Zwiebeln) in Butter kurz anschwitzen. Mit Gemüsebrühe auffüllen, salzen und zugedeckt weich köcheln lassen. Gewürze, abgezupfte Majoranblätter und Sauerrahm (mit etwas Flüssigkeit glatt gerührt) zugeben und im Mixglas fein pürieren (evtl. mit dem Mixstab). Falls nötig (weil zu dick), mit etwas Gemüsebrühe verdünnen oder (falls zu dünn) weniger Flüssigkeit nehmen.

Zubereitung Karottengemüse:

Karotten in dünne Scheiben schneiden und in einer Pfanne mit Butter glasig schwitzen. Mineralwasser immer wieder zugießen und bis zum Weichwerden (knackig) einkochen lassen, evtl. nachgießen. Wenn die Karotten gar sind, soll das Wasser völlig verdunstet sein.

Zutaten Karottengemüse:
200 g schlanke Karotten abgeschabt (Zuckerkarotten)
10 g Butter (Distel- oder Olivenöl)
ca. 1/4 l Mineralwasser
etwas Vollsalz

Pro Portion:
kcal 307 ● KH 39,88
EW 9,17 ● F 11,92

Tipp:
Die Hirselaibchen können auch mit einer Tomatenscheibe, Basilikumblättern und Mozzarellascheibe belegt und gratiniert werden. Zum Garnieren einen Tupfer Sauerrahm und ein paar Majoranblätter daraufgeben. Durch Zugabe von 30 g geriebenem Hartkäse, Schafs- oder Ziegenkäse unter die Masse schmeckt das Schnitzel immer wieder etwas anders. Sie können auch zur Hälfte fein zerdrückten Tofu in die Hirsemasse mischen.

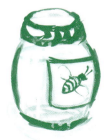

Fischgerichte der Milden Ableitungsdiät I (MAD I)

Da die Mehrzahl der heutigen Menschen zu oft und zu viel tierisches Eiweiß verzehrt (Fleisch, Wurstwaren, Fisch, Eier, Käse), sind für sie die schon zuvor aufgeführten eiweißärmeren Rezepte zu empfehlen. Die richtige Kostauswahl ist aber individuell enorm verschieden. Es gibt auch Personen, die mehrmals in der Woche Eiweißmahlzeiten benötigen. Das sind vor allem schlanke bis untergewichtige Männer (Frauen etwas seltener), die schlechte „Futterverwerter" sind. Etliche davon frösteln leicht und leiden unter den Symptomen eines zu tiefen Blutdruckes mit Müdigkeit und Schwindelneigung. Im Gegensatz zu anderen Konstitutionen wirkt sich bei ihnen ein häufigerer Verzehr von tierischem Eiweiß und auch eine vermehrte Zufuhr von Voll- oder Meersalz günstig aus. In der Regel soll es pro Woche zwei Fisch-, drei Fleisch- und zwei fleischlose Hauptmahlzeiten geben. Dabei ist darauf zu achten, dass die Eiweißportionen (Fleisch oder Fisch) nicht mehr als 100 g wiegen. Gibt es beispielsweise zu Mittag eine Portion tierisches Eiweiß, so sollte das Frühstück und das Abendessen weitgehend frei davon sein.

Anschließend folgen Kochrezepte für Eiweißmahlzeiten. Sie sind aber in keinem Fall für den alltäglichen Gebrauch gedacht. Diese Rezepte lassen sich innerhalb geschmacklicher Grenzen beliebig variieren und auch mit anderen Fischen, Fleischsorten, Zutaten oder Beilagen herstellen. Sie sind als Anregung aufzufassen, zur Herausforderung an Ihre Kreativität.

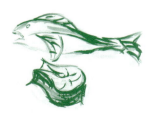

Grundsätzliches zu Fischgerichten

Über den richtigen Umgang mit Fisch

Frische:
Frische Fische haben volle, glänzende Augen, ihre Kiemen sind leuchtend rot und ihr Fleisch ist fest. Grundsätzlich ist Fisch leichter verdaulich als Fleisch. Voraussetzung dafür ist allerdings die richtige, fettsparende Zubereitung.

Lagerung:
Fische, die man lagern will, sollten immer ausgenommen, möglichst im Ganzen (auf gestoßenem Eis) im Kühlschrank aufbewahrt werden. Am besten lassen sich fangfrische Fische aufbewahren. Die „mittlere Lagerzeit" liegt bei zwei bis drei Tagen, sie sollte bei keinem Fisch überschritten werden. Ideal für die Lagerung ist ein Edelstahlgefäß als Unterlage und darauf ein weiteres mit Loch-Einsatz für den Wasserablauf:

Filetieren:
Große Fische können für 2 Portionen nicht immer im Ganzen zubereitet werden. Daher ist es günstig, das Filetieren zu beherrschen, um den Rest eventuell einfrieren zu können. Natürlich können Sie der Einfachheit halber auch gleich die Filets kaufen. Wie die Forelle werden filetiert: Lachs, Saibling, Seewolf, Kabeljau, Karpfen, Lachsforelle, Waller, Zander, Hecht. Es wird (mit einem langen, leicht biegsamen Fischmesser) von der Schwanzflosse oder von einem Querschnitt hinter den Kiemen ausgehend entlang des Rückens (der Mittelgräte) filetiert. Auf der zweiten Seite das Gleiche machen. Dann werden die feinen Gräten auf der Bauchseite der so erhaltenen Filets möglichst dünn und gleichmäßig herausgeschnitten. Um nun noch die Haut zu entfernen ist es am Besten, das Filet mit der Haut nach unten auf ein Brett zu legen und, vom Schwanzende her beginnend, die Haut dünn abschneiden. Dabei das Messer mit der Haut fest nach unten drücken und das Messer mit leichtem Druck zum Kopf hin führen.
Plattfische werden wie der Steinbutt (von der Mitte nach außen hin) filetiert. Sie müssen vier Filets herausbekommen, die dann von der Haut (wie oben stehend) befreit werden.
Bei Seezungen und Rotzungen zuerst ziemlich am Ende der Schwanzflosse einschneiden und die Haut auf beiden Seiten (mit

salzigen Fingern oder mit Hilfe eines trockenen Tuches oder Küchenrolle) abziehen und dann (falls erwünscht) die zwei Filets von der Mittelgräte her auslösen. Das Gleiche auf der Rückseite machen. So erhalten Sie vier Filets.

Säubern / Säuern / Salzen:
Fische immer unter fließend kaltem Wasser ausnehmen (bei Fischen zum Blaukochen auf unverletzte Schleimhaut achten), auf ein Küchenkrepp legen, trocken tupfen und mit wenig Zitronensaft (Basilikumstreifen, Dill, Petersilie) und Salz würzen. Wird der Fisch im Ganzen zubereitet, geben Sie ein Sträußchen Thymian, Oregano oder Basilikum in den Bauchraum.

Zubereiten von Fischen

Dämpfen:
Über einen kochendem Sud aus Weißwein, Kräutern, Lorbeer, Pfefferkörner und Wurzelgemüsen wird ein Loch-Einsatz (Kocheinsatz) gestellt, auf diesen werden die gewürzten (mit Basilikumstreifen bestreuten) Fischstücke gelegt und zugedeckt je nach Größe 3–8 Minuten gegart.

Dünsten:
In einer Sauteuse oder Kasserolle wird wenig Fischfond (oder Gemüsebrühe) mit etwas Butter und den dem Rezept entsprechenden Zutaten erhitzt. Darin die gut gewürzten oder marinierten Fischfilets zugedeckt je nach Größe 3-7 Minuten garen.

Braten:
In einer möglichst großen Pfanne langsam und bei milder Hitze (halb zugedeckt) evtl. mit 1 TL (3 g) Öl (oder Öl und Butter gemischt) oder ohne Fett in einer beschichteten Pfanne braten, bis der Fisch die gewünschte goldbraune Farbe hat. Dann evtl. (bei Seezunge „Müllerin") mit 10 g Butter, Zitronenfilets und gehackter Petersilie vollenden.

Grillen:
Nicht alle Fische eignen sich; die Gefahr des Austrocknens ist bei zarten Fischen (Maischolle) besonders groß. Rundfische im Ganzen eignen sich gut. Filets müssen mit viel Sorgfalt am Plattengrill (nicht am Gitter) zart gebräunt werden. Dabei am besten mit einer breiten Spachtel wenden. Der Fisch muss auf alle Fälle

saftig bleiben (das ist die Kunst) und darf nicht bis zum Austrocknen gegrillt werden.

Gratinieren:
Die Fischfilets werden in eine Pfanne evtl. mit leicht erhitzter Butter (oder mit wenig Gemüsebrühe und zerlassener Butter bestrichen) gelegt und je nach Größe zwischen fünf und zehn Minuten bei starker Oberhitze gegart. Ideal für Filets mit Gemüse-Tomatengarnitur (Ratatouille) oder Kräuterkruste.

Das Garen in Papier oder in Folie:
In Pergamentpapier oder Alufolie können ganze Fische gut gegart werden. Vor dem Verschließen der Folie alle Gewürze und Aromen in den Bauchraum geben. Die Ränder mehrmals umknicken, die Folie muss absolut dicht verschlossen sein. Gegart wird im heißen Ofen (180–220 °C), die Garzeit richtet sich nach der Größe der Fische.

Fisch in der Salzkruste:
Dazu brauchen Sie grobes Meersalz und eine längliche Form. Sie können 1 kg Meersalz mit 3 Hühnereiweiß anrühren und erhalten einen Salzteig oder Sie machen es einfacher:
Ganze Fische ausnehmen, Basilikum und Thymianzweige in die Bauchhöhle füllen. Den Fisch in eine passende Form mit leichtem Rand legen. Zuunterst eine Schicht Meersalz geben, den Fisch darauf legen und mit Meersalz völlig bedecken. Im vorgeheizten Backofen bei ca. 180–200 °C garen. Die Garzeit richtet sich nach Größe der Fische. Eine mittlere Forelle mit 200 Gramm braucht ca. 15–20 Minuten. Der Vorteil dieser Zubereitung besteht darin, dass der Fisch ein besonders gutes Aroma entfaltet. Danach oberste Schicht des Salzes abheben oder zur Seite schieben. Die Haut ablösen, den Fisch filetieren und anrichten.

Fischsaucen:
Bei sämtlichen nun folgenden Fischgerichten werden die Fischsaucen mit Basensaucen (wie im Rezeptteil) oder dicker gehaltenen Kräuter-Basensuppen verlängert oder gestreckt.

Die Milde Ableitungsdiät I (MAD I)

Seezungen- oder Forellenfilet gedämpft mit Kartoffeln

2 Portionen

Zutaten:
200 g Forellen- oder Seezungenfilets
etwas Zitronensaft,
Vollsalz oder Meersalz
1 EL Basilikum, frisch
2 Lorbeerblätter
4–8 Pfefferkörner
½ l Gemüsebrühe (Rezept Seite 39)
300 g Kartoffeln (Blattspinat oder Karotten) als Beilage

Pro Portion:
kcal 220 • KH 22,80
EW 23,61 • F 3,52

Zubereitung:

Gut gewürzte Gemüsebrühe (oder Wasser mit 1 TL pflanzlicher Streuwürze) Lorbeerblatt und Pfefferkörner in das Kochgeschirr geben. Filets mit Zitronensaft, fein geschnittenem Basilikum und evtl. etwas Salz würzen. Die Filets auf einen Kocheinsatz legen, diesen in das Kochgeschirr mit Gemüsebrühe stellen und die Filets zugedeckt etwa 3–4 Minuten saftig weich garen. Dabei darf der Fisch mit der Flüssigkeit nicht in Berührung kommen. Kartoffeln schälen, im Kocheinsatz weich dämpfen und zum Fisch servieren; statt Kartoffeln kann man Karotten oder Blattspinat als Beilage reichen.

Dazu servieren Sie eine Basensauce mit frischen Basilikumstreifen (Rezept Seite 79).

Im Interesse des Säure-Basen-Haushaltes ist die Menge von Fisch oder Fleisch immer wesentlich geringer anzusetzen als die von Kartoffeln oder Gemüse. Ideal ist ²/₃ Beilage ¹/₃ Fisch (oder anderes tierisches Eiweiß).

Tipp:
Auch eine Forelle blau oder jeder andere filetierte Fisch kann auf diese leicht bekömmliche Art zubereitet werden. Denn man beachte: Auch der beste Fischsud bewirkt ein Auslaugen der Inhaltsstoffe. Gehen Sie mit der Zitrone und mit Salz bei Fischen sehr sorgfältig um, damit der natürliche Eigengeschmack bestmöglichst erhalten bleibt.

Fischgerichte der Milden Ableitungsdiät I (MAD I)

Zanderfilet mit würziger Sauce und jungem Blattspinat
2 Portionen

Zubereitung Zanderfilet:
Zander schuppen, ausnehmen und im Ganzen lassen oder beidseitig filetieren und enthäuten. Die Filets zu je ca. 80–100 g portionieren, mit Basilikum, Salz und Zitrone würzen. Zander in eine feuerfeste Form legen, etwas Fischfond und Weißwein (Riesling) angießen und im auf 190 °C vorgeheizten Ofen – je nach Größe – ca. 20 Minuten garen oder in der Salzkruste zubereiten. Zanderfilets in einer beschichteten Pfanne mit halb offenem Deckel in etwa 3–5 Minuten saftig braun braten.

Zubereitung junger Blattspinat:
Den jungen Blattspinat – falls nötig – entstielen, gut waschen und auf einem Sieb abtropfen lassen. In einer Kasserolle wenig Butter erhitzen und den Spinat darin zugedeckt kurz zusammenfallen lassen. Mit Salz, Muskatnuss und Pfeffer würzen (evtl. etwas Basensauce zum Cremigmachen untermischen).

Zutaten Zanderfilet:
1 Zander ca. 350–400 g im Ganzen oder filetiert, insgesamt 200 g Meersalz
etwas Zitronensaft
60 ml Weißwein
60 ml Fischfond oder Gemüsebrühe
(Rezept Seite 39)
1 TL frische Basilikumstreifen

Zutaten Junger Blattspinat:
200 g junger Blattspinat
10 g Butter
Salz, Pfeffer aus der Mühle
Muskatnuss frisch gerieben
(evtl. 2–3 EL Basensauce zum Untermischen)
(Rezept Seite 79)

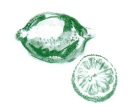

Die Milde Ableitungsdiät I (MAD I)

Zutaten würzige Sauce:
20 g Schalotten
20 g Staudensellerie
30 g Fenchel
10 g Butter,
150 g Gräten von Seezungen
⅛ l Weißwein (Riesling)
20 g Sahne
80 ml Basensauce (Rezept Seite 79)
Salz
Zitrone
¼ TL Dijon-Senf
1 TL geschnittener Basilikum

Pro Portion:
kcal 244 • KH 3,98
EW 22,71 • F 12,44

Zubereitung der würzigen Sauce:

Das klein geschnittene Gemüse zusammen mit den Seezungengräten und wenig Butter in eine heiße Kasserolle geben. Anschwitzen und mit Weißwein ablöschen, so viel Wasser zugießen, dass Gemüse und Gräten gerade bedeckt sind. Diesen Fond bei kleiner Hitze rund zwanzig Minuten köcheln lassen, durch ein feines Sieb seihen, in eine Kasserolle geben und einkochen lassen. Sahne und Basensauce dazugießen und bis zur gewünschten Konsistenz einkochen. Mit Zitrone, Senf, Salz, Basilikumstreifen und Weißwein abschmecken.

Zander filetieren oder die Zanderfilets auf Blattspinat anrichten und mit der Senf-Basensauce umgießen. Dazu passen Fenchelgemüse, Karottengemüse oder klein geschnittene Dampfkartoffeln.

Tipp:
Statt Zander können Sie auch jeden anderen Fisch wie Lachsforelle, Saibling, Forelle, Hecht nehmen. Die Sauce kann mit Basensauce in die beliebige Konsistenz gebracht werden.

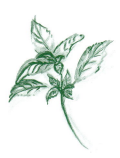

Gratiniertes Steinbuttfilet auf Fenchel mit Tomaten
2 Portionen

Zubereitung Steinbuttfilet:
Die Tomaten einritzen, über Dampf abziehen, entkernen und das Fruchtfleisch in feine Würfel schneiden. Steinbuttfilet in vier gleichmäßige Teile schneiden, eine beschichtete, mit zerlassener Butter bestrichene Pfanne legen, mit Basilikum, Salz und Zitronensaft würzen. Toastscheiben fein aufreiben, damit feine Krümel entstehen, einige Fenchelkrautspitzen unter die Krümel mischen. Die Innenseite der Steinbuttfilets durch die Brotkrümel ziehen. Die Filets mit der panierten Seite nach oben wieder in die Pfanne legen und mit Tomatenwürfeln bestreuen. Einige Spritzer Fischfond (und Pernod) um die Filets geben. Im Gratiniergerät oder bei starker Oberhitze in drei bis fünf Minuten goldgelb gratinieren. Fenchelknollen in gleichmäßige Streifen schneiden (die Abschnitte für die Sauce verwenden) und im Kocheinsatz weich dämpfen.

Zubereitung Fenchelsauce:
Die Steinbuttgräten klein schneiden und zusammen mit den Fenchelabschnitten und Schalotten in einer heißen, gebutterten Kasserolle gut anschwitzen. Weißwein und so viel Wasser zugeben, dass alle Zutaten im Topf gerade bedeckt sind.
Zwanzig Minuten bei milder Hitze köcheln lassen, durch ein Haarsieb seihen und zusammen mit der Sahne dicklich einkochen lassen. Mit Salz und Zitrone abschmecken, den Fond von den gratinierten Filets und etwas Pernod unter die Sauce rühren, vor dem Servieren die Basensauce – am besten mit dem elektrischen Rührstab – untermischen.

Zutaten Steinbuttfilet:
2 x 100 g Steinbuttfilet
5 g Butter
Meersalz
Zitrone
2 Scheiben Toastbrot (20 g) ohne Rinde
Fenchelkrautspitzen
einige Spritzer Pernod und Fischfond
1–2 Fleischtomaten (200 g)
2 kleine Fenchelknollen (200 g)
1 TL geschnittene Basilikumblätter
100 g geschälte und entkernte Tomatenwürfel

Zutaten Fenchelsauce:
Bis zu 200 g Steinbuttgräten
1 Schalotte (30 g)
ca. 40 g Fenchelabschnitte
10 g Butter
60 ml Weißwein
20 g Sahne (10% F)
Salz, Zitrone
1 cl Pernod
60 ml Kräuter-Basensauce (Rezept Seite 96)

Pro Portion:
kcal 248 • 2KH 13,07
EW 21,22 • 2F 9,62

Tipp:
Den Fisch auf vorgewärmten Tellern anrichten, mit Sauce umgießen und das Fenchelgemüse mit den erwärmten Tomatenwürfeln dazugeben. Dazu passt auch gut junger Balttspinat oder/und Karottengemüse. Wenn der Fisch filetiert ist, spielt es keine Rolle, welche Sorte (außer Aal) Sie für dieses Gericht verwenden. Statt der Fenchelsauce können Sie auch eine Basilikumsauce (Rezept Seite 79) dazugeben oder miteinander beliebig mischen.

Die Milde Ableitungsdiät I (MAD I)

Gedämpftes Saiblingfilet mit Waldmeister und Weißweinsauce

2 Portionen

Zutaten Saiblingfilet:
1 Saibling – ca. 300 g im Ganzen oder filetiert 200 g
3–4 Stängel frischer Waldmeister (oder Fenchel-, Dillblüten, Basilikum oder Estragon)
1/8 l Weißwein,
1 Schalotte (30 g)
1 Lorbeerblatt
60 ml Kräuter-Basensauce
(Rezept Seite 79)

Zutaten Weißweinsauce:
20 g Schalotten
1/2 dl trockener Weißwein
10 g Butter
2 cl Sahne (10% F)
150 g fein geschnittene Wurzelstreifen aus Sellerie, Karotten, Zucchini und gelben Rüben

Pro Portion:
kcal 202 • KH 4,55
EW 21,80 • F 8,69

Zubereitung:

Saibling filetieren (Rezept Seite 85) und, falls notwendig, mit Pinzette die Gräten herausziehen. Die Filets zusammen mit Waldmeister auf einen Kocheinsatz legen und im Dampf garen. Im Topf befinden sich Weißwein, Lorbeer und Schalottenwürfel. Etwa 2–4 Minuten dämpfen. Vor dem Anrichten evtl. die Haut der Filets abziehen. Für die Sauce die fein gewürfelten Schalotten in Butter andünsten, mit Weißwein auffüllen und einkochen, frische Sahne dazugeben und weiter kurz einkochen lassen. Die Sauce durch ein Haarsieb gießen, um die Schalotten heraus zu sieben (ist nach der MAD III nicht mehr nötig). Zuletzt mit der erwärmten Basensauce und (falls zu dick) evtl. mit etwas Fischsud vermischen. Mit Waldmeisterblättern (oder anderen Kräutern) garnieren. Sauce zum Fisch geben.

Tipp:
Richten Sie den Fisch auf Blattspinat (Mangold), gedämpften Wurzelstreifen oder gedämpftem Fenchelgemüse (mit Basensauce gebunden) an. Als Garnierung machen sich geschälte, entkernte Tomatenwürfel mit Basilikum gut. Statt Saibling können Sie genauso Forelle, Zander, Lachsforelle, Seezunge, Rotzunge, Steinbutt oder Heilbutt nehmen.

Fischgerichte der Milden Ableitungsdiät I (MAD I)

Bachforelle mit Fenchel und Bachkresse in Rieslingsauce
2 Portionen

Zubereitung Bachforelle:
Bachforelle filetieren und Haut abziehen. Gräten und Kopf wässern, daraus einen Fischfond ziehen (Rezept Seite 90 oder Gemüsebrühe Seite 39) und für die Sauce verwenden (darum auch für den Fischfond Riesling nehmen). Butter in eine flache Form oder in eine beschichtete Pfanne geben und erhitzen, Fenchelstreifen dazugeben und mit wenig Gemüsebrühe dünsten. Wenn das Gemüse fast gar ist, die mit Basilikum, Salz und Pfeffer gewürzten (evtl. übereinander geklappten) Fischfilets dazulegen und in den auf 180 °C vorgeheizten Ofen schieben. 4–6 Minuten garen. Oder auf der Kochplatte mit Deckel zubereiten.

Zubereitung Rieslingsauce:
Fischfond, Wein und Wermut auf zirka ein Drittel einkochen, Sahne zugeben und weiter einkochen, bis die Sauce sämig dicklich wird. Der Sauce die erwärmte Basensauce und grob geschnittene Kresseblätter (nach MAD III fein geschnittenen Bärlauch) zufügen, mit Salz und wenig Zitronensaft abschmecken.
Fenchelstreifen auf vorgewärmten Tellern anrichten, darauf die Filets platzieren – mit etwas Fenchelgrün bestreuen – und mit Sauce umgießen. Statt Fenchel können Sie auch Zucchinistreifen, gelbe Rüben oder Stangensellerie nehmen. Geschälte, entkernte Tomatenwürfel passen als Garnierung immer gut dazu. Als Beilage evtl. gedämpftes Gemüse und/oder 1 kleine Dampfkartoffel.

Zutaten Bachforelle:
1 Bachforelle im Ganzen ca. 300 g oder filetiert ca. 200 g
150 g Fenchelstreifen bzw. -stifte
5–10 g Brunnenkresseblätter (oder Rucola)
10 g Butter
etwas weißer Pfeffer aus der Mühle
Meersalz
ein paar Tropfen Zitronensaft
frische Basilikumblätter

Zutaten Rieslingsauce:
1/8 l Fischfond (aus den Saiblinggräten, Rezept Seite 90, oder Gemüsebrühe, Rezept Seite 39)
3 cl trockener Riesling
1 cl Wermut
20 ml süße Sahne (10% F)
60 ml Basensauce (Rezept Seite 79)

Pro Portion:
kcal 199 • KH 3,65
EW 22,73 • F 8,74

Tipp:
Statt Forelle eignen sich hier ebenso Saibling, Felchen, Steinbutt, Seezunge, Scholle oder Zander filetiert.

Die Milde Ableitungsdiät I (MAD I)

Lachsforellenfilets mit Basilikumsauce auf Blattspinat mit Petersilienkartoffeln
2 Portionen

Zutaten Forellenfilets:
1 fangfrische Lachsforelle ca. 300 g im Ganzen oder 2 Filets à 100 g
etwas Vollsalz und Zitronensaft
1 TL fein geschnittene Basilikumblätter

Zutaten Basilikumsauce:
100 g mehlige Kartoffeln
10 g Butter
250–300 ml Gemüsebrühe
1 EL (10 g) Sahne
1 EL frische, fein geschnittene Basilikumblätter
Meersalz,
Muskatnuss frisch gerieben

Zutaten Blattspinat:
250 g junger kleinblättriger Blattspinat
10 g Butter
etwas Vollsalz und ganz wenig Muskatnuss frisch gerieben
evtl. 60 ml Basilikum-Basensauce (Rezept Seite 79)

Pro Portion:
kcal 250 • KH 8,35
EW 24,84 • F 12,61

Zubereitung Forellenfilets:
Lachsforelle putzen, waschen und filetieren. (Mit einem scharfen Messer vom Schwanz beginnend entlang des Rückens fahren, am Kopf einschneiden und das erste Filet abheben. Das Gleiche auf der Rückseite praktizieren und die Filets sauber von den Bauchlappengräten befreien – Rezept Seite 85). Mit Zitronensaft bepinseln, salzen, mit Basilikumstreifen belegen, in einer beschichteten Pfanne bei geringer Hitze kurz saftig garen, danach evtl. mit wenig zerlassener Butter bepinseln. Kann auch im Kocheinsatz gedämpft werden!

Zubereitung Basilikumsauce:
Zubereitung wie bei Basensauce (Rezept Seite 79). Zusätzlich gibt man bei Fischsaucen 2–3 EL Weißwein nach dem Mixen dazu.

Zubereitung Blattspinat:
Blattspinat in ausreichend Wasser waschen, falls nötig entstielen und gut abtropfen lassen. Butter in einer Pfanne zerlaufen lassen und die Spinatblätter dazugeben. Mit Salz und Muskat würzen, Deckel darauf geben und den Spinat kurz garen. Dies dauert 1–2 Minuten; wenn der ausgetretene Spinatsaft einreduziert ist, ist der Spinat fertig. Er soll noch „Biss" haben. Eventuell 60 ml Basensauce oder 2 EL (20 g) Rahm zugießen und reduzieren lassen.

Zuerst etwas Basilikumsauce über 2 heiße Teller verteilen und in der Mitte den Spinat sockelförmig anrichten. Die kurz zuvor gegarten Forellenfilets daraufheben und die Sauce rundum mit abgezupften kleinen Basilikumblättern oder Streifen garnieren. Dazu evtl. je 100 g Petersilienkartoffeln reichen.

> **Tipp:**
> Sie können die Forellenfilets auch im Kocheinsatz (über Dampf) garen (Rezept Seite 86). Im Übrigen kann jeder grätenfrei ausgelöste Frischfisch so zubereitet werden.

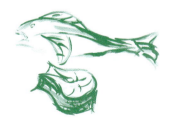

Fleischgerichte der Milden Ableitungsdiät I (MAD I)

Hühnerfrikassee mit Basensauce
2 Portionen

Zutaten Hühnerfrikassee:
2 kleine, ausgelöste Hühnerbrüstchen ohne Haut (à 100 g)
300 g fest kochende Kartoffeln als Beilage

Zutaten Basensauce:
100 g mehlige Kartoffeln geschält
10 g Butter
250–300 ml Gemüsebrühe (Rezept Seite 39)
2–3 EL (30 g) Rahm (10% F)
Vollsalz
1 EL frische abgezupfte Majoranblätter

Pro Portion:
kcal 303 • KH 30,44
EW 28,89 • F 6,87

Zubereitung Hühnerfrikassee:
Hühnerbrüstchen (evtl. in grobe Stücke teilen) oder im Ganzen im Kocheinsatz (etwa 10 Minuten) weich dämpfen. Mit dicker Basensauce vermischen, gut abschmecken und mit separat gedämpften Kartoffeln servieren.

Zubereitung Basensauce:
Für die Sauce klein gewürfelte Kartoffeln in der Gemüsebrühe weich kochen – im Mixglas pürieren und mit Salz, Majoranblättern und Rahm abschmecken. Hühnerbrüstchen im Kocheinsatz (ca. 10 Minuten) saftig weich dämpfen, mit etwas dicker gehaltener Basensauce übergießen und mit wenig gedämpften Kartoffeln oder Kartoffelpüree servieren. Die restliche Sauce zum eventuellen Nachservieren separat anrichten.

> **Tipp:**
> Normalerweise wird ein Frikassee immer mit einer Fett-Mehlbindung (Sauce Béchamel) zubereitet. Bei diesem Rezept wird die Basensauce als leicht bekömmliche Alternative eingesetzt. Rahm gibt es mit unterschiedlichem Fettgehalt (10% oder 42%). Wie immer kommt es auch hier auf die Menge an. Rahm und Frischkräuter gehören zu den Basenträgern. Mit den Basensaucen soll der Säuregehalt von Fleisch (oder Fisch) ausgeglichen bzw. neutralisiert werden. Die Menge von Fleisch und Fisch ist daher stets wesentlich geringer anzusetzen, als die von Gemüse und Kartoffeln. Empfehlenswerte Anrichteweise: $1/3$ Fleisch (oder Fisch), $2/3$ Gemüse oder und Kartoffeln.

Tellergerichte MAD

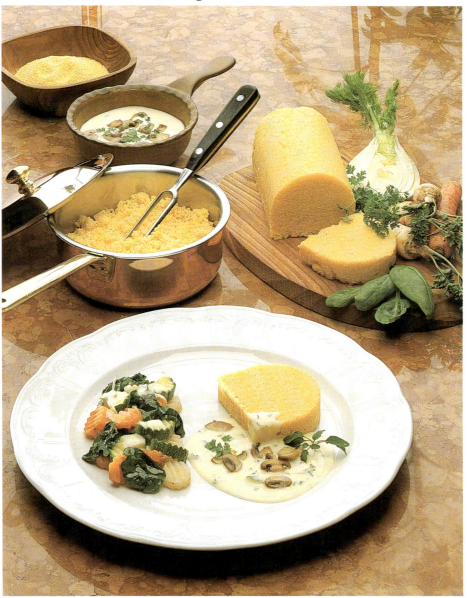

Polentaschnitte mit Gemüse und Champignonsauce Seite 115

Tellergerichte MAD

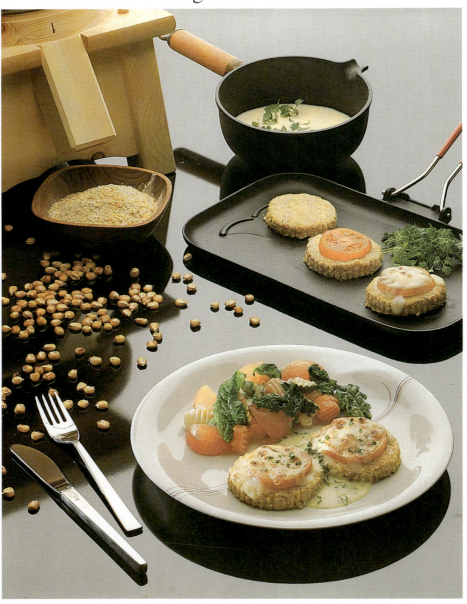

Maistortillas mit Gemüse-Ratatouille

Gebratener Kalbsrücken mit Rosmarin und Kartoffeln

2 Portionen

Zubereitung:

Kalbsrücken sauber putzen, salzen und Rosmarinzweig darauflegen. Das geschnittene Wurzelgemüse auf die Bratfolie legen und den Kalbsrücken darauflegen. Die Folie an beiden Enden so zubinden, dass genügend Platz für die Sauce bleibt. Die Folie mit dem Fleisch auf einen Gitterrost legen und im vorgeheizten Ofen bei 200–220 °C ca. 15–20 Minuten saftig garen. Fleisch aus der Folie nehmen und portionieren. Das mitgebratene Gemüse in ein Mixglas geben und mit etwas Gemüsebrühe zu einer dicklichen Sauce pürieren. Eventuell mit ca. 60 ml Kräuter-Basensauce (Rezept Seite 98) strecken und, falls nötig, nachschmecken. Mit gedämpftem Blattspinat (vermischt mit 2–3 EL obiger Sauce) und 2 kleinen Petersilienkartoffeln servieren.

Zutaten:
Ca. 200 g Kalbsrücken (oder andere Teile vom Kalb oder Lamm)
ca. 80 g klein geschnittenes Wurzelgemüse
etwas Vollsalz
200 g mehlige Kartoffeln
100 g Blattspinat (oder Wurzelgemüse)
1 Rosmarinzweig
1 TL gehackte Petersilie
10 g Butter
Klarsichtfolie

Pro Portion:
kcal 232 • KH 17,24
EW 22,73 • F 7,71

Tipp:
Natürlich können Sie diese kleine Menge Fleisch auch in einer beschichteten Pfanne rosa braten (oder grillen) und dann portionieren. Beim Einkauf von Fleisch ist auf beste Qualität zu achten. Bedenken Sie, dass Pflege, Haltung und Fütterung der Tiere (artgerechte Haltung) dafür ausschlaggebend sind. Die gemixte Basensauce kann auch (falls nötig) zusätzlich mit Frischkräutern, 5 g Butter oder 1 EL kaltgepresstem Pflanzenöl aufgewertet werden.

Die Milde Ableitungsdiät I (MAD I)

Hühnergeschnetzeltes mit Majoransauce, Stürzkartoffeln und Karottenpüree

2 Portionen

Zutaten Hühnergeschnetzeltes:
1 kleines küchenfertiges Huhn zum Auslösen der Brüste oder 2 Hühnerbrüstchen à 100 g ohne Haut (oder 200 g Putenbrust)
ca. 60 ml Riesling
10 g Butter
Meersalz

Zutaten Majoran-Basensauce:
100 g mehlige Kartoffeln geschält
10 g Butter
250–300 g Gemüsebrühe (Rezept Seite 39)
2 EL (20 g) Rahm
Vollsalz
1 Bund frischer junger Majoran
Muskatnuss frisch gerieben

Zutaten Stürzkartoffeln:
200 g mehlige Kartoffeln mit Schale
5 g Butter
Vollsalz oder Meersalz
Muskatnuss frisch gerieben
1 TL abgezupfte, frische Majoranblätter

Pro Portion:
kcal 366 • KH 28,27
EW 28,56 • F 12,75

Zubereitung Hühnergeschnetzeltes:
Huhn auf beiden Seiten des Brustknochens entlang auslösen, entbeinen, enthäuten und die Brüstchen in Streifen schneiden (die Schlegel versorgen oder einfrieren). Bei besonders Empfindlichen das Hühnerfleisch im Dampftopf garen oder kochen, dann mit der dick gehaltenen Majoransauce vermischen.
Hühnerfleisch in Butter (oder Olivenöl) kurz anschwitzen, salzen, mit Weißwein ablöschen und zugedeckt ca. 5 Minuten weich dünsten lassen. Mit ca. 1/8 l der Majoransauce vermischen und falls nötig nachwürzen.

Zubereitung Majoran-Basensauce:
Kartoffeln klein schneiden, in einer Kasserolle mit Butter kurz anschwitzen, salzen, mit Gemüsebrühe auffüllen und weich kochen lassen. Im Mixglas mit Rahm (Sahne) und den abgezupften Majoranblättern pürieren (je weniger Flüssigkeit, desto dicker die Sauce). Mit Muskatnuss nachschmecken und mit ein paar Majoranblättern garnieren.

Zubereitung Stürzkartoffeln:
Kartoffeln im Kocheinsatz weich dämpfen, schälen und grob raspeln (aufreiben). Mit zerlassener Butter, Salz, Majoran und Muskat würzen und die Masse mit einem Eisportionierer auf ein bemehltes (oder leicht geöltes) Backblech setzen (kann vorbereitet und kühl gestellt werden). Im vorgeheizten Ofen bei 220 °C ca. 10 Minuten goldbraun backen oder im Gratiniergerät zubereiten. Sie können aus der Masse auch kleine Laibchen formen und diese in einer beschichteten Pfanne ohne (oder mit sehr wenig) Fett knusprig braun braten.

Karottenpüree:
200 g geschälte und in Scheiben geschnittene Karotten im Kocheinsatz weich dämpfen, danach im Mixer (mit Messeraufsatz) gröber oder fein pürieren und abschmecken

> **Tipp:**
> Das Hühnergeschnetzelte kann natürlich auch mit Hühnerschlegel gemacht und nach der MAD III zusätzlich mit geschwenkten Champignons, Zuckererbsen oder anderen farbenfrohen Gemüsesorten gemischt werden. Wollen Sie gebratene Hühnerstücke zubereiten, so können Sie diese zugleich mit den Stürzkartoffeln (oder auch rohen Kartoffelscheiben) in den Ofen schieben.

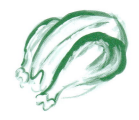

Die Milde Ableitungsdiät I (MAD I)

Gekochter Tafelspitz
2 Portionen

Zutaten:
200–250 g echter Tafelspitz
ca. 3 l Wasser
1 TL Salz
3 Pfefferkörner
½ Zwiebel (50 g)
1 Lorbeerblatt
2 Gewürznelken
2 kleine Möhren (100 g)
½ Knollensellerie (100 g)
1 Petersilienwurzel (100 g)
etwas Lauch/Porree (50 g)

Pro Portion:
kcal 174 • KH 8,40
EW 21,92 • F 5,65

Zubereitung:
Fleisch kalt abbrausen. In einem größeren Topf Wasser mit Salz, Zwiebel, Lorbeer und Pfefferkörnern zum Kochen bringen. Fleisch ins kochende Wasser geben und während der ersten 20 Minuten den sich bildenden Schaum immer wieder abschöpfen. Bei leichtem Köcheln ca. 1,5–2 Stunden sehr gut weich kochen lassen. Gemüse putzen, schaben, waschen und in grobe Stücke schneiden. Etwa 30 Minuten vor Ende der Garzeit in die Brühe geben und darin mitgaren. Fleisch in Scheiben schneiden und mit dem Gemüse (außer Lauch und Zwiebel) und etwas Brühe am besten in einer Suppenterrine anrichten.

Tipp:
Sollten Sie ein größeres Stück garen, so kann das gekochte Fleisch nach dem Erkalten im Kühlschrank (in der Brühe) 2–3 Tage aufbewahrt werden. Dazu passt als Beilage Rahmspinat oder Blattspinat mit wenig Dampfkartoffeln oder Stürzkartoffeln. Der traditionelle Apfelkren (Apfelmeerrettich) kann erst nach der MAD III dazu gereicht werden. Statt Tafelspitz eignen sich auch andere Teile vom Rind (Kavalierspitz, Brustkern) zum Kochen.

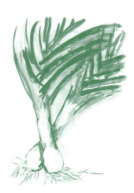

Kalbsschnitzel mit Kerbel-Basensauce
2 Portionen

Zubereitung:
Schnitzel von allen Häutchen befreien, eine Klarsichtfolie darauflegen und mit dem flachen Teil eines Fleischklopfers gleichmäßig flach klopfen. Folie entfernen. Mit Salz und Pfeffer würzen. Öl in einer größeren (beschichteten) Pfanne erhitzen und die Schnitzel von beiden Seiten knusprig braun braten. Aus der Pfanne heben und im Backofen warm halten. Den Bratensatz in der Pfanne mit der heißen Gemüsebouillon (rühren mit dem Schneebesen) und Butter lösen. Sahne unterrühren und alles kurze Zeit reduzieren (einkochen) lassen. Nun die vorgefertigte Basensauce und den Kerbel untermischen, einmal aufkochen lassen und – falls nötig – nachschmecken. Schnitzel auf 2 vorgewärmten Tellern anrichten (Saft zur Sauce mischen) und die sämig dickliche Sauce darüber gießen.

Dazu passt entweder Gemüse in gedämpfter Form oder/und Kartoffelpüree.

Zutaten:
2 Kalbsschnitzel à 100 g
10 g Butter
etwas Salz
1 Msp. frisch gemahlener weißer Pfeffer
1/8 l heiße Gemüsebouillon
1 TL Öl (3 g)
3 EL (30 g) Sahne (10% F)
1 Bund frisches Kerbelkraut (ca. 5 g abgezupfte Kerbelblätter)
60 ml Basensauce (Rezept Seite 69/98)

Pro Portion:
kcal 171 • KH 0,80
EW 21,87 • F 8,93

Tipp:
Wenn Sie auf Rahmsaucen völlig verzichten wollen oder darauf verzichten müssen, ist als Saucen-Alternative die Grundlage einer Kräuter–Basensauce (auch vom Vortag) anzuraten (Rezept Seite 69). Die Küchentechnik bleibt gleich, auch wenn Sie eine andere Fleischsorte wählen (z.B. Puten-, Hühner- oder Rinderfilet).

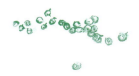

Die Milde Ableitungsdiät I (MAD I)

Kalbsmedaillons mit Sauerampfersauce
2 Portionen

Zutaten:
4 Kalbsmedaillons
à 40 g (vom Kalbsfilet)
1 Bund zarte junge Sauerampferblätter, (falls nicht erhältlich, Salbei oder Oregano)
10 g Butter
1 TL Öl (3 g)
wenig Meersalz
etwas frisch gemahlener weißer Pfeffer
40 ml Sahne (10% F)
ca. 60 ml Basensauce (Rezept Seite 98)
ein paar Tropfen Zitronensaft

Pro Portion:
kcal 162 • KH 0,83
EW 16,79 • F 10,33

Zubereitung:
Fleisch kalt abwaschen, mit Küchenkrepp abtrocknen und mit Salz und Pfeffer würzen. Sauerampfer gründlich waschen und die jungen Blätter in Streifen schneiden. Öl in einer Pfanne (beschichtet) erhitzen und die Medaillons von beiden Seiten (insgesamt etwa 3 Minuten) rosa braten. Dabei öfter wenden, ohne sie anzustechen (Saftverlust). Die Medaillons herausheben und im vorgeheizten Backofen (bei ca.100° C) warm halten. Butter, Sahne und Joghurt mit dem Bratensaft verrühren, Sauerampferblätter hineingeben und unter Rühren etwa zwei Minuten erhitzen. Die Sauce mit Zitronensaft und eventuell Salz abschmecken. Zum Verlängern der Sauce können Sie 2–4 EL Basensuppe oder -sauce (vom Vortag) nehmen. Die Medaillons in der Sauce nochmals kurz erwärmen, aber nicht mehr kochen lassen. Mit Sauerampferstreifen (evtl. Tomatenwürfel oder Blattspinat) garnieren. Dazu passt Gemüse in gedämpfter Form.

Tipp:
Genauso können Sie auch Medaillons von der Putenbrust oder Hühnerbrust, vom Rinderfilet, Lammrückenfilet oder Rehrückenfilet schneiden und zubereiten. Als Frischkräuter passen Rosmarin, Oregano oder Majoran.

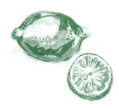

Abendessen der Milden Ableitungsdiät I (MAD I)

Während der Milden Ableitungskur wird kein oder nahezu kein Abendessen eingenommen, weil die Nahrungszufuhr zur Abendzeit am ungünstigsten ist. Anstelle dessen werden eine, zwei oder drei Tassen eines beliebigen Kräutertees (s. Tafel VII, Seite 204), evtl. mit einem Teelöffel Honig und etwas Zitronen- oder Orangensaft löffelweise eingenommen. Die löffelweise Einnahme des heißen Tees bringt meist eine erstaunlich gute Sättigungswirkung zustande. Sollte dennoch echtes Hungergefühl bestehen, so ist zusätzlich noch etwas mit Milch verdünnter Topfen (Quark) – Schafs- oder Ziegentopfen – erlaubt, der zur besseren Einspeichelung mit etwas Kursemmel eingenommen wird. Jedoch soll man bereits bei Erreichen einer leichten Sättigung mit dem Essen aufhören. Für die ganze Kur gilt die „Pflege des Hungers", denn:

„Hunger heilt!"

Das heißt, dass dann, wenn der Körper so wenig an Nahrung erhält, dass einige Zeit vor der nächsten Mahlzeit ein gesundes Hungergefühl entsteht, der Verdauungsapparat in seinem Inneren Ordnung schaffen, aufräumen, alte Schlackenstoffe verdauen und abstoßen kann. Während des Leerseins des Verdauungsapparates, das man als Hunger verspürt, vollziehen sich die wichtigsten Heilvorgänge! Bei den meisten Kurpatienten entsteht allerdings während der ganzen Ableitungskur, auch des Abends, nur geringes Hungergefühl, da der Körper jetzt von seinen abbaufälligen Reserven, „Mülldeponien" und Fettspeichern lebt. Wer zu anderer Zeit als vor dem Essen über Hunger klagt, hat meist nur „Gusto", Verlangen des verwöhnten Gaumens nach Abwechslung. Quälender Hunger darf jedoch zu keinem Zeitpunkt der Kur auftreten. Dies würde – richtige Kurdurchführung vorausgesetzt – ein Krankheitszeichen darstellen, das eine Rücksprache mit dem behandelnden Arzt erfordert. Sehr oft handelt es sich um eine als Folge der Entschlackungs-/Entsäuerungsvorgänge bedingte Säurebelastung im Magen-Zwölffingerdarm-Bereich, die dann durch ausreichende Zufuhr von Basen prompt beseitigt wird. Man nimmt mindest einen Teelöffel Basenpulver auf $1/4$ bis $1/2$ Liter Wasser. In solchen Fällen ist diese Dosis 2–3–4 mal täglich

Die Milde Ableitungsdiät I (MAD I)

(Arzt fragen!) auf Kurdauer – und evtl. auch noch länger zur weiteren Entsäuerung – unbedingt zu empfehlen.

Basenpulver III nach Rauch (Apotheke)		
Magnesium citricum		
Kalium hydrogenkarbon.		
Natrium monohydrogenphos.	āā	10,0
Kalium citricum	15,0	
Calcium carbonicum	70,0	
Natrium hydrogencarbonic.	85,0	
Msp. S. Basenpulver, 1 TL auf $1/4$–$1/2$ Liter Wasser		

Empfehlung: Die Einnahme eines solchen Basenpulvers ist grundsätzlich während jeder Fasten-, Diät- und Ableitungskur von größtem Wert. Das Pulver besteht nur aus Substanzen, die zwar in jedem Körper vorkommen, aber bei Entschlackungskuren in zu geringen Mengen, um die in vermehrtem Ausmaß anfallenden Säuren neutralisieren zu können. Wir empfehlen meist einen Teelöffel morgens zum Bittersalz und eine Dosis abends vor dem Schlafengehen.

Günstige Menü-Zusammenstellung der Gerichte der MAD I

Sellerie-Basensuppe mit Polentaknödel, Kerbelsauce und **buntem Gartengemüse**

Kartoffel-Basensuppe mit Kartoffellaibchen, Minzensauce und **Zucchinigemüse**

Fenchel-Basensuppe mit Tofubällchen im **Gemüsebett**

Karotten-Basensuppe mit Forellenfilets und Basilikumsauce auf **Blattspinat**

Kartoffel-Basensuppe mit Frischkräutern mit Fencheltopf und **Polenta**

Petersilienwurzel-Basensuppe mit **Kartoffelauflauf**

Thymian-Basensuppe mit gratiniertem Zucchinigemüse und Kressesauce und **Ofenkartoffeln**

Spargel-Basensuppe und Hühnerfrikassee mit **Karottenschaum**

Kartoffel-Gemüse-Basensuppe mit **Tofu-Gemüsekrapfen** und **Hirseknödeln**

Basensuppe mit Milch Auberginen-Gemüsetopf mit **Dinkel**

Kartoffel-Basensuppe mit Spinat, **Hirseschnitzel** mit **Majoransauce** und **Karotten**

Seitenzahlen siehe Verzeichnis der Kochrezepte Seiten 7–10

Die Milde Ableitungsdiät II (MAD II)

Die Milde Ableitungsdiät II (MAD II)

Die *MAD II* weist zum Unterschied zur *MAD I* eine bereits reichhaltigere Auswahl mit zum Teil auch schon etwas schwerer verdaulichen Nahrungsmitteln auf. Dabei kommt auch der Anwendung von hochwertigen Öl-Eiweiß-Gerichten im Sinne von Dr. J. Budwig besondere Bedeutung zu (s. Tafel VIII, Das Fett). Unverändert gilt die Esskultur mit gründlichstem Kauen und Einspeicheln sowie das Beenden des Essens zum frühest richtigen Zeitpunkt. Pflegen Sie den guten Appetit!

Frühstück der Milden Ableitungsdiät II (MAD II)

Zur Auswahl stehen die bereits in der MAD I empfohlenen Frühstücksgerichte, wobei anstelle des Magertopfens (Quark) bereits Schafs- oder Ziegentopfen mit höherem Fettgehalt (über 20%), auch Gervais, als mögliche Zusätze in Betracht kommen:

- Öl-Quark-Aufstrich, evtl. fallweise
- weich gekochtes Ei (mit Meersalz), evtl., falls erhältlich, gelegentlich:
- Puten- oder Rinderschinken (kein Schweineschinken) oder
- Hafer-, Weizen- oder Reisschleim mit 1–2 TL kaltgeschlagenem Öl (gut eingerührt).

Frühstück der Milden Ableitungsdiät II (MAD II)

Öl-Quark-Aufstrich
4 Portionen

Zutaten:
150 g Magerquark
50 g Gervais oder Hüttenkäse
4 EL (40 ml) Vorzugsmilch (Babymilch)
4 EL (20 g) Leinöl oder Mandelöl (Reformhaus)
Meersalz (Vollsalz)

Zubereitung:
Quark, Gervais, Milch und Öl gründlich mischen (falls vorhanden im Mixer), salzen. Mit einem Eisportionierer (40 cl) in kleinen Schälchen anrichten und mit Frischkräutern garnieren.

Pro Portion:
kcal 89 • KH 2,39
EW 7,05 • F 5,61

Sesam-Vitamin-Aufstrich
4 Portionen

Zutaten:
150 g geschälte Karotten
50 g geschälte Sellerieknollen
2 EL (20 g) Rahm (10% F)
etwas Vollsalz
50 g Sesam geschält und in der Kaffeemühle (Mixer) gemahlen bzw. püriert.

Zubereitung:
Gemüse klein schneiden, im Kocheinsatz über Dampf weich garen, auskühlen und mit allen Zutaten zu einem cremigen Aufstrich pürieren. Soll stets frisch gemacht werden! Kann kurzfristig im Kühlschrank aufbewahrt werden. Mit Hilfe eines Eisportionierers oder Spritzsackes portionsweise anrichten. Mit Küchenkräutern garnieren.

Pro Portion:
kcal 89 • KH 3,88
EW 2,86 • F 6,90

Die Milde Ableitungsdiät II (MAD II)

Tofu-Aufstrich mit Leinöl
4 Portionen

Zutaten:
150 g Tofu
50 g Avocado (gut reif)
1 TL (3 g) Sojasauce
1 TL Leinöl oder Distelöl aus Erstpressung
1 TL (10 g) Sauerrahm
etwas Vollsalz und frisch gemahlene Galgantwurzel (Reformhaus)
etwas Zitronensaft

Pro Portion:
kcal 68 • KH 0,37
EW 3.32 • F 6,08

Zubereitung:
Avocado und Tofu nacheinander mit der Gabel fein zerdrücken und mit allen Zutaten gut vermischen. Sofort servieren, im Kühlschrank nur kurzfristig aufbewahren (Farbveränderung).

Tipp:
Der Aufstrich kann zusätzlich mit klein geschnittenen, gedämpften Gemüsewürfeln und frischen Küchenkräutern vermischt werden. Eine weitere Möglichkeit wäre, den Tofuaufstrich zur Hälfte mit Vitaminaufstrich (Rezept Seite 109) zu mischen. Nach der MAD III können Sie auch etwas fein geschnittene Schalotten oder Knoblauch zugeben.

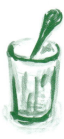

Mittagessen der Milden Ableitungsdiät II (MAD II)

Die Basensuppen

Auch in der MAD II und III wird das Mittagessen mit Basensuppen eingeleitet. Die Basensuppen von MAD II werden unverändert wie in MAD I zubereitet, jedoch können die abgeschmeckten, fertigen Suppen zusätzlich mit gutem kaltgepresstem Leinöl, Olivenöl oder Kürbiskernöl angereichert werden (s. Seiten 43–47, Grundzubereitung Stufe 1–5).

Fettfreie oder fettarme Zubereitung der Fleisch- oder Fischgerichte als Hauptspeisen

Es ist immer noch zu wenig bekannt: Durch geänderte Zubereitung kann mehr als $^2/_3$ Fett eingespart werden. Es gibt speziell beschichtete Pfannen, in denen völlig ohne Fett gebraten oder gegrillt werden kann.

1. In der Bratfolie ohne Fett
Voraussetzung für einen guten saftigen Braten ist beste Qualität aus möglichst artgerechter Tierhaltung. Das gewürzte Fleischstück wird in den Foliensack gelegt und dieser wird an den Enden nicht zu knapp abgebunden, damit der austretende Fleischsaft Platz hat. Danach den Foliensack evtl. an der Oberfläche ein paar Mal einstechen, auf ein Gitter legen und im Ofen bei 220 °C knusprig braun garen. Das Fleisch soll saftig (durch) oder zart rosa gebraten sein! Die Garzeit richtet sich stets nach Größe und Zartheit des Fleisch- oder Fischstückes.
Wird mit dem gewürzten Fleischstück (wie Huhn, Kalbsrücken, Truthahnbrust) gleichzeitig etwas klein geschnittenes Wurzelgemüse im Foliensack mitgegart, so hat man durch Mixen des Gemüses mit dem abgelaufenen Fleischsaft am Ende die fertige

Sauce dazu. Auch ohne Folie kann das gewürzte Bratenstück mit Gemüse auf ein evtl. leicht geöltes Backblech gelegt und im Ofen gebraten werden. Zwischendurch mit dem eigenen Saft begießen!

2. Das Garen von Fleisch/Fisch in Bratfolie, Schmoren und Dünsten im Spezialgeschirr

Die Aluminiumfolie soll nur für solche Gerichte verwendet werden, bei denen keine Farbe erzielt werden muss (wie Seezungenröllchen, Truthahnröllchen). Große Fleischstücke können in Alufolie nicht zubereitet werden, da es unweigerlich zu einem Dünsten kommt (Rezept Seite 111). Hier eignet sich bestens eine Klarsicht-Bratfolie, wobei diese so abgebunden wird, dass genug Platz für die Saftbildung bleibt. Für Seezungenröllchen (Fischröllchen) wird die Folie auf der Innenseite gebuttert, dann werden die gut gekühlten Seezungenfilets (Zander, Saibling, Forelle oder Steinbutt) daraufgelegt, mit Meersalz und ein paar Tropfen Zitronensaft würzen. Nun mit kurz gedämpften Blattspinat-Blättern dünn belegen, mit Fischfarce (kalt pürierter, grätenfreier Fisch mit nahezu gleich viel Flüssigkeit) nicht zu dick bestreichen und dann die Seezungenfilets mit Hilfe der Folie einrollen. Sie können die Fischfarce auch mit Lachsfilet (schöner Farbeffekt) zubereiten oder mit klein geschnittenen, gedämpften Gemüsewürfelchen mischen. Die Folie an den Enden vorsichtig zusammendrehen, auf ein Gitter legen und im vorgeheizten Ofen bei 200–220 °C garen. Für diesen Zweck können Sie auch schmale Pasteten-Formen nehmen.

Für gedünstete oder geschmorte Fleischgerichte eignet sich jedes feuerfeste Ton-, Porzellan- oder Glasgeschirr. Ohne Fett wird das Fleisch auf eine Gemüseunterlage gebettet und in den Ofen geschoben, bis es an der Oberfläche schön braun ist. Etwas Aufgießen und das Fleisch umdrehen, auf der zweiten Seite bräunen. Dann den Braten evtl. mit vom Vortag gebliebener Basensuppe (Rezept Seite 43/69) oder Basensauce bedecken (evtl. Deckel darauf geben) und schmoren lassen. Hinterher das Gemüse mit der Sauce im Mixglas zu einer dicklichen Sauce pürieren (etwas Gemüsebrühe zugeben), mit Sauerrahm und Kräutern gut abschmecken, noch mal kurz durchmixen und als entsprechende Sauce dazureichen.

3. Das portionsweise Garen von Fleisch auf dem Grill oder in der Pfanne

Zum richtigen Grillen von Fleisch und Fisch gehört zweifelsohne viel Gefühl – wie überhaupt beim Kochen! Unsinnig ist es, ein

Stück Fleisch genau nach in Kochbüchern angegebener Zeit zu braten, da Fleischqualität, Schnittstärke und die gewählte Hitze stets unterschiedlich sind. Um richtig und fettarm zu grillen, wird der Grill oder die Pfanne – wenn überhaupt – nur mit Öl eingepinselt. Mittlerweile gibt es einige Bratpfannen, in denen völlig ohne Fett Fleisch (oder Fisch) angebraten werden kann. Die Hitze muss stets so gewählt werden, dass es zu keiner starken Eiweißverkrustung kommt, sie darf aber auch nicht so gering sein, dass es zum Dünsten des Fleisches führt. Zum Wenden eignet sich eine breite Spachtel. Beim Einstechen mit einer Fleischgabel würde der Saft austreten. Fleisch, aber auch Fisch, soll stets so gegrillt oder gebraten werden, dass die Stücke saftig bleiben und nicht trocken werden (Zeit des „Nachziehens" beachten). Beste Qualität kann nur so erhalten bleiben! Das Würzen darf erst unmittelbar vor dem Grillen geschehen. Im Sommer kann auch ein Holzkohlengrill oder ein Wok gute Dienste leisten. Das Gefühl und die Liebe zum Kochen sind dabei aber wichtiger als das beste Kochgeschirr!

4. Zubereitung im Wasserdampf

Für besondere Fischgerichte (Aufläufe/Soufflés) eignet sich bestens das Wasserbad. Grätenfreier, gut gekühlter Fisch wird in einer Mixer fein püriert, mit dem Rahm-Wasser-Gemisch weiter gemixt (100 g Fisch benötigt ca. 90 ml Flüssigkeit, um leicht und locker zu bleiben), mit Salz und Frischkräutern gewürzt, in ein ausgebuttertes kleines feuerfestes Porzellanförmchen (Cocotte) gefüllt und im Wasserbad ca. 10–15 Minuten gegart. Aus dieser Masse können Sie sofort Nockerln formen (Lachsnockerln, Hechtnockerln, Zandernockerln) und diese 10 Minuten ins köchelnde Salzwasser legen. So brauchen Sie kein Ei dazu. „Forelle blau" (oder andere Fische mit unverletzter Schleimhaut) können auch im Kocheinsatz über Wasserdampf schmackhaft zubereitet werden. Das gilt auch für jeden anderen frischen Fisch oder filetierten Portionsfisch. Zuunterst gibt man gesalzenes Wasser, Pfefferkörner und Wacholderbeeren mit 1–2 Lorbeerblättern, in einem Einhängekorb mit Füßchen den Fisch darüber und obenauf den Deckel. Ohne mit dem Wasser in Berührung zu kommen wird der Fisch durch den aufsteigenden Wasserdampf besonders schonend gegart und bleibt saftig. Auch ein Rührei oder Spiegelei kann ohne Fett im Wasserbad zubereitet werden.

5. Zubereiten im Wok

Der aus Asien stammende Wok (halbkugelförmiges Kochgefäß zwischen Topf und Pfanne) wird bei uns in Europa immer populärer. Er hat den Vorteil, dass nahezu ohne Fett darin gegart werden kann. Das Gemüse bleibt knackig, und Fleisch oder Fisch wird stets in kleineren Mengen verwendet als bei uns üblich. Wenn Sie bei Wokgerichten auf übliche Beilagen (Reis, Kartoffeln, Nudeln, Knödel, Brot) verzichten, so sind die Gerichte besonders leicht bekömmlich (Trennkost). Um den Wok zu nützen, müssen Sie grundsätzlich keine asiatischen Zutaten verwenden. Nehmen Sie besser Zutaten, die bei uns wachsen und bei uns üblich sind. Nützen Sie den Wok als interessante Möglichkeit, die Speisen völlig frisch, in kurzer Zeit fertig zu haben. Aroma, Farbe und Konsistenz bleiben im Wok besser erhalten als in jedem anderen Kochgeschirr. Zudem kann gleich im Wok serviert werden.

> **Tipp:**
> Sie können auch mit unseren heimischen Produkten im Wok tolle Gerichte zubereiten, ohne Shitakipilze, Mungobohnen, Sojasprossen, Bambussprossen oder Glasnudeln. Unbedingte Voraussetzung ist, dass alles gut vorbereitet wurde, bevor Sie damit beginnen, im Wok zu braten oder zu kochen. Dann geht alles nämlich sehr schnell und Sie müssen unbedingt dabei bleiben. Versuchen Sie es einfach mal.

Hauptspeisen der Milden Ableitungsdiät II (MAD II)

Polentaschnitte mit Gemüse und Champignonsauce

2 Portionen

Zubereitung Polentaschnitte:
Polentagrieß in Butter kurz anschwitzen, salzen und mit Gemüsebrühe aufgießen. Aufkochen lassen und bei wenig Hitze ca. 10 Minuten zugedeckt ausdünsten lassen. Mit einer Fleischgabel auflockern und die noch feuchte Polenta in eine halbrunde, schmale Form pressen. Evtl. warm halten, vorsichtig aus der Form stürzen und daumendicke Scheiben schneiden.
Die Polenta kann auch – ohne Form – mit einem in Wasser getauchten Eisportionierer angerichtet werden. Noch besser schmeckt die Polenta, wenn man sie entweder in Milch kocht oder vor dem Anrichten mit 1 Eigelb und 1 EL Sauerrahm vermischt. Auch grob geschroteter Mais eignet sich dazu hervorragend.

Zubereitung Champignon-Basensauce:
Kartoffeln klein würfeln, mit der Hälfte der Butter anschwitzen, mit Gemüsebrühe (oder Wasser mit 1 TL pflanzlicher Streuwürze) aufgießen, gar kochen und mit Rahm und Kräutern im Mixglas pürieren. Champignons blättrig schneiden, in einer Pfanne mit restlicher Butter anschwitzen und kurz gar ziehen lassen. Alles zur Grundsauce mischen und mit Salz und Muskatnuss abschmecken.

Zutaten Polentaschnitte:
110 g Polentagrieß (Mais)
= 1 Kaffeetasse Vollwertgrieß
250 ml Gemüsebrühe oder Wasser (evtl. Milch)
= 1½ Kaffeetassen
10 g Butter
Vollsalz

Zutaten Champignonsauce:
50 g Champignons geputzt, gewaschen
10 g Butter, 100 g rohe, mehlige Kartoffeln geschält
1 TL frisch gehackte Küchenkräuter
Vollsalz
Muskatnuss frisch gerieben
2 EL (20 g) süßen Rahm (10% F)
ca. 300 ml Gemüsebrühe (Rezept Seite 39)

Die Milde Ableitungsdiät II (MAD II)

Zutaten Gemüse:
50 g Blattspinat geputzt, gewaschen und abgetropft
150 g Karotten, Petersilienwurzel und Sellerieknolle geschält und gemischt
100 g Zucchini schlank
5 g Butter

Pro Portion:
kcal 366 • 2KH 53,35
EW 9,10 • 2F 12,54

Zubereitung Gemüse:

Karotten, Sellerie und Petersilienwurzel der Länge nach halbieren und mit einem Buntemesser (Messer mit Zacken) in ca. $^1/_2$ cm dicke Scheiben schneiden. (Junge Wurzeln können auch ganz bleiben.) Zucchini in Scheiben schneiden. Im Kocheinsatz über Dampf weich dämpfen, kurz vor dem Garwerden Zucchini – ebenso geschnitten – mitdämpfen.
Blattspinat in Butter ganz kurz weich dünsten, mit restlichem Gemüse vermischen und mit Salz und frisch geriebener Muskatnuss nachwürzen (kann auch mit 2–3 EL Gemüsesauce/Basensauce vermischt werden).
Etwas Champignonsauce über 2 vorgewärmte Teller verteilen, Polentaschnitte darauflegen, seitwärts das Gemüse höckerförmig anrichten und mit frisch gehackten Kräutern garnieren.

> **Tipp:**
> Bei gedämpftem Gemüse kann das Fett völlig (wenn erforderlich) eingespart werden, wenn Sie es einfach mit 2–3 EL Champignonsauce (Seite 69, oder anderer Basensauce) mischen. Dadurch wird trockenes Gemüse wieder saftig.

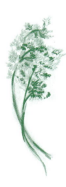

Hauptspeisen der Milden Ableitungsdiät II (MAD II)

Buchweizenkrapferl mit Thymiansauce und Petersilienwurzeln

2 Portionen

Zubereitung Buchweizenkrapferl:
Buchweizen mit Wasser und Salz weich dünsten (Flüssigkeit muss verdampft sein). Vom Feuer nehmen. Mit Joghurt, geriebenem Käse, Küchenkräutern und gedämpften Gemüsewürfelchen vermischen und evtl. nachschmecken.
Auf 2 warmen Tellern mit einem kleinen Eisportionierer (4 cl) je 2–3 Krapferln anrichten. Mit je einem Tupfer Sauerrahm überziehen und servieren (oder evtl. im vorgeheizten Ofen kurz gratinieren). Sie können auch 2–3 EL Kräuter-Basensauce unter die Masse ziehen, wodurch sie saftiger bleiben (ähnlich einem Risotto).

Zubereitung Petersilienwurzeln:
Petersilienwurzeln und Karotten evtl. abschaben und im Kocheinsatz über Dampf weich garen (größere Wurzeln in Scheiben schneiden, dämpfen und mit 2–3 EL Thymian-Basensauce mischen).
Gemüse zum Auflauf servieren und mit etwas Thymiansauce benetzen.

Zubereitung Thymiyan-Basensauce:
Kartoffeln klein schneiden, in einer Kasserolle mit Butter anschwitzen, mit Gemüsebrühe auffüllen, salzen, weich kochen und im Mixglas mit Sauerrahm und Thymianblättern pürieren. Sauce mit frischen Thymianblättern garnieren und separat zum Auflauf garnieren. Immer darauf achten, dass die Sauce weder zu dick noch zu dünn ist. Je kleiner Sie die Kartoffeln schneiden, desto rascher sind sie gar und desto weniger Flüssigkeit verdampft.

> **Tipp:**
> Sie können auf gleiche Art Hirse, Couscous oder Bulgur zubereiten. Zur besseren Bindung der Masse eignen sich Sauerrahm, geriebener Hartkäse oder Schafskäse sowie Kräuter-Basensauce.

Zutaten Buchweizenkrapferl:
100 g Buchweizenkorn
ca. $\frac{1}{4}$ l Wasser
20 g fein geriebener Emmentaler Käse
50 g Joghurt mager
50 g kleine Zucchiniwürfelchen gedämpft
50 g kleine Karottenwürfelchen gedämpft
2 TL (30 g) Saure Sahne (10% F)
1 TL gehackte Küchenkräuter
Meersalz

Zutaten Petersilienwurzeln:
Je 150 g junge Petersilienwurzeln und Karotten im Ganzen

Zutaten Thymiansauce:
100 g mehlige Kartoffeln geschält
10 g Butter
ca. 300 g Gemüsebrühe
5 g frische Thymianblätter
1 EL (30 g) Sauerrahm (10% F)
Vollsalz
Muskatnuss frisch gerieben

Pro Portion:
kcal 363 • KH 54,07
EW 11,81 • F 10,48

Die Milde Ableitungsdiät II (MAD II)

Folienkartoffeln mit Gemüseletscho
2 Portionen

Zutaten Folienkartoffeln:
2 große oder 4 mittlere Kartoffeln (mehlige Sorte) (ca. 300 g)
Alufolie zum Einwickeln
Salz
1 EL (30 g) Sauerrahm (10% F)
Kerbel zum Garnieren

Zutaten Gemüseletscho:
100 g Auberginen
100 g Champignons
200 g Zucchini
200 g Tomaten geschält
10 g (2 EL) Olivenöl
etwas Vollsalz und Galgantwurzel (oder Pfeffer aus der Mühle) fein gemahlen
je 1 TL frisch gehackte Kräuter (Basilikum und Oregano)
2–3 EL Kräuter-Basensauce (Rezept Seite 117)

Pro Portion:
kcal 220 • KH 28,90
EW 8,06 • F 7,47

Zubereitung Folienkartoffeln:
Kartoffeln mit einer Bürste unter fließendem Wasser reinigen und in Alufolie einwickeln. Auf ein Gitter legen und im vorgeheizten Ofen (200 °C) je nach Größe etwa 1 Stunde backen. Danach einschneiden, etwas auseinander drücken, Sauerrahm einfüllen und mit Kerbel garnieren.

Zubereitung Gemüseletscho:
Auberginen schälen und in größere Würfel schneiden. Tomaten ebenfalls in größere Würfel schneiden. Champignons waschen und halbieren oder vierteln. Zucchini in dickere Scheiben schneiden. Olivenöl in eine große Pfanne geben und zuerst die Champignons anbraten, dann Zucchini und Auberginen zugeben, mit Salz und Galgantwurzel (oder Pfeffer aus der Mühle) abschmecken. Deckel daraufgeben und das Gemüse etwa 3–4 Minuten knackig garen. Dann erst Tomatenwürfel, Oregano und Basilikum zugeben, nochmals reduzieren lassen, Basensauce untermischen und, falls nötig, nachwürzen.

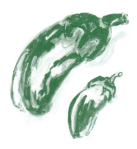

Viele weitere, verschiedene Füllungen können für Pellkartoffeln verwendet werden und machen sie zu einem schmackhaften Hauptgericht.

Beispiele:
- 2 EL Sauerrahm verrührt mit 1 TL Currypulver und frischen Gartenkräutern
- 100 g Gorgonzola fein passiert mit 1 EL Joghurt verrührt
- 2 EL Crème fraîche verrührt mit 1 TL Sesam geröstet
- 2 EL Magerquark verrührt mit Sauerrahm, Sojasauce und Gartenkräutern
- 2 EL Hüttenkäse verrührt mit geschälten Tomatenwürfeln

> **Tipp:**
> Die Galgant-Wurzel gehört zu den Herz-Kreislauf-stärkenden Mitteln und kann in einer Gewürzmühle wie Pfeffer verwendet werden.

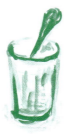

Die Milde Ableitungsdiät II (MAD II)

Zutaten:
100 g junger Blattspinat
350 g gute, mehlige Kartoffeln mit Schale
100 g Mozzarella (oder milder Schafskäse)
10 g Butter
1 TL (3 g) Öl
70 g feste Champignons
100 g geschälte und entkernte Tomatenwürfel
1 TL frisch gehackte Majoranblätter oder Petersilie
etwas Vollsalz und gemahlene Galgantwurzel
2 EL (60 g) Sauerrahm

Pro Portion:
kcal 350 • KH 28,71
EW 15,73 • F 18,59

Kartoffel-Spinatauflauf
2 Portionen

Zubereitung:
Kartoffeln im Dampftopf weich garen, pellen, halbieren und in dickere Scheiben schneiden. In eine größere Schüssel geben. Spinatblätter eventuell entstielen, waschen, abtropfen, in einer Pfanne mit Butter unter Rühren ca. 1 Minute knackig garen und zugeben. Champignons putzen, vierteln, waschen, abtropfen, in einer Pfanne mit Öl kurz anbraten und zugeben. Tomatenwürfel, Sauerrahm und Petersilie ebenfalls zugeben. Mit Vollsalz und Galgant würzen. Mozzarella oder Schafskäse in kleine Würfel schneiden und ²/₃ davon daruntermischen. In eine mit Butter ausgestrichene feuerfeste Form geben, restlichen Käse darüberstreuen und im vorgeheizten Ofen bei 200 °C etwa 10 Minuten bräunlich backen. Danach portionsweise ausstechen.

Tipp:
Der Kartoffelauflauf kann mit jedem gedämpften Gemüse gemischt werden (z.B. Fenchel, Spargel, Auberginen, Zucchini) und gelingt bestens ohne Ei. Dazu reicht man frische Kräuter-Basensauce, etwa Majoran-, Oregano- oder Minzensauce (Rezept Seite 70/82/98).

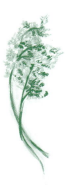

Hirse-Gemüsetopf
2 Portionen

Zubereitung:
Gemüse mit einem Buntemesser in gleichmäßig dünne Scheiben schneiden und in einem Kochtopf mit Butter kurz anschwitzen. Hirse zugeben, untermischen und mit Gemüsebrühe oder Wasser auffüllen. Einmal aufkochen und bei milder Hitze zugedeckt etwa 20 Minuten ausdämpfen lassen. Mit pflanzlicher Streuwürze und Salz abschmecken und in Suppentellern anrichten, mit je einem Tupfen Sauerrahm und Petersilie garnieren.

Zutaten:
100 g Goldkernhirse
ca. 1/2 l Gemüsebrühe
(oder Wasser mit
1 TL Streuwürze)
10 g Butter
150 g Karotten
Petersilienwurzel und
Sellerieknolle geschält
100 g Zucchini
1 TL frisch gehackte
Petersilie
1/2 TL pflanzliche Streuwürze
Vollsalz
2 TL (30 g) Sauerrahm
(10% F)

> **Tipp:**
> Sie können dieses Gericht auch im Wok zubereiten. Anstatt Hirse können Sie auch Perlweizen, Bulgur oder Couscous nehmen. Fettarme Putenwürstchen in kleine Scheibchen geschnitten passen als zusätzliche Einlage.

Pro Portion:
kcal 249 • KH 37,15
EW 6,83 • F 7,81

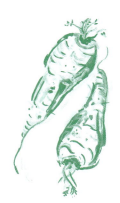

Die Milde Ableitungsdiät II (MAD II)

Kartoffelschnitzel mit Wurzelgemüse
2 Portionen

Zutaten:
5 g zerlassene Butter
250 g mehlige Kartoffeln geschält
1 Eigelb (20 g)
Vollsalz
Muskatnuss frisch gerieben
50 g Karotten
200 g Wurzelgemüse wie gelbe Rübchen, Sellerie, Petersilienwurzeln, geputzt und in Scheibchen geschnitten
60 ml Basensauce (Rezept Seite 117)
5 g Öl (1 EL)
1 TL frisch gehackte Gartenkräuter

Pro Portion:
kcal 190 ● 2KH 23,36
EW 5,16 ● 2F 8,10

Zubereitung:
Kartoffeln grob und Karotten ganz fein raspeln, leicht ausdrücken, und mit Salz, Muskatnuss, Küchenkräutern und Eigelb mischen und würzen. Die Masse zu zwei flachen Schnitzeln formen und in der leicht geölten, beschichteten Pfanne oder am vorgeheizten Plattengriller (ca. 5 Minuten) bei nicht zu starker Hitze so garen, dass keine scharfe Kruste entsteht. Mit einer breiten Spachtel umdrehen. Vor dem Servieren mit zerlassener Butter beträufeln. Wurzelgemüse im Kocheinsatz weich dämpfen, mit etwas Basensauce mischen, mit Salz, Kräutern und Muskatnuss würzen und zum Gemüseschnitzel reichen.

Wichtig: Die geraspelten Kartoffeln müssen sofort verwendet werden, weil die Masse sonst braun wird. Wollen Sie das Eigelb weglassen, so müssen Sie die Kartoffeln sehr fein reiben und anschließend mit dem austretenden Stärkewasser (nicht ausdrücken) vermischen.

Tipp:
Sie können dieses Kartoffel-Gemüseschnitzel auch mit frisch gegartem Blattspinat (evtl. mit etwas Basensauce vermischt), Auberginenwürfel gebraten und Basilikumtomaten belegen (der Rand sollte sichtbar bleiben – also nur in der Mitte belegen) und mit Mozzarella-Scheibchen kurz gratinieren (überbacken). Das ergibt eine köstlich schmeckende Kartoffelpizza ohne Hefeteig.

Hauptspeisen der Milden Ableitungsdiät II (MAD II)

Maistortillas (Fladen) mit Basilikumsauce und Gemüse-Ratatouille
2 Portionen

Zutaten Maistortillas:
250 g grob geschroteten Mais (oder Maisgrieß)
¼ l Gemüsebrühe oder Wasser
5 g Butter
1 EL (30 g) Sauerrahm (10% F)
4 Scheiben (20 g) Mozzarella oder Hüttenkäse
4 Stück (40 g) geschälte Tomatenscheiben
Kerbelkraut
Vollsalz
60 ml Kräuter-Basensauce (Seite 79)

Zubereitung Maistortillas:
Vollwertmais in einer Kasserolle anrösten, mit Gemüsebrühe auffüllen, einmal aufkochen lassen, salzen, Kochplatte zurückschalten und zugedeckt etwa 20 Minuten ausdünsten lassen. Mit einer Gabel auflockern, etwas überkühlen, Sauerrahm und zerlassene Butter daruntermischen und mit Hilfe eines Eisportionierers 4 Portionen ausstechen und etwas flach gedrückt zu daumenstarken Laibchen (Fladen) formen. Die Laibchen mit Gemüse-Ratatouille, Tomatenscheiben, Kerbelkraut und Mozzarellascheiben belegen und kurz ins Rohr schieben, bis der Käse geronnen ist. Oder die Masse in 2 Portionen aufteilen, auf 2 Tellern verteilen, etwas flach drücken bzw. glatt streichen und wie eine Pizza belegen. Mit etwas frischer Kräutersauce (2 EL) beträufeln und mit Frischkräutern garnieren.

Zutaten Gemüse-Ratatouille:
1 Stück (ca. 100 g) schlanke Zucchini
1 geschälte Tomate (ca. 100 g)
50 g Stangensellerie geschält
50 g Karotten geschält
50 g Blattspinat geputzt
Meersalz
1 EL frische, kleine Basilikumblätter

Pro Portion:
kcal 522 • KH 98,09
EW 17,86 • F 5,58

Zubereitung Gemüse-Ratatouille:
Das Gemüse entweder in dünne Scheiben oder in Dreiecke schneiden. Sellerie und Karotten im Kocheinsatz über Dampf weich garen. Zucchini später dazugeben.
Tomate achteln, entkernen und zum Gemüse geben. Blattspinat und Basilikum zuletzt unter das Gemüse geben. Mit etwas Basilikumsauce (Basensauce) schwenken und, falls nötig, nachwürzen.

Tipp:
Sie können auch aus vorgekochter Hirse solche Fladen formen und wie oben belegen. Auch Couscous oder Bulgur eignet sich dazu. Das gekochte Getreide kann nach dem Erkalten kurzfristig im Kühlschrank aufbewahrt werden. Belegen kann man die Getreidetortillas so vielseitig wie Pizzas.

Die Milde Ableitungsdiät II (MAD II)

Kartoffel-Reibekuchen mit Zucchini-Karottengemüse
2 Portionen

Zutaten Reibekuchen:
400 g geschälte, mehlige Kartoffeln
etwas Vollsalz
evtl. frisch geriebene Galgantwurzel oder ein Hauch weißer Pfeffer aus der Mühle
1 TL (3 g) Öl
2 TL (30 g) Sauerrahm
1 Eigelb (20 g)
6 frische Minzeblätter

Zutaten Zucchini-Karottengemüse:
150 g Zucchini geputzt
150 g Karotten geschält
10 g Butter
ca. 1/8 l Mineralwasser (Kohlensäurereich)
Vollsalz
Muskatnuss frisch gerieben
1 TL frisch geschnittene Basilikumblätter oder Kerbelkraut

Pro Portion:
kcal 278 • KH 35,32
EW 8,12 • F 11,01

Zubereitung Reibekuchen:
Kartoffeln mittelfein bis grob raspeln, leicht ausdrücken, Eigelb dazugeben und mit Salz und wenig Galgant (oder Muskat) würzen. Eine beschichtete Pfanne oder den vorgeheizten Plattengriller mit Öl bestreichen und die Kartoffelmasse darauflegen. Mit einer Spachtel breitdrücken (etwa 1 cm stark) und beidseitig knusprig braun garen. Danach mit zerlassener Butter bepinseln. Das Ganze dauert etwa 5 Minuten. Den Reibekuchen (er kann auch für kurze Zeit im Ofen warm gehalten werden) auf zwei Tellern überlappend (wie ein Crêpe) anrichten und mit verrührtem Sauerrahm und Minzeblättern garnieren. Das Zucchini-Karottengemüse dazu anrichten.

Zubereitung Zucchini-Karottengemüse:
Karotten evtl. halbieren und in dünne Scheibchen schneiden, schlanke Zucchini in dickere Scheiben schneiden. Butter in einer Pfanne schmelzen lassen und zuerst Karotten, darin anschwitzen mit Mineralwasser auffüllen und solange einkochen lassen, bis die Flüssigkeit nahezu verdunstet und das Gemüse kernig weich ist. Zucchinischeiben dazugeben und zugedeckt kurz mitgaren lassen. Mit Salz, Muskatnuss und Basilikum würzen und zum Reibekuchen anrichten.

> **Tipp:**
> Sie können auf das Eigelb auch verzichten, wenn Sie die Kartoffeln sehr fein reiben und anschließend mit dem austretenden Stärkewasser (nicht ausdrücken) vermischen. Etwas fein geraspelte Karotten oder Zucchini mit frischen Gartenkräutern gemischt bringen weitere Abwechslungsmöglichkeiten.

Fisch- und Fleischgerichte der Milden Ableitungsdiät II (MAD II)

Seezungenfilet mit Estragonsauce und Anna-Kartoffeln

2 Portionen

Zubereitung Seezungenfilet:
Seezunge am Schwanzende einritzen bzw. einschneiden, Finger in Salz tauchen und die Haut (auf beiden Seiten) abziehen. Seezunge von der Mitte nach außen hin filetieren und die 4 Filets mit Zitronensaft bepinseln und mit etwas Basilikumstreifen belegen. Die Sauce zubereiten. Eine beschichtete Pfanne mit Öl bepinseln, die Filets wenig salzen, einlegen und zart goldbraun (ohne Mehl) garen, mit Hilfe einer Spachtel wenden. Die Garzeit beträgt nicht einmal eine Minute. Etwas Estragonsauce in die Pfanne geben, durchschwenken, garnieren und mit den Kartoffeln und Karotten servieren. Restliche Sauce extra reichen.

Zubereitung Estragon-Basensauce:
Klein geschnittene Kartoffeln in einer Kasserolle mit Butter anschwitzen, salzen, mit Gemüsebrühe auffüllen und weich kochen. Im Mixglas mit Weißwein, Sahne und jungen Estragonblättern zu einer cremigen Sauce pürieren. Falls zu dick, mit etwas Gemüsebrühe verdünnen.

Zutaten Seezungenfilet:
1 größere, frische Seezunge (ca.300 g) oder
4 Seezungenfilets (insgesamt 200 g)
etwas Zitronensaft
Vollsalz
1 TL (3 g) Öl
1 TL Basilikumblätter fein geschnitten

Zutaten Estragonsauce:
100 g mehlige Kartoffeln geschält
10 g Butter
250–300 ml Gemüsebrühe (Rezept Seite 39)
5 g frische, junge Estragonblätter
3 EL (30 g) herber Weißwein
2 EL (20 g) Sahne (10% F)
Vollsalz

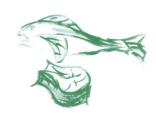

Die Milde Ableitungsdiät II (MAD II)

Zutaten Anna-Kartoffeln:
200 g geschälte, fest kochende Kartoffeln
3 g (1 TL) Olivenöl
2 junge, schlanke Karotten
Kümmel

Pro Portion:
kcal 277 ● KH 23,24
EW 21,01 ● F 9,70

Zubereitung:

Kartoffeln in ca. $^1/_2$ cm starke Scheiben schneiden, im Kocheinsatz über Dampf weich garen und dachziegelartig auf ein mit Öl bepinseltes Backblech schichten (kann vorbereitet werden). Mit zerlassener Butter bepinseln, leicht salzen, Kümmel daraufgeben und im vorgeheizten Ofen bei Oberhitze (220°C) goldbraun backen. Karotten ebenfalls weich dämpfen.

Tipp:
Der Fisch sollte stets zart und saftig gegart werden. Dass dies eine Gefühlssache bleibt, die nie genau beschrieben werden kann, ist unbestritten. Frischfisch von bester Qualität wird am besten portionsmäßig filetiert, mariniert (mit wenig Zitronensaft und frischen Basilkumstreifen) und naturbelassen im Kocheinsatz gedämpft, in einer beschichteten Pfanne mit sehr wenig Öl (geht auch ohne Fett) gebraten (ohne Mehl) oder gegrillt.
Die Hitze sollte stets so gewählt werden, dass sie zum Schließen der Poren reicht (sonst beginnt der Fisch zu dünsten), darf aber auch nicht zu hoch sein und nicht zu lange dauern, sonst würde der Fisch zu stark verkrusten und damit schwer verdaulich und trocken werden. Frische Filets erkennen Sie daran, dass der Saft aus allen Poren gleichmäßig dünn herausrinnt, während gefrorener Fisch durch die Eiskristalle (den Wassergehalt in den Zellen) das Eiweiß in kleinen Klumpen (sichtbare Punkte) anhäuft.

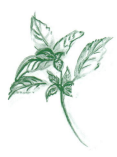

Seeteufelmedaillons in milder Bärlauchsauce

2 Portionen

Zubereitung: Seeteufelmedaillons

Seeteufelmedaillons mit Salz, Pfeffer und Basilikum auf beiden Seiten würzen. In einer beschichteten Pfanne Olivenöl zusammen mit 5 g Butter erhitzen und die Fischmedaillons darin auf beiden Seiten goldgelb anbraten. Thymianzweig und Bärlauchstreifen dazugeben. Darin die Seeteufelmedaillons bei kleiner Hitze drei bis vier Minuten fertig braten (evtl. kurz in den heißen Backofen schieben) und nachwürzen. Kirschtomaten (in kochendem Wasser kurz überbrühen, mit Eiswasser abschrecken und enthäuten) halbieren, dazugeben, kurz schwenken und mit Salz und Pfeffer abschmecken.

Zubereitung Bärlauchsauce:

Die Milch in einer kleinen Pfanne aufkochen, die geschälte Knoblauchzehe klein schneiden, in die Milch geben und weich kochen; im Mixer fein pürieren und durch ein Haarsieb seihen.
Den Fischfond zu der Milch gießen und um ein Drittel einkochen. Mit Sahne auffüllen und einkochen, bis die gewünschte dickliche Konsistenz erreicht ist. Die Sauce vom Herd nehmen, Sauerampferblätter, Butter und Basensauce dazugeben und noch einmal durchmixen. (Im Mixglas werden die Saucen stets feiner als mit dem Zauberstab). Mit Salz, wenig Pfeffer und Zitronensaft abschmecken.

Anrichteweise: Die Seeteufelmedaillons auf 2 vorgewärmten Tellern anrichten, mit der Bärlauchsauce umgießen und mit Kirschtomaten und Sauerampferstreifen garnieren.
Dazu passt ein Püree aus Sellerie und Karotten (Rezept Seite 99) oder frischer Blattspinat geschwenkt.

> **Tipp:**
> Sie können natürlich auch jeden anderen filetierten Fisch (wie Saibling- oder Forellenfilet, Lachsforellenfilet, Barsch- oder Seezungenfilet) für diese Rezeptur verwenden. Anstatt der Bärlauchsauce können Sie genauso eine Dillsauce oder Basilikum-Basensauce (Rezept Seite 79) dazu reichen.

Zutaten Seeteufelmedaillons:
6 Seeteufelmedaillons à 30 g
Salz,
Pfeffer aus der Mühle
1 EL fein geschnittene Basilikumblätter
1 TL (3 g) Olivenöl
5 g Butter
1 Thymianzweig
ca. 1 TL frische Bärlauchblätter (oder Bachkresse) fein geschnitten
100 g (8 Stück) Kirschtomaten

Zutaten milde Bärlauchsauce:
200 ml Milch
30 g geschälte Knoblauchzehen (oder weniger Bärlauchstreifen)
50 ml Fischfond
100 ml Basensauce
30 ml Sahne (10% F)
5 g Butter
Salz, ein Hauch weißer Pfeffer aus der Mühle
Zitronensaft
5 kleine frische Sauerampferblätter (oder Bachkresse)

Pro Portion:
kcal 237 • KH 10,97
EW 22,48 • F 11,43

Die Milde Ableitungsdiät II (MAD II)

Lachs- und Forellenstreifen mit Basilikum und grünen Spargelspitzen

2 Portionen

Zutaten:
80 g Lachsfilet
100 g Forellenfilet
100 g grüne Spargelspitzen (evtl. Brokkoli)
1 Schalotte (25 g)
5 g Butter für die Form
Salz
etwas Galgantwurzel oder ein Hauch weißer Pfeffer aus der Mühle
4 cl Weißwein (Chablis)
80 ml Fischfond oder Gemüsebrühe
40 ml Sahne (10% F)
60 ml Basensauce (Seite 79)
¼ Zitrone
1 Bund frisches Basilikum

Pro Portion:
kcal 171 • KH 5,19
EW 19,54 • F 6,56

Zubereitung:

Spargelspitzen etwa 4 cm lang abschneiden, waschen und in Salzwasser knackig kochen. Forellen- und Lachsfilet in fingerdicke Streifen schneiden. Eine Kasserolle mit Butter ausstreichen, mit der gehackten Schalotte bestreuen, salzen und pfeffern. Die Fischstreifen hineingeben, Weißwein und Fischfond angießen. Den Topf mit einem Deckel verschließen und die Streifen etwa 4 Minuten bei mäßiger Hitze glasig gar ziehen lassen. Fisch vorsichtig herausnehmen und warm stellen. Den Sud durchseihen (Schalotten weggeben) und bis zur Dickflüssigkeit einkochen. Sahne zugießen und noch einmal aufkochen. Die Spargelköpfe, Fischstreifen und die Basensauce mit den fein geschnittenen Basilikumblättern zugeben. Alles kurz heiß schwenken. Mit Salz, Pfeffer und Zitronensaft abschmecken.

Anrichteweise:

Auf zwei heißen Tellern anrichten, mit Basilikum garnieren und sofort servieren. Dazu passt jedes kleine gedämpfte Gemüse wie gelbe Rübchen, kleine Karotten oder Pastinaken, geschälter Stangensellerie, Blattspinat oder Mangold, Brokkoli-Röschen.

Tipp:
Auch für dieses Rezept können Sie jeden beliebigen grätenfrei filetierten Fisch verwenden. Sie können die Sahne und die Butter – falls erforderlich – auch völlig weglassen, wenn Sie den Fisch einfach in einer Basilikum-Basensauce (Rezept Seite 79) schwenken.

Tellergerichte MAD

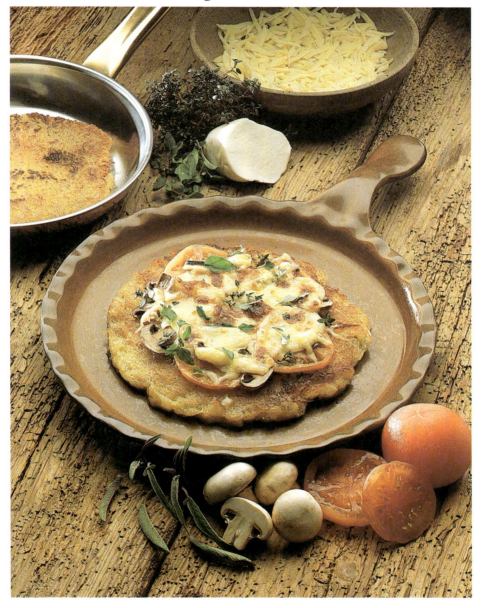

Kartoffelpizza   Seite 158   *Kartoffel-Reibekuchen   Seite 124*

Tellergerichte MAD

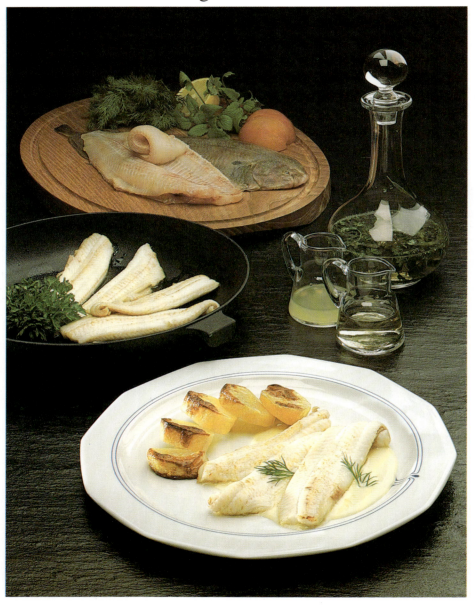

Seezungenfilet an Estragonsauce mit Anna-Kartoffeln

Fisch- und Fleischgerichte der Milden Ableitungsdiät II (MAD II)

Hechtsoufflé mit Räucherlachscreme und Spinat
2 Portionen

Zubereitung Hechtsoufflé:
Das gut gekühlte, klein geschnittene Hechtfleisch mit Sahne und Gemüsebrühe im Cutter pürieren. (Aus eventuellen Gräten und Abschnitten des Hechts mit Gemüse einen Fischfond bereiten, Rezept Seite 90). Mit Salz und Pfeffer abschmecken. Die lockere Hechtmasse (je mehr Flüssigkeit, desto lockerer die Masse) mit Dill vermischen, in gebutterte Souffléformen (Timbales) füllen und im Kocheinsatz mit Deckel etwa 10–15 Minuten dämpfen. Aus der Form stürzen. oder aus der Masse mit 2 nassen Esslöffeln kleine Klößchen formen und diese etwa 8 Minuten in köchelndes Salzwasser legen. Spinatblätter in einer großen Pfanne zusammenfallen lassen, würzen und mit 2–3 Esslöffel Basensauce mischen. Kleine Kartöffelchen im Kocheinsatz weich dämpfen.

Zubereitung Lachscreme:
Den Fischfond um etwa die Hälfte einkochen, den mit der Sahne im Cutter pürierten Lachs dazugeben und gut verrühren. Kurz einkochen lassen, bis eine sämige Sauce entstanden ist. Mit Basensauce vermischen und evtl. mit Salz und wenig Zitrone abschmecken. Basilikumblätter untermischen.

Anrichteweise:
Die Soufflés aus den Formen stürzen (mit einem kleinen spitzen Messer rundum lockern) und auf die Lachscreme setzen. Blattspinat oder Mangold in etwas Basensauce dünsten und dazugeben. Dazu passen sehr gut kleine Kerbel-Kartöffelchen.

Zutaten Hechtsoufflé:
1 kleiner, frischer Hecht ausgenommen oder
200 g Hechtfilet
80 ml Sahne (10% F)
Salz, ein Hauch weißer Pfeffer
2 g Butter
100 ml Gemüsebrühe
1/2 TL fein gehackter Dill
100 g Blattspinat oder Mangold
80 g Kartoffeln
1 TL Kerbel frisch geschnitten

Zutaten Lachscreme:
1/8 l Fischfond oder Gemüsebrühe
60 ml Basensauce
50 g Räucherlachs
60 ml Sahne (10% F)
Salz, ein Hauch weißer Pfeffer aus der Mühle
Zitronensaft
1 Bund fein geschnittene Basilikumblätter
Räucherlachsstreifen für die Garnitur
100 g Blattspinat oder Mangold

Pro Portion:
kcal 278 • KH 9,0
EW 10,59 • F 0,75

Tipp:
Statt Hecht können Sie natürlich genauso gut jeden anderen grätenfrei filetierten Fisch nehmen (z.B. Zander, Steinbutt, Wolfsbarsch, Forelle, Saibling). Bei der Fischfarce kann man – falls nötig – gänzlich auf Fett (Sahne) verzichten, wenn stattdessen die gleiche Menge Gemüsebrühe (kalt) verwendet wird

Die Milde Ableitungsdiät II (MAD II)

Kalbsrücken gebraten mit Rosmarin und Kartoffelplätzchen

2 Portionen

Zutaten Kalbsrücken:
200 g ausgebeinter und zuparierter Kalbsrücken (Schulter oder Schlegelteil)
ca. 300 g Wurzelgemüse (geputzte und klein geschnittene Karotten, Sellerie, Fenchel, Stangensellerie, Petersilienwurzel)
etwas Vollsalz
2–3 Rosmarinzweiglein
Klarsicht-Bratfolie

Zutaten Kartoffelplätzchen:
200 g mehlige Kartoffeln mit Schale
5 g zerlassene Butter
Vollsalz
Muskatnuss frisch gerieben
1 TL fein geschnittene, frische Minzeblättchen

Pro Portion:
kcal 240 • KH 22,02
EW 23,70 • F 5,68

Zubereitung Kalbsrücken:

Das Gemüse putzen, waschen, würfelig schneiden und auf die ausgebreitete Bratfolie legen. Kalbfleisch waschen, mit Küchenkrepp gut abtrocknen, mit Salz würzen, auf das Gemüse legen und Rosmarinzweige daraufgeben. Die Folie an beiden Enden (nicht zu eng) abbinden, oben evtl. ein paar kleine Löcher reinstechen, auf ein Gitter legen und etwa 15–20 Minuten in den auf 200 °C vorgeheizten Ofen schieben. Danach Fleisch portionieren und ca. $1/3$ vom Gemüse mit dem abgelaufenen Fleischsaft und etwas zusätzlicher Gemüsebrühe im Mixglas zu einer Sauce pürieren. Das restliche Gemüse über das Fleisch und die Kartoffelplätzchen als Beilage dazugeben.

Zubereitung Kartoffelplätzchen:

Kartoffeln mit der Schale waschen und im Kocheinsatz weich dämpfen, überkühlen und pellen. Nicht zu fein raspeln, mit Salz und Muskatnuss würzen. Minze und Butter untermischen. Aus der Masse 4 kleine daumenstarke Kartoffelplätzchen formen, diese auf ein bemehltes Backblech setzen und (zugleich mit dem Kalbsbraten) 12–15 Minuten bei 200 °C in den vorgeheizten Ofen schieben. Danach mit einer Spachtel vom Blech lösen und zum Fleisch anrichten.

> **Tipp:**
> Sie können jedes beliebige Fleischstück auf gleiche Art und Weise – ohne Fett – im Backofen zubereiten. Es ändern sich natürlich die Frischkräuter. So werden Sie bei Lamm Thymian und bei Rind Oregano nehmen. Auch ohne Folie geht das ausgezeichnet. Um Bräune zu erzielen, verwenden Sie ein Backblech oder feuerfestes Geschirr mit niedrigem Rand. Die Röststoffe im Gemüse färben die Sauce.

Hühnerbrüstchen mit Karottenschaum und Mangold

2 Portionen

Zubereitung Hühnerbrüstchen:

Hühnerbrüstchen häuten, entbeinen und gut trocken tupfen. Backofen auf 200 °C vorheizen. Die dicken Blattrippen der Mangoldblätter flach schneiden, die Blätter dabei aber nicht durchtrennen. Dicken Stiel der Mangoldblätter herausschneiden (darauf achten, dass Blätter möglichst ganz bleiben), waschen und im Kocheinsatz ganz kurz überdämpfen, bis sie sich aufrollen lassen. Die Hühnerbrüstchen mit einem Hauch Pfeffer und Parmesan mit Weißbrot vermischt bestreuen und in je 2–3 Mangoldblätter hüllen. Kerbelkraut waschen, die Blättchen abzupfen, trocken tupfen und fein hacken. Die Basensauce mit Kerbelkraut mischen und gut abschmecken. Die Hühnerbrüstchen in eine kleine Form geben und mit der Basensauce übergießen. Die Brüstchen müssen mit der Basensauce bedeckt sein, sonst wird der Spinat hart. Im Backofen etwa 20 Minuten garen. Herausheben, schräg anschneiden und mit der Sauce servieren oder Brüstchen in Klarsicht-Bratfolie wickeln, auf dem Gitter im Backofen garen und die Sauce separat zubereiten.

Zutaten
Hühnerbrüstchen:
2 Hühnerbrüstchen (à 100 g)
4 große Mangoldblätter (oder 8 große Blattspinatblätter)
Salz, Galgant-Wurzel oder weißer Pfeffer aus der Mühle frisch gemahlen
20 g Parmesan und 20 g entrindetes Toastbrot frisch gerieben
1 Bund frischer Kerbel
1/8 l Kräuter-Basensauce (Rezept Seite 125)

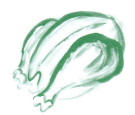

Die Milde Ableitungsdiät II (MAD II)

Zutaten Karottenschaum:
250 g Karotten (oder zur Hälfte Kartoffeln)
½ TL (2 g) Honig
Meersalz
Muskatnuss frisch gerieben
2 EL (20 g) Sahne (10% F)
2 TL frische Zitronenmelissenblätter fein geschnitten
ca. ¼ l Gemüsebrühe
5 g Butter

Pro Portion:
kcal 256 • KH 15,23
EW 30,07 • F 7,96

Zubereitung Karottenschaum:

Ganz junge Karotten nur unter fließendem Wasser abbürsten. Ausgewachsene Karotten waschen und abschaben. In Scheiben schneiden, mit Butter in einer Kasserolle glasig anschwitzen, mit Gemüsebrühe aufgießen und zugedeckt bei schwacher Hitze ca. 15 Minuten dünsten lassen. Das trockene Karottengemüse im Cutter mit Sahne, Zitronenmelisse, Salz und Muskatnuss zu einem Püree verarbeiten. Sie können die Karotten natürlich auch im Kocheinsatz über Dampf garen und anschließend mit etwas Flüssigkeit pürieren. Bei Variante I ist der Geschmack allerdings besser.

Anrichteweise:
Die schräg angeschnittenen Hühnerbrüstchen auf zwei vorgewärmten Tellern anrichten, die Sauce dazugeben (Rest extra dazuservieren) und mit Karottenschaum servieren.

> **Tipp:**
> Sie können auch Entenbrüstchen oder andere kleine Geflügelstücke auf diese Art zubereiten oder einfach auf dem Backblech mit klein geschnittenem Wurzelgemüse dazu weich garen. Anschließend das gebratene Gemüse dazu servieren und eventuell einen Teil davon mit etwas Gemüsebrühe zu einer Sauce pürieren.

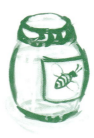

Fisch- und Fleischgerichte der Milden Ableitungsdiät II (MAD II)

Lammschulter gebraten
2 Portionen

Zubereitung:
Backofen auf 200 °C vorheizen. Fleisch waschen und mit Küchenkrepp gut abtrocknen. Kräuter zerrebeln, mischen und mit Öl verrühren. Das Fleisch damit einreiben, dann salzen und pfeffern (evtl. aufrollen und mit Küchengarn festbinden). Das Wurzelgemüse klein schneiden und in eine feuerfeste Form (Kasserolle) mit niedrigem Rand (Bräunung) legen, Fleisch daraufsetzen und mit restlichem Öl beträufeln. Die Lammschulter im Backofen auf der zweiten Schiene von unten etwa 30–40 Minuten (je nach Größe) braten. Während der Bratzeit nach und nach etwas heiße Gemüsebrühe um das Gemüse und über das Fleisch gießen. Etwa 10 Minuten vor Ende der Bratzeit Weißwein über die Lammschulter gießen. Den Braten ein paar Minuten im abgeschalteten Backofen nachziehen lassen. Danach in 2 Portionen teilen, einen Teil des Gemüses dazu anrichten und einen weiteren kleinen Gemüseteil mit der Sahne, etwas Gemüsebrühe und dem Bratenfond zu einer sämigen Sauce pürieren.

Anrichteweise: Fleisch auf zwei heißen Tellern mit gemixter Sauce und mitgebratenem Gemüse anrichten. Mit frischen Minzeblättern garnieren. Dazu passen auch (neue) Kartoffeln, gebratene Tomaten, Brokkoli oder Blattspinat; nach der Kur auch Knoblauch und Kohlsprossen.

Zutaten:
200 g Lammschulter oder Lammkeule
je 1/2 TL frische Majoran-, Oregano- und Thymianblätter
1 EL (5 g) Olivenöl
etwas Salz
etwas Galgant-Wurzel oder ein Hauch weißer Pfeffer aus der Mühle
$1/4$ l heiße Gemüsebrühe
60 ml trockener Weißwein
2 EL (20 g) süße Sahne
ca. 200 g klein geschnittenes Wurzelgemüse
1 TL kleine frische Minzeblätter

Pro Portion:
kcal 175 • KH 5,91
EW 22,62 • F 4,50

Tipp:
Natürlich können Sie auf gleiche Weise auch andere Fleischteile und andere Sorten zubereiten. Es geht hier vor allem um die fettsparende Küchentechnik. Sie können so auch Wild zubereiten. In diesem Fall nimmt man dann noch Lorbeerblätter, Pfefferkörner und Wacholderbeeren zum Würzen der Bratensauce und zuletzt eine kleine Menge Rotwein. Zum Garnieren eignen sich Preiselbeeren und Orangenfilets.

Die Milde Ableitungsdiät II (MAD II)

Hühnertopf mit Gemüse
2 Portionen

Zutaten Hühnertopf:
250 g Hühnerfleisch oder
½ junges Huhn oder Hähnchen (oder Putenbrust)
Salz
1 EL (5 g) Öl
weißer Pfeffer, frisch gemahlen
10 g Butter
¼ l Gemüsebrühe
⅛ l trockener Weißwein
1 Lorbeerblatt
etwas pflanzliche Streuwürze
1 Zweig frischer Rosmarin

Zutaten Gemüse:
1 kleinere Fenchelknolle von etwa 150 g
2 Stangen Sellerie (ca. 100 g)
100 g Möhren
100 g gelbe Rübchen
1 kleine Petersilienwurzel oder Pastinake (ca. 50–100 g)
1 TL Petersilienblättchen

Pro Portion:
kcal 367 • 2KH 15,12
EW 24,66 • 2F 18,61

Zubereitung Hühnertopf:
Das Huhn innen und außen unter fließendem kalten Wasser gründlich abspülen, dabei auch alle Lungen- und Blutreste entfernen. In 4 Stücke teilen und diese mit Öl im Schmortopf rundum bräunen. Dann die Geflügelstücke herausnehmen, die Butter und das Gemüse in den Schmortopf geben und unter mehrmaligem Wenden kurz anbraten. Wein dazugießen und den Bratenfond unter Rühren mit einem Kochlöffel vollkommen lösen. Die Geflügelstücke wieder auf das Gemüse legen, Lorbeerblatt und Rosmarin dazugeben und den Schmortopf schließen. Das Huhn mit Gemüse bei schwacher Hitze etwa 30 Minuten schmoren, mit Streuwürze und etwas Salz nachwürzen.

Zubereitung Gemüse:
Fenchelknolle halbieren (keilförmigen Strunk evtl. herausschneiden). Die Fenchelknolle in etwa 1 cm dicke Scheiben schneiden. Die harten Fasern der Selleriestangen abziehen oder schälen, die Stangen waschen und ebenfalls in etwa 1 cm breite Stücke teilen. Möhren und Petersilienwurzel schälen, waschen und in Scheiben, Stifte oder Würfel schneiden. Petersilie waschen, trockenschwenken, Stiele abschneiden. Die Blättchen beiseite legen; das geschmorte Huhn wird vor dem Servieren damit bestreut.
Anrichteweise:
Das geschmorte Huhn mit dem Gemüse in zwei heißen Suppentellern anrichten, mit Schmorflüssigkeit übergießen, mit Petersilie bestreuen. Evtl. 2 kleine gedämpfte Kartoffeln dazugeben.

> **Tipp:**
> Genauso können Sie auch anderes Geflügel, Lamm, Kalb (oder auch Wild) zubereiten. Sie können zur weiteren Abwandlung auch etwas Reis oder Nudeln in den Gemüsetopf geben. Dann ist aber auch mehr Flüssigkeit erforderlich.

Roastbeef mit feinem Gemüse und gefüllten Kartoffeln
2 Portionen

Zubereitung Roastbeef:
Fleisch waschen und mit Küchenkrepp abtrocknen. Mit Salz und Pfeffer würzen. Backofen auf 200 °C vorheizen. Bratenpfanne mit Öl bestreichen. Das Fleisch auf beiden Seiten kurz anbraten und mit der Pfanne in den vorgeheizten Backofen schieben und etwa 15 Minuten rosa braten. Gibt das Fleisch auf Fingerdruck nach, ist es innen noch blutig; reagiert es nur noch leicht auf Fingerdruck, ist es innen nur noch rosa (Gefühls- und Erfahrungssache). Danach Fleisch aus der Pfanne nehmen, in Alufolie einschlagen und kurz ruhen lassen. Vor dem Anrichten am besten mit der Aufschnittmaschine in dünne Scheiben schneiden.

Zubereitung gefüllte Ofenkartoffeln:
Kartoffeln der Länge nach halbieren, etwas aushöhlen, zuschneiden und im Kocheinsatz weich dämpfen oder im Backofen weich backen (dauert etwa 30 Minuten bei 200 °C). Champignons und Tomaten in Butter andünsten, würzen, mit etwas Käse mischen, in die Kartoffelhälften füllen und mit restlichem Käse garnieren oder gratinieren.

Zutaten Roastbeef:
200 g Roastbeef
etwas Galgantwurzel
oder ein Hauch weißer
Pfeffer aus der Mühle
1 EL Öl (5 g)
etwas Meersalz

Zutaten gefüllte Ofenkartoffeln:
2 mittelgroße mehlige Kartoffeln (ca. 250 g)
100 g geschälte und entkernte Tomatenwürfel
100 g Champignons grob geschnitten
10 g Butter
1 EL frische Majoranblätter und Kerbel gemischt
20 g magerer Hartkäse gerieben

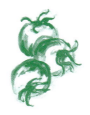

Die Milde Ableitungsdiät II (MAD II)

Zutaten feines Gemüse:
30 g junge Petersilienwurzeln
50 g junge Karotten
30 g Zucchini, tourniert
50 g Broccoli
50 g Blattspinat
50g Fenchelknolle

Pro Portion:
kcal 322 ● KH 23,97
EW 30,20 ● F 11,27

Zubereitung feines Gemüse:

Das geputzte (und geschnittene) Gemüse im Kocheinsatz weich dämpfen, dann evtl. mit etwas zerlassener Butter bepinseln und/oder mit 2–3 EL Kräuter-Basensauce mischen.

Anrichteweise:
Roastbeef mit der Schneidemaschine in dünne Scheiben oder das ganze Stück mit einem Messer schräg in Tranchen schneiden, mit Bratensaft aus der Bratenpfanne (mit 2 EL Basensauce vermischt) beträufeln und mit Gemüse und gefüllten Ofenkartoffeln servieren.

> **Tipp:**
> Zum Roastbeef passt gut eine Remouladensauce auf Sauerrahmbasis. Auf gleiche Art und Weise (evtl. mit Gemüseunterlage) können Sie auch entsprechende Teile vom Lamm, Kalb, Rind oder Wild zubereiten.

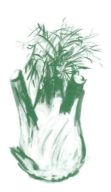

Abendessen der Milden Ableitungsdiät II (MAD II)

Das Abendessen der MAD II bleibt unverändert wie bei der MAD I. Bei stärkerem Essbedürfnis sind jedoch auch die sättigenderen Öl-Quark-Aufstriche erlaubt.

Für sämtliche, nun folgende Aufstriche, eignet sich – falls erforderlich – genauso frischer Schafsquark oder Ziegenquark. Vegetarier nehmen fein zerdrückten Tofu-Frischkäse (Sojaquark).

Öl-Quark-Aufstriche der MAD II

Kräuterquark I
4 Portionen

Zubereitung:
Alle Zutaten gründlich mischen. Dieser Aufstrich hält, in einer Schüssel mit Klarsichtfolie zugedeckt, tagelang im Kühlschrank. Am besten mit einem kleinen Eisportionierer anrichten.

Tipp:
Sie können für die Aufstriche auch in Öl eingelegte Frischkräuter verwenden.

Zutaten:
250 g Magerquark (am besten Bröseltopfen vom Bauern)
2 EL (60 g) saure Sahne (10% F)
2 EL (10 g) kaltgepresstes Sonnenblumenöl
1 TL Kümmel gemahlen
1 TL frische, fein gewiegte Kresse
etwas Meersalz

Pro Portion:
kcal 86 ● KH 3,0
EW 8,90 ● F 4,11

Die Milde Ableitungsdiät II (MAD II)

Kräuterquark II
4 Portionen

Zutaten:
150 g Magerquark
100 g Hüttenkäse
2 EL (60 g) saure Sahne (10% F)
1 TL frische Thymianblättchen fein gewiegt
1 TL frische, fein geschnittene Basilikumblättchen
2 EL (10 g) kaltgepresstes Sonnenblumenöl
etwas Meersalz

Zubereitung:
Alle Zutaten gründlich mischen, das heißt, in einer großen Schüssel mit einem Kochlöffel gut verrühren. Würzen, frische Kräuter dazumischen und am besten mit einem kleinen Eisportionierer (4 cl) in kleine Schälchen anrichten. Mit Basilikumblättchen garnieren.

Pro Portion:
kcal 93 ● KH 2,65
EW 8,68 ● F 5,14

Kräuterquark III
4 Portionen

Zutaten:
150 g Magerquark
100 g Gervais
2 EL (60 g) saure Sahne (10% F)
2 EL (10 g) kaltgepresstes Pflanzenöl
1 TL frische, fein geschnittene Sauerampferblättchen (oder Kresse)
1 TL frische sein geschnittene Bohnenkrautblättchen oder Ysop
Meersalz

Zubereitung:
Alle Zutaten in einer größeren Schüssel miteinander verrühren.

Tipp:
Was nicht gleich verbraucht wird, kommt – mit einer Klarsichtfolie zugedeckt – in den Kühlschrank. Vor der weiteren Verwendung immer gut durchmischen, notfalls mit etwas Wasser verdünnen.

Pro Portion:
kcal 90 ● KH 2,77
EW 9,61 ● F 4,32

Kräuterquark IV
4 Portionen

Zubereitung:
Alle Zutaten gründlich mischen. Achten Sie immer darauf, dass der Aufstrich nicht direkt aus dem Kühlschrank kommt, wenn Sie ihn essen. Sie können das Rezept mit verschiedenen kaltgepressten Ölen oder frischen Kräutern variieren.

Zutaten:
150 g Magerquark
100 g Hüttenkäse
2 EL (60 g) saure Sahne (10% F)
2 EL (10 g) kaltgepresstes Pflanzenöl
¼ TL Kümmel gemahlen
1 TL Dillkraut frisch, fein geschnitten (oder andere Frischkräuter)
etwas Meersalz

Pro Portion:
kcal 93 • KH 2,65
EW 8,68 • F 5,14

Kräuterquark V
4 Portionen

Zubereitung:
Alle Zutaten in einer größeren Schüssel miteinander verrühren.

Tipp:
Notfalls können Sie auch ein Basilikum-Pesto oder in Öl eingelegte Kräuter der Provence für den Aufstrich verwenden. Achten Sie aber beim Quark immer auf beste Qualität!

Zutaten:
150 g Magerquark
50 g Gervais
50 g Hüttenkäse
6 EL süßer Rahm (Sahne 10% F)
1 TL frisches Kerbelkraut fein geschnitten
1 TL Oreganoblättchen fein geschnitten
2 EL (10 g) kaltgepresstes Pflanzenöl (Leinöl)
Meersalz

Pro Portion:
kcal 122 • KH 2,74
EW 8,48 • F 8,54

Die Milde Ableitungsdiät II (MAD II)

Kräuterquark VI
4 Portionen

Zutaten:
250 g Magerquark (am besten Bröseltopfen vom Bauern)
2 EL (60 g) saure Sahne (10% F)
2 EL (10 g) kaltgepresstes Pflanzenöl nach Geschmack
1 TL frisches Kerbelkraut fein geschnitten
1 TL frische Majoranblättchen fein geschnitten
etwas Meersalz

Pro Portion:
kcal 86 • KH 3,0
EW 8,90 • F 4,11

Zubereitung:
Alle Zutaten in einer großen Schüssel gut verrühren und abschmecken. Mit einem Eisportionierer oder Löffel in kleinen Schälchen anrichten.

Tipp:
Ein kraftspendender Aufstrich ist Schafsquark mit gutem kaltgepressten Leinöl und Mandelmus. Für alle, die es brauchen und sich das kalorisch leisten können.

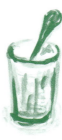

Günstige Zusammenstellung der Gerichte der MAD II

Sellerie Basensuppe und Polentaschnitte, Champignonsauce und **Wurzelgemüse**

Kartoffel-Basensuppe und Buchweizenauflauf, Thymiansauce und **Petersilienwurzeln**

Fenchel-Basensuppe mit Folienkartoffeln und **Gemüseletscho**

Basensuppe mit Milch und gebratener Kalbsrücken mit Kerbelsauce und **Kartoffelplätzchen**

Kartoffel-Basensuppe mit Spinat und **Kartoffelauflauf**

Spargel-Basensuppe und **Hirse-Gemüsetopf**

Karotten-Basensuppe Gemüseschnitzel mit **Wurzelgemüse**

Kartoffel-Gemüse-Basensuppe und **Seezungenfilet** mit Estragonsauce und **Anna-Kartoffeln**

Kartoffel-Basensuppe mit Frischkräutern und **Maistortillas** mit **Gemüse-Ratatouille**

Petersilienwurzel-Basensuppe und **Kartoffel-Reibekuchen** mit **Zucchini-Karottengemüse**

Sellerie-Basensuppe und **Hühnerfrikassee** mit **Karottenschaum**
Karotten-Basensuppe mit **Kräuter-Kartoffelauflauf**

Kartoffel-Basensuppe mit Spinat und **Kartoffellaibchen** mit **Zucchinigemüse**

Basensuppe mit Milch und **Polentaknödel** mit **Gartengemüse**.

Spargel-Basensuppe l und **Hirseschnitzel** mit **Karotten**

Die Milde Ableitungsdiät II (MAD II)

Kartoffel-Basensuppe mit Frischkräutern und **Auberginen-Gemüsetopf**

Petersilienwurzel-Basensuppe und **Tofubällchen** im **Gemüsebett**

Thymian-Basensuppe und **Fencheltopf** mit **Polenta**.

Seitenzahlen siehe Verzeichnis der Kochrezepte Seiten 7–10

Die Milde Ableitungsdiät III (MAD III)

Die MAD III ist die Ableitungsstufe, die bereits einen Übergang zu einer künftigen Dauerkost darstellt. Hier kommen schon etwas weniger besonders leicht verdaulicher Nahrungsmittel und Zubereitungsarten zur Verwendung, wie z.B. Kartoffeln in Form von Pellkartoffeln, zur besseren Geschmacksgebung bei Fischgerichten wenig Schalotten (die auch wieder abgeseiht werden können), vermehrt Küchen- und Wildkräuter (Kresse, Löwenzahn), auch Rindfleisch; weiterhin in bescheidenen Mengen Banane, Öl-Eiweiß-Gerichte und erstmals leicht verdauliche Nachspeisen (Desserts) auf Milchbasis. Beim Braten kann die bisherige fettsparende Zubereitungstechnik (mit Folie) beibehalten werden oder bereits ohne Folie vorgegangen werden. Größere Stücke auf einer Gemüseunterlage werden – ohne Fett – im vorgeheizten Backofen gebraten. Aus dem mitgebratenen Gemüse wird anschließend die Sauce gemixt. Allerdings soll beim Übergang in die MAD III jeweils immer nur eine der neu erlaubten Essmöglichkeiten erprobt werden. Unverändert gilt die Esskultur mit gründlichstem Kauen und Einspeicheln sowie das rechtzeitige Aufhören mit dem Essen nach Einsetzen einer angenehmen Sättigung.

Pflegen Sie weiterhin den guten Appetit!

Frühstück der Milden Ableitungsdiät III (MAD III)

Zur Auswahl stehen alle bereits in der MAD I und II empfohlenen Frühstücksgerichte, wobei jetzt zusätzlich zur Auswahl stehen:

- Neue Öl-Eiweiß-Aufstriche; oder

- Linomel-Misch-Gerichte (Linomel ist eine im Reformhaus beziehbare Leinöl-Honig-Mischung, die auf Grund ihrer Bekömmlichkeit und ihres guten Geschmacks auch von Säuglingen gut vertragen wird).

Tellergerichte MAD

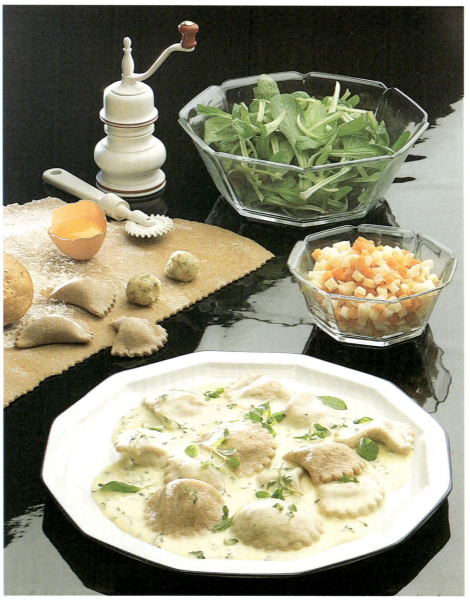

Dinkel-Ravioli mit Gemüsefüllung — Seite 155

Tellergerichte MAD

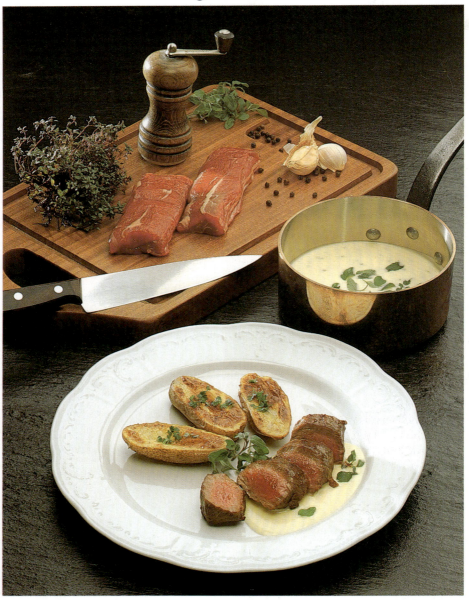

Lammfilet an Minzensauce mit Ofenkartoffeln *Seite 173*

Öl-Quark-Karotten-Aufstrich (Brotaufstrich)
4 Portionen

Zubereitung:
Quark mit Milch, Leinöl und Salz mischen (möglichst im Mixer), feinst pürierten Sesam und Karotten einrühren, mit etwas Salz und Zitronensaft abschmecken.

> **Tipp:**
> Achten Sie darauf, dass das Öl immer gut mit dem Quark verrührt ist. Nach längerem Aufbewahren im Kühlschrank erneut gut durchrühren und evtl. 1–2 EL Wasser zugeben.

Zutaten:
100 g Magerquark
100 g Magergervais
4 EL (20 ml) Vorzugsmilch
4 EL (20 g) Leinöl oder Distelöl oder anderes kaltgepresstes Öl
2–4 Karotten (ca. 150 g) klein gewürfelt und im Kocheinsatz weich gedämpft
Salz
Zitronensaft
20 g Sesam geröstet (in alter Kaffeemühle gemahlen)

Pro Portion:
kcal 129 • KH 4,40
EW 8,84 • F 8,33

Öl-Quark-Kräuter-Aufstrich
4 Portionen

Zubereitung:
Quark und Gervais mit Milch, Öl, frischen Kräutern und Gemüse vermischen und mit Salz abschmecken. Dieser Aufstrich kann tagelang (in einer Schüssel mit Klarsichtfolie zugedeckt) im Kühlschrank aufbewahrt werden.

> **Tipp:**
> Achten Sie stets darauf, dass auch kaltgepresstes Öl im Kühlschrank gelagert werden muss. Das Öl wird dann fest, deshalb sollten Sie es einige Zeit vor der Verwendung herausnehmen. Kaufen Sie deshalb kleine Flaschen; helle Flaschen in Alufolie einwickeln!

Zutaten:
100 g Magerquark
100 g Mager-Gervaiskäse
4 EL (20 ml) Vorzugsmilch
4 EL (20 g) kaltgepresstes Leinöl oder Distelöl oder anderse Pflanzenöl
je 2 gehäufte TL fein geschnittenes Kerbelkraut oder Basilikumblättchen
Meersalz

Pro Portion:
kcal 88 • KH 2,48
EW 7,08 • F 5,43

Die Milde Ableitungsdiät III (MAD III)

Gofio-Aufstrich mit Trockenfrüchten
4 Portionen

Zutaten:
70 g Gofio-Dinkelmehl
130 ml Milch oder Wasser
150 g eingeweichte und fein faschierte Trockenfrüchte
etwas Vollsalz

Pro Portion:
kcal 180 • KH 35,45
EW 3,77 • F 2,05

Zubereitung:
Alle Zutaten gut vermischen. Reste in einem verschraubbaren Glas im Kühlschrank aufbewahren. Mit Wasser ist der Aufstrich länger haltbar. Statt Kuhmilch eignet sich auch ungezuckerte Reismilch, Hafermilch oder Sojamilch.

Gofio-Mandel-Aufstrich
4 Portionen

Zutaten:
70 g geröstetes Gofio-Mehl aus Mais
ca. 130 ml Wasser
80 g Mandeln oder Erdnussmus (Reformhaus)
1 TL (5 g) Bienenhonig

Pro Portion:
kcal 179 • KH 14,40
EW 5,20 • F 11,31

Zubereitung:
Gofio mit allen Zutaten gut vermischen, in ein Glas mit Schraubverschluss füllen und im Kühlschrank aufbewahren. Hält tagelang.

Öl-Quark-Aufstrich-Varianten
Viele Aufstriche können durch Beigabe von Frischkräutern wie: Brunnenkresse, Bachkresse, Oregano, Basilikum, Rucola, Dillkraut, Ingwer, Majoran, Muskatnuss usw. variiert werden. Nach Kurende kommen auch, soweit es gut vertragen wird, Zutaten wie weich gedämpfte Brokkoliröschen, Karottenwürfelchen, gelbe Rüben, Zucchini, Kürbis, Tomate, evtl. etwas Knoblauch, Schalotten oder Zwiebeln, oder kleine Mengen Banane, Heidelbeeren, Orange, Pfirsich, Erdbeeren, Brombeeren usw. in Betracht. Außerdem können in kleinen Mengen (teelöffelweise) frisch gepresste Gemüse- oder Obstsäfte eingerührt und anstelle des Quarks Hüttenkäse, Gervais, saure Sahne oder Joghurt verwendet werden. Die Möglichkeiten sind sehr zahlreich.

Frühstück der Milden Ableitungsdiät III (MAD III)

Hafer- oder Dinkelbrei
4 Portionen

Zutaten:
6 EL (60 g) Hafer- oder Dinkelflocken
½ l Vorzugsmilch
Meersalz
50 g Mandeln grob gehackt

Zubereitung:
Hafer- oder Dinkelflocken in Milch einrühren, aufkochen lassen und unter Rühren 2–3 Minuten kochen, dann Mandeln zugeben. Nochmals kurz aufkochen und ca. 10 Minuten nachquellen lassen.

Pro Portion:
kcal 206 • KH 15,91
EW 8,34 • F 12,19

Variationsmöglichkeiten:
Man bereitet oben angeführten Grundbrei und gibt als Geschmacksverbesserungen in den noch heißen Brei beispielsweise:
3 EL frisch gepressten Karotten-, Apfel- oder Orangensaft
½ zerdrückte Banane
nach Kurende ½ geriebenen Apfel oder beides.

Linomel-Sanddorn-Müsli
4 Portionen

Zutaten:
2 EL (40 g) Linomel (geschroteter Leinsamen mit Berberitze und Honig)
3 EL (15 g) Leinöl oder anderes kaltgepresstes Pflanzenöl
2 EL (2 0g) Vorzugsmilch
100 g Magerquark (am besten Bröseltopfen vom Biobauern)
150 g Sauerrahm (10% F)
1 TL (10 g) Honig
2 EL (20 g) Sanddorn (honiggesüßt)
1 Banane (200 g)

Zubereitung:
Je ½ EL Linomel in 4 Schüsselchen geben, darauf die in kleine Scheiben geschnittene Banane legen und darüber die folgende Creme schichten:
Leinöl, Milch, Quark, Sauerrahm und Honig gut vermengen und auf den Bananenscheiben anrichten, Sanddornsaft darübergießen.

Pro Portion:
kcal 189 • KH 14,18
EW 7,67 • F 11,06

Die Milde Ableitungsdiät III (MAD III)

Gofio-Müsli
4 Portionen

Zutaten:
3 gehäufte EL (70 g) gerösteter und fein gemahlener Mais
300 ml Wasser
200 ml Milch
200 g Banane
1 TL (10 g) Honig

Pro Portion:
kcal 149 • KH 27,68
EW 3,69 • F 2,33

Zubereitung:
Gofio mit Wasser kalt anrühren, Milch dazugeben und 2–3 Minuten unter Rühren kochen. Danach mit zerdrückter Banane vermischen. Honig zugeben und etwas salzen.

Tipp:
Nach Kurende kann dieses Müsli auch mit fein geschnittenen Äpfeln, Trauben, Mango und Nüssen serviert werden. Wird der gekochte Brei mit Obst gut vertragen, steht dem Übergang zu einem Frischkornmüsli nichts mehr im Weg. Am besten immer nur eine Getreidesorte verwenden! (Siehe: „Leicht bekömmliche Bioküche", P. Mayr, Haug Verlag Heidelberg).

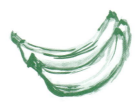

Mittagessen der Milden Ableitungsdiät III (MAD III)

Die Basensuppen

Das zur Verwendung kommende Gemüse darf nun schon mit etwas Schalotten, Lauch oder Zwiebeln in Butter angeschwitzt werden. Dadurch ist der Geschmack noch besser (alle Rezepte für 4 Portionen). Siehe Seite 43–45 Grundzubereitung Stufe 1–5.

Basensuppe Astrid
(Kochzeit ca. 15 Minuten)

Zubereitung:
Zwiebel in Butter kurz anschwitzen und das würfelig geschnittene Gemüse und Kartoffeln zugeben. Aufgießen mit Brühe, salzen und zugedeckt garen lassen. Suppe mit fein geschnittenem Kerbel und Basilikum im Mixglas mixen und evtl. mit einem Schuss Weißwein, Rahm und Salz abschmecken. Mit frischen Basilikumblättern und Kerbel garnieren.

Zutaten:
ca. 1 l Gemüsebrühe oder Wasser
150 g mehlige Kartoffeln geschält
10 g Butter
20 g Zwiebel fein geschnitten
100 g Blumenkohl
frische Basilikumblätter
Kerbelkraut
(evtl. ein Schuss Weißwein)
Meersalz
2 EL (20 g) Rahm (Sahne 10 % F)
Muskatnuss frisch gerieben

Pro Portion:
kcal 60 • KH 67,95
EW 1,24 • F 2,68

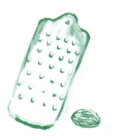

Die Milde Ableitungsdiät III (MAD III)

Kräuter-Basensuppe
(Kochzeit ca. 15 Minuten)

4 Portionen

Zutaten:
ca. 1 l Gemüsebrühe oder Wasser
50 g Lauch (jung) oder Porree
200 g mehlige Kartoffeln geschält und gewürfelt
10 g Butter
1 El frische Majoranblättchen
Meersalz
1 TL frische Thymianblättchen
2 EL (60 g) Sauerrahm (10% F)
Muskatnuss frisch gerieben

Zubereitung:
Butter in das Kochgeschirr geben und den jungen in Streifen geschnittenen Lauch darin anschwitzen. Geschälte, klein geschnittene Kartoffeln zugeben, mit Salz würzen, mit Flüssigkeit aufgießen und zugedeckt garen. Etwas Muskatnuss zugeben. Am besten mit etwas verrührtem Sauerrahm und Frischkräutern im Mixglas zu einer cremigen Suppe mixen. Abschmecken und mit frischen Majoranblättern garnieren.

Pro Portion:
kcal 77 ● KH 9,02 #
EW 1,64 ● F 3,67

Basensuppe mit Sellerie
(Kochzeit ca. 15 Minuten)

4 Portionen

Zutaten:
ca. 1 l Gemüsebrühe oder Wasser mit etwas pflanzlicher Streuwürze
30 g fein geschnittene Schalotten oder Zwiebeln
100 g mehlige Kartoffeln geschält
150 g Sellerieknolle geschält
10 g Butter zum Anschwitzen
1 Bund frisches Kerbelkraut
Meer- oder Vollsalz
Muskatnuss frisch gerieben
etwas frisch geschnittene Garten- oder Bachkresse zum Darüberstreuen
2 EL (60 g) Sauerrahm (10% F)

Zubereitung:
Butter in das Kochgeschirr geben und die Zwiebel darin anschwitzen. Geschälte Kartoffeln und Sellerie in Würfel geschnitten dazugeben, ebenfalls kurz anschwitzen lassen, salzen, mit Gemüsebrühe oder Wasser aufgießen, zugedeckt garen lassen. Nach dem Garen die Suppe mit verrührtem Sauerrahm und viel Kerbelkraut mixen und mit Salz und Muskatnuss abschmecken. Mit frischer, fein geschnittener Kresse bestreuen.

Pro Portion:
kcal 63 ● KH 5,46
EW 1,74 ● F 3,74

Hauptspeisen
der Milden Ableitungsdiät III (MAD III)

Außer den bereits angeführten und nachfolgenden Rezepten dürfen weiterhin keine Rohkostsalate, dafür aber gekochte Gemüsesalate oder auch sämtliche Antipasti auf Gemüsebasis (Zucchini, Melanzani, Artischocken, Champignons) in bescheidener Menge zusätzlich vor oder statt der Suppe gegessen werden. Angemacht werden die Vorspeisen mit naturreinem Apfelessig, gutem kaltgepressten Pflanzenöl und Meersalz.

Hirse-Frikadellen mit Sauerrahm-Kräutersauce und Gemüse
2 Portionen

Zubereitung Hirse-Frikadellen:
Hirse mit Wasser aufkochen, salzen und zugedeckt (wie Reis) bei reduzierter Hitze (E-Herd Stufe 1) ca. 30 Minuten ausdünsten lassen. Die Hirse kann auch in ausreichend Wasser gekocht und abgeseiht werden. Quark, Käse und grob geschnittene Majoranblätter daruntermischen und aus der Masse 4 Frikadellen formen. Die Frikadellen in einer beschichteten Pfanne (ohne Fett) beidseitig goldgelb braten oder in einer Form oder auf dem Backblech im vorgeheizten Ofen (200 °C) heiß machen.

Zubereitung Kräutersauce:
Sauerrahm glatt rühren, salzen und mit frischen, fein gehackten Küchenkräutern vermischen.

Zutaten
Hirse-Frikadellen:
100 g (1 Tasse) Hirse (oder Couscous oder Bulgur)
ca. 2 Tassen Wasser
40 g Magerquark, 20 g Hartkäse gerieben
etwas Vollsalz
1 EL frisch abgezupfte Majoranblätter

Zutaten Kräutersauce:
2 EL (60 g) Sauerrahm (10 % F)
1 Bund frische Gartenkräuter
Meersalz

Die Milde Ableitungsdiät III (MAD III)

Zutaten Gemüse:
250 g geputztes Wurzelgemüse wie: Karotten, Sellerie, Petersilienwurzel, gelbe Rüben
etwas Vollsalz
Muskatnuss frisch gerieben
3–4 EL Basensauce oder Suppe vom Vortag
2 El frisch abgezupfte Oreganoblättchen
Meersalz

Pro Portion:
kcal 276 • KH 42,09
EW 13,79 • F 5,21

Zubereitung Gemüse:

Wurzelgemüse in eine gefällige Form schneiden und im Kocheinsatz über Dampf nicht zu weich garen. Sollte noch eine Basensuppe oder Sauce vom Vortag übrig sein, so kann man 3–4 EL zum Anschwenken des Gemüses verwenden. Ansonsten kann auch eine geringe Menge vom gedämpften Gemüse mit etwas Gemüsebrühe im Mixer zu einer sämigen Sauce püriert werden. Gewürzt wird mit wenig Meersalz oder Vollsalz, Frischkräutern (evtl. auch in Öl eingelegt) und frisch geriebener Muskatnuss.

Anrichteweise:
Hirse-Frikadellen auf zwei heißen Tellern anrichten und je zur Hälfte mit Kräutersauce überziehen. Restliche Sauce extra dazureichen. Mit Gartenkräutern garnieren, das Gemüse daneben gefällig anrichten.

> **Tipp:**
> Sie können auch Couscous, Perlweizen oder Bulgur als Grundmasse für die Frikadellen nehmen. Dabei ist aber auf erhöhten Flüssigkeitsbedarf bei der Zubereitung zu achten. Die Masse muss eine leicht formbare Konsistenz aufweisen. Geriebener Käse, Frischkräuter oder fein geschnittenes gedämpftes Gemüse, unter die Masse gemischt, schafft immer wieder neue Kreationen. Auf die Bindung von Eiern kann verzichtet werden!

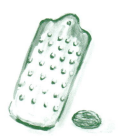

Polentaring mit Fenchel Milanese
2 Portionen

Zubereitung Polentaring:
Polenta in einer Kasserolle (evtl. mit Butter) anschwitzen, salzen und mit Wasser auffüllen. Einmal aufkochen und bei mittlerer Hitze zugedeckt ca. 20 Minuten ausdämpfen lassen (Vorsicht, brennt gerne an!) Mit einer Gabel gut auflockern. Die noch feuchte Polenta in einen kleineren, mit heißem Wasser ausgespülten Reisring pressen und auf 2 vorgewärmte Teller stürzen. Das Fenchelragout teilweise in den Polentaring einfüllen. Mit abgezupften Küchenkräutern garnieren.

Zubereitung Fenchel Milanese:
Fenchel entstielen, halbieren (äußere Schalen entfernen), Strunk herausnehmen und in Streifen schneiden. Tomaten schälen, entkernen und grob würfeln. Zucchini putzen, waschen und in dickere Scheiben schneiden. Butter in eine große Pfanne geben und Fenchel und Zucchini darin kurz anschwitzen, mit Gemüsebrühe nach und nach auffüllen und zugedeckt etwa 10 Minuten weich garen. Dabei muss die Flüssigkeit nahezu vollständig verdunsten. Tomatenwürfel zugeben, mit Vollsalz, Galgantwurzel (oder einem Hauch weißen Pfeffers aus der Mühle) und fein geschnittenen Basilikumblättern würzen. $1/8$ l Basensauce (Rezept Seite 69/79) daruntermischen und zum Polentaring servieren. Oder etwas Gemüse mit Gemüsebrühe im Mixglas zu einer dicklichen Sauce pürieren und wieder zum Gemüse mischen.

Zutaten Polentaring:
1 Tasse (200 g) frisch geschroteter Polenta (ganze Maiskörner in der Getreidemühle geschrotet) oder Maisgrieß
$1^{1}/_{2}$ Tassen Wasser (300 ml)
etwas Meersalz,
1 TL frische Küchenkräuter

Zutaten Fenchel Milanese:
500 g Fenchel
100 g Tomaten
100 g Zucchini
10 g Butter
ca. $^{1}/_{4}$ l Gemüsebrühe (oder Wasser mit etwas pflanzl. Streuwürze)
Vollsalz
wenig Galgantwurzel gemahlen
5 g Basilikumblätter
$^{1}/_{8}$ l Basensauce (Rezept Seite 96)

Pro Portion:
kcal 463 ● KH 83,41
EW 16,28 ● F 6,33

Tipp:
Kurz vor Verwendung frisch geschroteter Polenta ist hervorragend im Geschmack. Sie benötigen dazu allerdings eine Getreidemühle. Die Polenta kann auch mit Milch gekocht werden. Daraus geformte Polentafladen können im Rohr kurz überbacken, wie eine Pizza belegt und wieder kurz überbacken werden.

Die Milde Ableitungsdiät III (MAD III)

Buchweizenring mit Zucchini-Champignonragout

Zutaten Buchweizenring:
1 Tasse Buchweizen (Couscous oder Bulgur, Mais oder Hirse) (100 g)
ca. 2 Tassen Gemüsebrühe oder Wasser mit etwas pflanzl. Streuwürze (ca. 200 ml)
Vollsalz
$^1/_8$ l Basensauce (Rezept Seite 96)

Zutaten Zucchini-Champignonragout:
300 g Zucchini
150 g Champignons
10 g Butter
60 ml Gemüsebrühe oder Wasser
Vollsalz
Muskatnuss frisch gerieben
1 EL frische, klein geschnittene Küchenkräuter
2 EL (20 g) Sahne (10% F)
$^1/_8$ l Kräuter-Basensauce

Pro Portion:
kcal 276 • KH 43,12
EW 9,84 • F 6,83

Zubereitung Buchweizenring:
Buchweizen waschen, abtropfen lassen, anschwitzen und mit Gemüsebrühe auffüllen. Einmal aufkochen, Kochplatte zurückschalten und zugedeckt bei wenig Hitze etwa 20–25 Minuten ausdünsten lassen, bis das Getreide weich ist (Couscous oder Bulgur ist in 10 Minuten fertig). Dann erst salzen, mit der Gabel auflockern und die Basensauce untermischen.

Zubereitung Zucchini-Champignonragout:
Zucchini putzen, waschen und in dickere Scheiben schneiden, Champignons putzen, waschen, abtropfen und halbieren, größere vierteln. Zucchini und Champignons nacheinander in einer großen Pfanne mit Butter anschwitzen, mit Gemüsebrühe nach und nach auffüllen und zugedeckt einige Minuten dünsten lassen, bis die Flüssigkeit verdunstet und das Gemüse weich ist. Mit $^1/_8$ l Basensauce vermischen und mit Salz, Muskatnuss, Frischkräutern und Sahne (Rahm) abschmecken.

Anrichteweise:
Den Buchweizen in eine kleine, mit kaltem Wasser ausgespülte Reisring- oder Savarin-Form füllen, pressen und auf zwei Teller stürzen. In die Mitte des Ringes das Ragout anrichten. Mit frischen Kräutern garnieren.

Tipp:
Das gleiche Gericht kann auch mit Reis zubereitet werden. Nehmen Sie aber einen Basmati- oder parboiled Reis dazu. Später probieren Sie den Reis im Silberhäutchen, wird dieser vertragen, dann wagen Sie sich an Vollkornreis heran, der eine sehr hohe Verdauungsleistung verlangt. Achten Sie bei den Reissorten auf ihre unterschiedliche Qualität.

Hauptspeisen der Milden Ableitungsdiät III (MAD III)

Dinkel-Ravioli mit Gemüsefüllung
2 Portionen

Zubereitung:
Mehl, Ei, Olivenöl, Spinat, Wasser und Salz miteinander vermengen und zu einem glatten, mittelfesten Teig kneten. Mit Folie zudecken und kurze Zeit gekühlt ruhen lassen. Das Gemüse putzen, schälen, in sehr kleine Würfelchen schneiden und diese im Kocheinsatz über Dampf weich garen. Mit Salz, Butter und $^2/_3$ der gehackten Kräuter abschmecken. Den Nudelteig dünn ausrollen und in ca. 10 cm breite und 50 cm lange Streifen schneiden. Die Hälfte mit etwas Eigelb und Wasser verrührt bestreichen und darauf in Abständen von ca. 3 cm je einen Tupfer Füllung (mit Teelöffel oder Spritzsack) geben. Nun die freie Teigseite über die Füllung legen und gut an den Rändern andrücken. Auch zwischen den Gemüsefüllungen den Teig mit dem Handrücken fest andrücken. Nun Ravioli ausstechen und formen oder Ravioli mit einem Teigrad ausschneiden und diese in köchelndem Salzwasser ca. 8–10 Minuten nicht zu stark köcheln lassen.

Basensauce mit frisch gehackten Kräutern und Sahne mischen und warm machen. Die Ravioli aus dem Wasser nehmen, kurz auf Küchenkrepp abtropfen lassen, in die Basen-Rahmsauce geben und etwas durchschwenken. Auf vorgewärmten Tellern anrichten und mit geriebenem Parmesan und Küchenkräutern bestreuen.

Zutaten Nudelteig:
150 g frisch gemahlenes, feines Dinkelmehl (evtl. zur Hälfte gemischt mit Weißmehl))
1 Ei (60 g)
1 TL (3 g) Olivenöl
ca. 60 ml warmes Wasser
50 g fein passierter Spinat
Vollsalz

Zutaten Füllung:
Insgesamt 150 g Gemüse (40 g Karotten, 30 g Sellerie, 40 g Champignons, 40 g Petersilienwurzel)
5 g Butter zerlassen
ca. 3–5 g frische Kräuter (Basilikum und Oregano)
$^1/_8$ l Basensauce (Rezept Seite 69)
20 g Parmesan
$^1/_2$ (10 g) Eigelb
2 EL (20 g) Sahne (10% F)
Vollsalz

Pro Portion:
kcal 421 • KH 52,15
EW 18,61 • F 15,04

Tipp:
Sie können die Ravioli auch mit einer Mangold-Käsefüllung machen. Dazu nehmen Sie 150 g weich gedünsteten und klein geschnittenen Spinat vermischt mit 50 g Hüttenkäse oder Parmesan, gewürzt mit Salz und wenig weißem Pfeffer oder Galgant-Wurzel aus der Mühle. In diesem Fall macht man den Nudelteig ohne Spinat, nur mit dem Dinkelmehl. Etwas größer geformte Teigtaschen (Maultaschen) mit einer Füllung aus ca. $^2/_3$ gekochten, passierten Kartoffeln, $^1/_3$ Magerquark, Salz, geschnittenen Minzenblättern, Kerbelkraut und geriebener Muskatnuss – knödelförmig gerollt – (oder mit einem kleinen Eisportionierer auf den Teig aufgetragen) sind in Kärnten (Österreich) als Käsnudeln eine regionale Spezialität. Sie werden nach dem Kochen in Salzwasser mit zerlassener Butter und frischem Kerbelkraut oder gehackter Petersilie serviert.

Hirsotto mit Schafskäse
2 Portionen

Zutaten Hirse-Risotto:
1 Tasse (150 g) Vollwerthirse evtl. Couscous oder Perlweizen)
2–3 Tassen Gemüsebrühe oder Wasser mit 1 TL pflanzl. Streuwürze
100 g Schafskäse oder Mozzarella
150 g Tomaten geschält
200 g Zucchini
10 g Butter
ca. 60 ml Kräuter-Basensauce (Rezept Seite 79)
1 TL frische Oreganoblättchen
Vollsalz
Muskatnuss frisch gerieben

Pro Portion:
kcal 414 • KH 54,99
EW 28,90 • F 7,94

Zubereitung:
Hirse waschen, abtropfen lassen, in 5 g Butter anschwitzen, mit Gemüsebrühe auffüllen und zugedeckt zuerst aufkochen, dann bei mäßiger Hitze ca. 15–20 Minuten ausdünsten lassen. Das Getreide muss gleichmäßig weich sein. Dann salzen und mit einer Zweizackgabel auflockern. Inzwischen Schafskäse grob reiben oder Mozzarella fein würfeln. Tomaten klein würfeln. Zucchini in dünne Scheiben schneiden und in einer Pfanne mit der restlichen Butter etwa 2–3 Minuten anschwitzen und zugedeckt kurz weich dünsten. Die erwärmte Basensauce zur heißen Hirse mischen, Käse und Oregano untermischen. Mit Hilfe eines Eisportionierers oder kleinen Reisschöpfers anrichten! Mit Oreganoblättchen garnieren.

Tipp:
Geben Sie immer nur so viel Basensauce in die weiche Hirse, dass diese wie ein cremiges Risotto aussieht. Untergemischter Parmesan oder anderer geriebener Hartkäse sind Geschmacksfragen. Der Käse kann aber auch weggelassen und durch Zugabe von weich gedämpftem Gemüse ausgeglichen oder ergänzt werden. Sehr schnell ist dieses Gericht fertig mit Couscous, Bulgur oder Perlweizen. Bei guter Verträglichkeit kann später auch Vollwertreis (Reis im Silberhäutchen) für dieses Gericht verwendet werden.

Blattsalat mit Kräuterdressing

2 Portionen
Erst erlaubt gegen Ende der MAD III

Zubereitung:

Salat putzen, waschen, gut abtropfen lassen. Alle Zutaten in einer Schüssel gut vermischen, mit dem halben Dressing anmachen und in zwei Schüsseln anrichten. Restliches Dressing darüber verteilen und mit frischem Kerbelkraut oder Kresse garnieren.

Falls schon erlaubt, kann hier mit einer bescheidenen Menge gekochtem Salat wie etwa Spinat- oder Mangoldsalat, Zucchinisalat, Karottensalat, Fenchelsalat, Kartoffelsalat ohne Zwiebeln oder anderen einfachen oder gemischten Gemüsesalaten (Antipasti) begonnen werden (Übergang MAD III zu Normalkost). Danach erst folgen die zartesten Blattsalate, angemacht mit einem guten kaltgepressten Pflanzenöl, Meersalz und Apfel- oder Balsamicoessig.

Zutaten:
80 g Zupfsalat
Kopfsalat, Feldsalat oder Eissalat
2 gehäufte EL (60 g) Sauerrahm (10% F)
2 EL (10 g) kaltgepresstes Pflanzenöl (Leinöl, Olivenöl, Walnussöl, Kürbiskernöl, Mandelöl, Distelöl)
1 EL weißer Balsamico oder naturreiner Apfelessig oder 1 TL Zitronensaft
1 TL frisches Kerbelkraut, Garten- oder Bachkresse fein geschnitten
100 g Karotten
etwas Meersalz oder Vollsalz

Pro Portion:
kcal 85 • KH 1,29
EW 1,67 • F 8,12

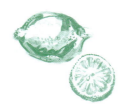

Die Milde Ableitungsdiät III (MAD III)

Kartoffelpizza pikant
2 Portionen

Zutaten Kartoffelpizza:
400 g geschälte, mehlige Kartoffeln
evtl. 1 Eigelb (20 g)
5 g Butter
Vollsalz
Galgantwurzel frisch gemahlen oder ein Hauch weißer Pfeffer aus der Mühle
1 TL (3 g) Olivenöl

Zutaten für Tomatenconcassee:
200 g Tomatenwürfel geschält und entkernt
5 g Butter
2 g frische Kräuter wie Basilikum, Majoran, Thymian, Oregano
2 Zehen Knoblauch fein zerdrückt mit wenig Salz
50 g fein gewürfelte Schalotten
60 ml Kräuter-Basensauce (Rezept Seite 79)

Zubereitung Kartoffelpizza:
Kartoffeln grob reiben oder raspeln, leicht ausdrücken und mit Salz, Eigelb und wenig Galgant vermischen. Eine beschichtete Pfanne oder den vorgeheizten, nicht zu heißen Plattengrill mit Öl bestreichen, die Kartoffelmasse halbieren, in 2 Portionen aufteilen und einlegen (bei kleinen Pfannen nacheinander zubereiten). Mit einer Spachtel etwa 1 cm stark breit drücken und diese runden Fladen beidseitig etwa 5 Minuten knusprig braun braten. Danach mit zerlassener Butter bestreichen. Die zwei Reibekuchen auf ein Backblech setzen und mit dem vorbereiteten Belag – wie eine Pizza – im Ofen überbacken oder ohne Belag (überlappt) als Beilage anrichten.

Zubereitung Tomatenconcasse:
Zuerst die Schalotten mit dem zerdrückten Knoblauch in einer Pfanne mit Butter anschwitzen, Tomatenwürfel zugeben und mit allen Zutaten etwa 3–5 Minuten einkochen lassen, bis eine dickliche Sauce entsteht. Mit der Basensauce und klein geschnittenen Kräutern mischen und die Kartoffelfladen damit bestreichen.

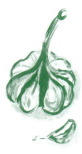

Zubereitung:

Die vorbereiteten Reibekuchen mit Tomatenconcassee bestreichen, mit blättrig geschnittenen, sautierten Pilzen, Kräutern, Tomatenscheiben und Mozzarellascheiben oder geriebenem Käse belegen, etwas salzen und im vorgeheizten Ofen bei 200 °C Oberhitze etwa 10 Minuten überbacken bzw. gratinieren. Mit Oreganoblättchen bestreuen und mit Hilfe einer breiten Spachtel auf 2 Tellern anrichten.

Zum Belegen:
150 g geschälte, entkernte Tomatenscheiben
100 g Schafskäse, magerer Hartkäse oder Mozzarella
1 TL fein geschnittene Oreganoblättchen zum Bestreuen
evtl. 50 g geschnittene Steinpilze oder Champignons in 5 g Butter sautiert (geschwenkt)

Pro Portion:
kcal 369 • KH 35,62
EW 27,35 • F 12,13

> **Tipp:**
> Die Kartoffelpizza kann auch mit weich gedämpften, geschälten und grob geriebenen Kartoffeln auf gleiche Art gemacht werden. Sie können auf das Bestreichen mit Tomatenconcassee auch verzichten, wenn Sie die Pizza lieber trockener haben wollen, und die Fladen mit jeder Art von gedämpftem Gemüse oder Gemüseragout belegen (gebratenen Auberginenwürfeln, Zucchinischeiben, Mangold oder Blattspinat, gelbe Rübchen oder Brokkoli).

Die Milde Ableitungsdiät III (MAD III)

Auberginenscheiben gegrillt mit Buchweizenfrikadellen
2 Portionen

Zutaten
Auberginenscheiben:
1 mittelgroße Aubergine (ca. 200 g)
Saft einer halben Zitrone
etwas Vollwertmehl zum Wälzen
Vollsalz
5 g zerlassene Butter
1 TL (3 g) Öl zum Bestreichen der Pfanne
1 TL frische Oreganoblättchen fein geschnitten

Sauce:
siehe Rezept Seite 98/118

Zutaten
Buchweizenfrikadellen:
80 g Buchweizen
ca. 150 ml Wasser
80 g Champignons
10 g Butter
60 g Hüttenkäse
30 g Mozzarella (Bergkäse oder Schafskäse)
etwas Vollsalz und Kerbelkraut

Pro Portion:
kcal 283 • KH 31,93
EW 15,48 • F 10,14

Zubereitung Auberginenscheiben:
Auberginen kurz vor Verwendung dünn schälen und in etwa 1 cm dicke Scheiben schneiden. Diese wenig salzen, mit einem Pinsel etwas Zitronensaft auftragen (beidseitig in Vollwertmehl tauchen und etwas abklopfen). Beschichtete Pfanne oder vorgeheizten Plattengrill mit Öl bestreichen und die Auberginenscheiben bei mäßiger Hitze etwa 2 Minuten goldgelb braten. Zwischendurch umdrehen und zuletzt mit zerlassener Butter bepinseln. Mit Oregano bestreuen.

Zubereitung Buchweizenfrikadellen:
Buchweizen waschen, abtropfen lassen, anschwitzen, mit Gemüsebrühe oder Wasser auffüllen, aufkochen, salzen und zugedeckt bei mäßiger Hitze etwa 15–20 Minuten weich dünsten. Dann in eine größere Schüssel umschütten und würzen. Champignons blättrig schneiden, in Butter anschwitzen und zugeben. Mozzarella in kleine Würfelchen schneiden (Hartkäse fein reiben) und mit dem Hüttenkäse und den Kräutern mischen (kann so vorbereitet werden). Aus der Masse 4 fingerstarke Frikadellen formen und diese in einer beschichteten Pfanne anbraten oder auf ein gebuttertes Backblech legen, mit Backpapier zudecken und im Ofen warm machen.

Anrichteweise:
Gebratene Auberginenscheiben auf zwei heißen Tellern anrichten, etwas Tomatenconcassee und Sauce drübergeben, mit Kräutern garnieren, Buchweizenfrikadellen daneben anrichten. Dazu passt auch gut ein Basilikum-Pesto zum Würzen.

> **Tipp:**
> Bei guter Verträglichkeit kann später auch Vollwertreis (Reis im Silberhäutchen) oder Hirse verwendet werden. Besonders leicht werden die Frikadellen mit Couscous, Bulgur oder Perlweizen.

Mexikanischer Maisauflauf an pikanter Sauce
2 Portionen

Zutaten Maisauflauf:
120 g fein gemahlener Mais (Maismehl)
60 ml Milch
60 ml Rahm (Sahne 10% F)
2 Eier (120 g)
Vollsalz
etwas Galgantwurzel oder Muskatnuss fein gerieben
3 g Butter zum Einpinseln
1 Bund Majoranblätter

Zubereitung Maisauflauf:
Eiweiß mit etwas Salz schmierig steif schlagen und kühl stellen. Eigelb mit Milch, Rahm und Galgant mindestens 5 Minuten mit dem Handmixer verrühren. Eischnee zur Dottermasse geben, Maismehl langsam einstreuen und dabei mit dem Schneebesen (nicht mit dem Mixer) locker unterheben. Die Masse muss aussehen wie ein Biskuitteig und darf nicht zu fest sein. Bei lang gelagertem Getreide eventuell etwas weniger Mehl verwenden. Je weniger Mehl, desto lockerer der Auflauf.

2 kleinere Reisringformen mit zerlassener Butter auspinseln und die Masse ziemlich voll einfüllen. Bei Verwendung kleinerer Kastenformen ist die drei- bis vierfache Masse und etwas längeres Garen nötig. Den Auflauf 12 Minuten im Kocheinsatz über Wasserdampf garen. Dann mit einem spitzen Messer Auflauf vom Rand lösen und aus der Form stürzen. Maisring auf vorgewärmten Tellern anrichten, mit pikanter Sauce füllen, etwas davon darüberlaufen lassen und mit Majoranblättern garnieren.

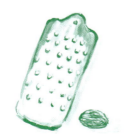

Die Milde Ableitungsdiät III (MAD III)

Zubereitung pikante Sauce:

Tomaten und Paprika in größere Würfel schneiden, Champignons halbieren (andere Pilze kleiner schneiden), Lauch in Ringe schneiden. Lauch in einer großen Pfanne mit Butter anschwitzen, Champignons zugeben, kurze Zeit etwas anbräunen, Paprikawürfel zugeben, anschwitzen, falls erforderlich mit wenig Gemüsebrühe auffüllen und solange einkochen lassen, bis die Flüssigkeit verdunstet und die Paprika weich sind. Tomatenwürfel, Maiskörner, vorbereitete Basensauce und Petersilie zugeben und mit Salz, Knoblauch und Sojasauce abschmecken.

Zutaten pikante Sauce:
150 g Tomaten geschält und entkernt
150 g Paprikaschoten (grün, gelb, rot) entstielt und entkernt (oder Zucchini und Auberginen)
50 g Maiskörner (Zuckermais) tiefgefroren
100 g frische Pilze (Champignons oder Pfifferlinge oder Steinpilze)
1 TL frisch gehackte Petersilie
10 g Butter
50 g Lauch (falls verträglich, sonst Stangensellerie)
2 Zehen (5 g) Knoblauch fein zerdrückt
1 TL Sojasauce (Tamari)
Vollsalz
ca. $1/8$ l Kräuter-Basensauce
(Rezept Seite 79/98)

Pro Portion:
kcal 481 • KH 55,98
EW 19,67 • F 19,49

Tipp:
Versuchen Sie diesen Auflauf auch einmal mit feinst gemahlener Hirse (kurz vor Verwendung frisch gemahlen). Die pikante Sauce kann auch mit Auberginen, Zucchini oder Kürbisgemüse gemacht werden, vorallem dann, wenn gegen Paprikaschoten eine Abneigung besteht. Natürlich können Sie auch weich gedämpfte Hirse, Couscous, Maisgrieß oder parboiled Reis in die ausgespülte Form pressen und auf Teller stürzen.

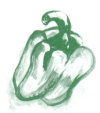

Kürbis-Zucchini- oder Auberginen-frikassee mit Kräuterlaibchen

2 Portionen

Zubereitung Kürbisfrikassee:

Kürbis schälen, der Länge nach halbieren und mit einem Esslöffel entkernen. In 1 cm starke Streifen schneiden. Tomaten schälen, entkernen und in Würfel schneiden. Champignons putzen, waschen und halbieren. Butter in einer größeren Pfanne schmelzen lassen, Kürbisgemüse und Champignons darin leicht anbraten und zugedeckt kurze Zeit weich dünsten. Falls nötig, zwischendurch etwas Gemüsebrühe zugießen. Wenn das Gemüse weich ist (und die Flüssigkeit verdunstet ist), Tomatenwürfel und fein geschnittene Basilikumblätter untermischen und mit Vollsalz und frisch geriebener Muskatnuss würzen. Sauerrahm mit der Basensauce vermischen und unterrühren.

Zubereitung Kräuterlaibchen:

Kartoffeln waschen und mit der Schale im Kocheinsatz über Dampf weich garen, dann schälen. Nicht zu fein raspeln und zerlassene Butter, Salz, Kräuter und Galgant untermischen. 4 kleine, fingerstarke Laibchen formen, diese auf ein bemehltes Backblech legen und im vorgeheizten Ofen bei 220°C etwa 10 Minuten bräunlich backen oder in einer beschichteten Pfanne (ohne Fett) goldgelb braten.

Tipp:
Sie können die gewürzte Kartoffelmasse auch mit einem Eisportionierer anrichten oder in eine kleine Form pressen und stürzen. Daraus können Sie (evtl. unter Zugabe eines Eidotters) auch Stürzkartoffeln, Kartoffelrösti oder (mit Hilfe eines Spritzsackes) gar Kroketten formen. Diese werden dann in Vollmehl gerollt und in der Pfanne oder im Backofen ohne Fett gebacken. Variationsmöglichkeiten bestehen durch Zugabe von geschwenkten Pilzen, kleinste Käse- oder Schinkenwürfelchen oder gedämpftes, klein gewürfeltes Gemüse.

Zutaten Kürbisfrikassee:
300 g Speisekürbis, Zucchini oder Auberginen (evtl. gemischt)
150 g Tomaten
100 g frische Champignons (oder andere Pilze)
10 g Butter
ca. 5 g frische Basilikumblätter
Vollsalz
Muskatnuss frisch gerieben
evtl. 1 EL (30 g) Sauerrahm (10% F)
1/8 l Basensauce (Rezept Seite 69)

Zutaten Kräuterlaibchen:
300 g Kartoffeln mit Schale (mehlige Sorte)
5 g Butter zerlassen
1 EL frische Kräuter wie Majoran, Thymian, Oregano, Petersilie oder Minzeblätter fein geschnitten
Vollsalz
etwas Galgantwurzel oder Pfeffer aus der Mühle fein gemahlen

Pro Portion:
kcal 216 • KH 31,43
EW 6,89 • F 6,44

Die Milde Ableitungsdiät III (MAD III)

Dinkel-Nudelauflauf mit Gemüse
2 Portionen

Zutaten Nudelteig:
150 g feinstes Dinkelmehl (kurz vor Verwendung frisch gemahlen)
1 Ei (60 g)
1 TL (3 g) Olivenöl
ca. 60 ml warmes Wasser
Vollsalz
1 TL fein gehackte Petersilie und Oreganoblättchen
1/8 l Kräuter-Basensauce (Rezept Seite 79)

Weitere Zutaten:
70 g grob geriebener Schafskäse
80 g Fenchel mit Grün klein geschnitten und gedämpft
80 g Champignons blättrig geschnitten
10 g Butter
5 g frische Basilikumblätter fein geschnitten
200 g gedämpfter Brokkoli mit Karotten oder Mangold
30 g frisch geriebener Hartkäse
2 EL (60 g) Sauerrahm (10% F)
Vollsalz
Muskatnuss frisch gerieben

Pro Portion:
kcal 518 • KH 54,07
EW 27,60 • F 20,85

Zubereitung:
Mehl, Öl, Ei, Salz, Petersilie und Wasser miteinander vermengen und zu einem glatten, mittelfesten Teig kneten. Mit Folie abdecken und ca. $1/2$ Stunde im Kühlschrank ruhen lassen. Den Teig dünn ausrollen und ca. $1/2$ cm breite Nudeln schneiden. (Eine kleine handbetriebene Nudelmaschine kann hier gute Dienste leisten.) Die Nudeln immer wieder mit Mehl bestäuben, hochheben und durch die bemehlten Finger gleiten lassen. Im köchelnden Salzwasser ca. 5 Minuten nicht zu weich (al dente) kochen. Nudeln herausnehmen, ganz kurz kalt abschrecken und in eine Schüssel geben. Mit allen weiteren Zutaten (Champignons und Fenchel mit Grün in einer Pfanne mit Butter anschwitzen) vermengen und in eine mit Butter ausgestrichene Auflaufform geben.
Zuletzt noch frisch geriebenen Hartkäse (oder Mozzarella klein gewürfelt) darüber streuen und im vorgeheizten Backofen bei 200 °C ca. 10–15 Minuten überbacken. Wie eine Lasagne herausstechen, auf vorgewärmten Tellern anrichten und mit frischen Oreganoblättchen garnieren. Dazu servieren Sie separat etwas Kräuter-Basensauce (Rezept Seite 69/79).

Tipp:
Natürlich können Sie die Nudeln auch kaufen. In der Regel sind italienische Nudeln – mit Hartweizengrieß gemacht – immer ohne Ei. Am besten schmecken aber immer noch Hausgemachte. Beim selbst gemachten Nudelteig können fast alle Getreidesorten verwendet werden. Wenn statt Wasser nur Eier verwendet werden, ist der Teig naturgemäß noch feiner. Durch Zugabe von ca. 3 EL passiertem Spinat, Tomatenmark, fein gehackten Kräutern, Safran oder Rote Beete sehen die Nudeln immer anders aus. Auch die unterschiedliche Schnittweise kann für Abwechslung sorgen. Auf einem Nudelbrett mit Mehl bestäubt und mit einem trockenen Tuch zugedeckt können die Nudeln einige Tage im Voraus vorbereitet werden. Frisch bleibt aber frisch!

Grünkern-Käsenockerln mit Gemüse
2 Portionen

Zutaten:
50 g Butter
1 Hühnerei (60 g)
50 g Grünkern feinst gemahlen oder
100 g Dinkel- oder Weizengrieß
1 EL frisches Kerbelkraut fein geschnitten
Vollsalz
200 g gemischtes Wurzelgemüse (gefällig geschnitten) mit Blattspinatblättern
1/8 l Kräuter-Basensauce (Rezept Seite 96)
30 g Schafskäse gerieben

Pro Portion:
kcal 393 • KH 25,82
EW 10,39 • F 27,20

Zubereitung:
Butter schaumig rühren und mit Eigelb verschlagen, salzen. Bei Grießnockerln das ganze Ei mit der cremig gerührten Butter und zuletzt mit dem Grieß vermischen. Eiweiß mit einer Prise Salz zu steifem Schnee schlagen und mit dem Mehl zugleich unterheben. Die Masse 1/2 Stunde in den Kühlschrank stellen, mit zwei Esslöffeln kleine Nockerln formen und diese ca. 10 Minuten im köchelnden Salzwasser garen. Mit einem Netzschöpfer herausheben und in eine Form legen. Mit mildem Schafskäse bestreuen oder mit kleinwürfelig geschnittenem Mozzarella belegen und im vorgeheizten Ofen bei 200 °C evtl. kurz gratinieren. Dann mit dem weich gedämpftem Gemüse, mit heißer Basensauce und frischen Kräutern servieren.

Anrichteweise:
Die Nockerln am besten auf dem Gemüse (Brokkoliröschen, Blumenkohlröschen, Mangold oder Blattspinat) anrichten und mit etwas Käse und Frischkräutern garnieren.

Tipp:
Diese Nockerln können Sie auch mit fein gemahlenem Dinkel, Hirse oder Maismehl machen. Kurz vor Verwendung frisch gemahlen garantiert dies wertvolle Inhaltsstoffe und besten Geschmack. Sie können auch klein geformt als Einlage für die Gemüsebouillon verwendet werden. (Weitere Variante Käsenockerln: 20 g Butter, 120 g Magerquark, 30 g frisch geriebener Parmesan, 1 Hühnerei, je 12 g Brösel und feines Dinkelmehl. Alle Zutaten mischen, Nockerln formen und einkochen.) Solcherlei Nockerln passen zu Gemüseratatouille, zu Blattspinat, zu Zucchini- oder Auberginengemüse mit Tomaten und Schafskäse. Auf das Gratinieren kann auch verzichtet werden!

Die Milde Ableitungsdiät III (MAD III)

Hechtschnitte mit Sauerampfersauce und Kerbelkartoffeln
2 Portionen

Zutaten Hechtschnitte:
200 g frisches Hechtfilet (Zander oder Steinbutt) portioniert zu je 100 g
2 g Butter zum Bepinseln
1 TL (3 g) Öl
Saft einer geviertelten Zitrone zum Marinieren
ein Hauch weißer Pfeffer aus der Mühle
Vollsalz
1 EL frische Basilikumblätter geschnitten

Zutaten Sauerampfersauce:
100 g mehlige Kartoffeln geschält und klein gewürfelt
10 g Butter, 20 g fein geschnittene Schalotten oder Lauch (falls verträglich)
ca. 350 ml Gemüsebrühe oder Wasser
5–10 g junge frische Sauerampferblätter (Basilikumblätter oder Dill)
2 EL (20 g) Sahne (10% F)
Vollsalz

Zutaten Kerbelkartoffeln:
200 g klein gewachsene Kartoffeln geschält (neue ungeschält)
1 EL abgezupfte oder klein geschnittene Kerbelblätter (oder Petersilie)
5 g Butter

Pro Portion:
kcal 281 • KH 23,72
EW 22,01 • F 10,63

Zubereitung Hechtschnitte:
Zuerst Kartoffeln und Sauce, zuletzt den Fisch zubereiten. Hechtfilet mit Zitronensaft einpinseln, mit Pfeffer und Vollsalz würzen, mit Basilikumstreifen bestreuen und in einer beschichteten Pfanne oder auf den mit Öl eingepinselten, nicht zu heißen Plattengrill legen. Von beiden Seiten kurze Zeit (ca. 2 Minuten) so braten oder grillen, dass der Fisch innen auf alle Fälle saftig bleibt. Auch darauf achten, dass es keine scharfe Kruste gibt (häufiger wenden). Den Fisch zuletzt mit zerlassener Butter beträufeln und sofort servieren.

Zubereitung Sauerampfer-Basensauce:
Schalotten oder Lauch in Butter anschwitzen, Kartoffelwürfel kurz mit anschwitzen, salzen, mit Gemüsebrühe auffüllen und weich kochen lassen. Im Mixglas mit Sahne und klein geschnittenen Sauerampferblättern pürieren und evtl. nachwürzen.

Zubereitung Kerbelkartoffeln:
Kartoffeln im Kocheinsatz weich dämpfen und in einer Pfanne mit Butter und Kerbel schwenken. Fisch mit etwas Sauerampfersauce und Kartoffeln anrichten.

Tipp:
Im Haushalt wird man wohl seltener einen größeren Fisch zum Zubereiten oder Zerlegen haben (siehe Zubereitung in der Salzkruste, Seite 87). Dennoch sollten Sie wissen: Jeder Frischfisch wird erst einmal (geschuppt) ausgenommen, gewaschen und falls erforderlich filetiert. Fische zum Blaukochen sollten eine unverletzte Schleimhaut aufweisen, denn nur diese ist für die blaue Farbe verantwortlich!

Hauptspeisen der Milden Ableitungsdiät III (MAD III)

Schollenfilet vom Grill mit Steinpilzen und Kerbelsauce
2 Portionen

Zutaten Schollenfilet:
2 Portionen Schollenfilet
à 100 g
Salz,
weißer Pfeffer aus der Mühle
1 TL (3 g) Maiskeimöl
100 g kleine Steinpilze (oder Champignons)
180 g junger Blattspinat
1 EL frische Basilikumblätter fein geschnitten

Zubereitung Schollenfilet:
Schollenfilets mit Salz, einem Hauch Pfeffer und Basilikumstreifen würzen. Eine beschichtete Pfanne mit Maiskeimöl auspinseln. Schollenfilets auf beiden Seiten etwa 2–3 Minuten goldbraun braten (oder am Grill zubereiten oder mit 2 EL Gemüsebrühe zugedeckt dämpfen). Steinpilze putzen, mit einem feuchten Tuch abreiben und in Scheiben schneiden. Blattspinat putzen, waschen, abtropfen und in einer Pfanne mit 5 g Butter zusammenfallen lassen. Mit Salz und Muskatnuss würzen.

Zutaten Kerbelsauce:
10 g Butter
25 g Schalotten feinst geschnitten
evtl. 50 ml Fischfond
3 EL (30 g) Sahne (10% F)
Meersalz
ein Hauch weißer Pfeffer aus der Mühle
1 Bund Kerbel fein geschnitten
1/8 l Kräuter-Basensauce (Rezept Seite 166)

Zubereitung Kerbelsauce:
Die halbe Menge der Butter in einer Pfanne schmelzen lassen, die geschnittenen Schalotten und Steinpilze kurz anbraten. Mit dem Fischfond ablöschen, die Flüssigkeit zur Hälfte einkochen, mit der Sahne auffüllen und noch einmal um die Hälfte einkochen lassen. Die erwärmte Basensauce untermischen. Mit Salz und Pfeffer abschmecken. Vor dem Servieren den fein geschnittenen Kerbel unter die Sauce ziehen.

Pro Portion:
kcal 198 ● KH 4,98
EW 22,60 ● F 9,50

Anrichteweise:
Steinpilze mit der Sauce auf 2 vorgewärmten Tellern anrichten, die Schollenfilets daraufgeben und den Blattspinat dazu anrichten. Restliche Sauce extra dazu reichen. Dazu passen gedämpfte Karotten oder Kartoffeln.

> **Tipp:**
> Statt der Schollenfilets können Sie auch jeden anderen grätenfrei filetierten Fisch nehmen. Besonders geeignet sind Seezungenfilets, Zanderfilet, Steinbutt, Saiblingfilet oder Forellenfilet. Eventuell können Sie sehr zarte Filets mit etwas Vollwertmehl bestäuben oder durch eine Panade (Weißbrotbrösel) ziehen, bevor sie gebraten oder gegrillt werden. Dadurch erhalten die Filets eine bessere Stabilität.

Die Milde Ableitungsdiät III (MAD III)

Felchenfilet mit Lachs in Mangold gedünstet
2 Portionen

Zutaten:
2 Felchenfilets à 60 g
2 Lachsfilets à 30 g
Salz, Pfeffer aus der Mühle
10 g Butter
1 Schalotte (30 g)
4 große Mangoldblätter
50 ml Weißwein
50 ml Fischfond oder Gemüsebrühe
100 g Tomatenwürfel, geschält und entkernt
1 Bund Basilikum, fein geschnitten
100 g kleine Kartoffeln
60 ml Basensauce (Rezept Seite 166)
2 EL (20 g) Sahne (10% F)

Pro Portion:
kcal 214 • KH 11,68
EW 20,55 • F 8,42

Zubereitung:
Mangoldblätter waschen, im Kocheinsatz kurz dämpfen. Blätter einzeln auf einem feuchten Küchentuch ausbreiten und den dicken Strunk herausschneiden. Felchenfilets mit Zitrone, Basilikum, Salz und Pfeffer leicht würzen. Auf beide Filethälften je eine dünne Lachsscheibe legen. Die Filets einzeln in je 2 vorbereitete Mangoldblätter wickeln. Eine feuerfeste Form mit Butter ausstreichen, darauf die gehackte Schalotte, Salz und Pfeffer streuen. Die umwickelten Filets in die Form setzen, Weißwein und Fischfond dazugießen. Im auf 200 °C vorgeheizten Ofen rund 10 Minuten dünsten oder einfach im Kocheinsatz dämpfen und die Sauce extra zubereiten.
Für die Sauce den beim Dünsten entstandenen Fond abschütten und bis zur leichten Dickflüssigkeit einkochen. Den reduzierten Fond mit Sahne und Basensauce auffüllen und mit Basilikumstreifen nachwürzen.

Anrichteweise:
Die gefüllten Filets schräg anschneiden, mit der Sauce auf heißen Tellern anrichten, mit in Butter geschwenkten Tomatenwürfeln und Basilikum garnieren. Dazu geben Sie weich gedämpftes Gemüse wie etwa Fenchel, Zucchini, Karotten, gelbe Rüben oder kleine heurige Dampfkartoffeln.

Tipp:
Anstelle der Felchen können Sie auch Saibling, Lachs, Seezunge oder andere filetierte Fische verwenden. Servieren Sie nur Gemüse zum Fisch, dann wird das Essen noch leichter bekömmlich sein als mit Kartoffeln.

Seezungenfilet mit kleinen Gemüsen und Estragonsauce

2 Portionen

Zutaten Seezungenfilet mit kleinen Gemüsen:
200 g Seezungenfilet, abgeriebene, ungespritzte Orangenschale
5 g Butter zum Ausstreichen
Salz
etwas Lauch, Fenchel, Sellerie und Karotten
50 ml Weißwein für den Fischsud
Pfeffer aus der Mühle
2 weiße Rüben (100 g)
1 Orange (100 g)
1 kleine Zucchini (100 g)
je 2 kleine Karotten und Petersilienwurzeln (100 g)
2 kleine Fenchelknollen (100 g)
1 TL frische Basilikumblätter geschnitten
3 EL Basensauce (Rezept Seite 166)

Zubereitung Seezungenfilets mit kleinen Gemüsen:

Seezungenfilets mit Zitronensaft beträufeln, mit einer Messerspitze abgeriebener Orangenschale und Basilikumstreifen bestreuen. Falls Sie die Seezunge im Ganzen gekauft haben, abziehen und filetieren, aus den Seezungengräten mit Lauch, Wein, Sellerie, Karotten und Fenchel einen Fischsud machen.

Weiße Rübchen schälen, Fenchel putzen. Beides im Kocheinsatz über Dampf weich garen. Karotten und Petersilienwurzel putzen und ungeschält im Kocheinsatz weich garen. Die Zucchini in zündholzstarke Streifen schneiden und knackig weich garen. Orange schälen, die weiße Haut entfernen und die Filets zurechtschneiden.

Eine Sauteuse (Pfanne mit Rand) mit Butter ausstreichen, leicht salzen und die Seezungenfilets hineinlegen. Im 200 °C heißen Ofen den Fisch glasig ziehen lassen und anrichten. Nun das Gemüse, die Basensauce und die Orangenfilets in die Sauteuse geben. Heiß schwenken und gut abschmecken.

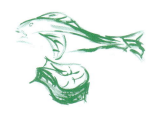

Die Milde Ableitungsdiät III (MAD III)

Zutaten Estragonsauce:
2 EL (20 g) Sahne (10% F)
Meersalz,
weißer Pfeffer aus der Mühle
1 EL frische Estragonblätter fein geschnitten
1 TL Estragon-Essig
⅛ l Kräuter-Basensauce (Rezept Seite 166)

Pro Portion:
kcal 187 ● KH 12,92
EW 21,48 ● F 5,07

Zubereitung Estragonsauce:

200 ml von dem Fischsud (oder Gemüsebrühe) nehmen und bei starker Hitze zu ²/₃ einkochen lassen. Die Sahne dazugießen und wieder kurz einkochen lassen, vom Herd nehmen. Mit Basensauce und Estragon-Essig mischen. Mit Salz, Pfeffer und den Estragonblättchen gut abschmecken.

Anrichteweise:

Zuerst das Gemüse auf 2 vorgewärmten Tellern anrichten. Seezungenfilets darauflegen, mit Estragonsauce überziehen und mit Estragon bestreuen.

> **Tipp:**
> Genauso können Sie auch Filets vom Zander, Steinbutt, Heilbutt, Petersfisch, Angler, Hecht, Forelle, Saibling oder Lachsforelle zubereiten. Nach Bedarf können Sie auch kleine, gedämpfte Kartöffelchen dazu reichen.

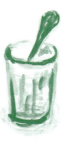

Hühnerfrikadellen auf spanische Art
2 Portionen

Zubereitung:
Brötchen in kleine Stücke brechen, mit Gemüsebrühe oder kaltem Wasser übergießen und etwa 5 Minuten einweichen. Zwiebel schälen und mit Oliven klein würfeln. In einer Pfanne mit Öl kurz anschwitzen. Das Brötchen ausdrücken und mit Zwiebelwürfeln, Oliven, Oreganoblättchen, Hackfleisch und Gewürzen vermengen. Restliches Öl in einer großen, beschichteten Pfanne erhitzen. Aus dem Fleischteig 2 größere oder 4 kleinere Frikadellen formen und diese von beiden Seiten goldgelb anbraten, die Hitze zurückschalten und zugedeckt bei schwacher Hitze insgesamt ca. 8–10 Minuten nachziehen lassen, damit das Fleisch gar wird.
Tomate waschen, abtrocknen und in vier Scheiben schneiden. Die Tomatenscheiben mit den Sardellenringen auf die Frikadellen legen, mit Schafskäse bestreuen, Deckel auf die Pfanne und kurze Zeit garen, bis der Käse schmilzt. Auf 2 vorgewärmten Tellern anrichten.
Den Bratenfond in der Pfanne mit dem Rotwein lösen. Auberginen zugeben und Flüssigkeit zur Hälfte einkochen. Das Tomatenmark mit den Tomatenwürfeln und dem Oregano verrühren, unter die Rotweinsauce mischen, alles einmal aufkochen lassen und mit der Basensauce mischen. noch einmal nachschmecken. Frikadellen mit der Sauce umgießen.

Anrichteweise:
Dazu passen entweder Kartoffelpüree oder gedämpftes Gemüse wie Mangold Spinat, Brokkoli, Zucchini, Karotten, mit etwas Basensauce gemischt.

> **Tipp:**
> Statt Hühnerfleisch können Sie ebenso Kalb, Rind, Wild oder Lamm nehmen oder eine Mischung der genannten Sorten. Das klein geschnittene Fleisch kann auch in der Moulinex (Cutter) püriert werden. Auf 100 g Fleisch rechnet man ca. 90 ml Flüssigkeit, die zur Hälfte aus Sahne und Gemüsebrühe bestehen kann. Aus dieser Masse können auch Fleischbällchen geformt und in Salzwasser gekocht werden.

Zutaten:
1 altbackenes Brötchen (40 g)
½ Zwiebel (50 g),
5 gefüllte grüne Oliven (30 g)
30 g Schafskäse
200 g fasciertes (durchgedrehtes) Hühnerfleisch (oder Pute)
je ein Hauch weißer Pfeffer aus der Mühle und frisch gepresster Knoblauch
etwas Meersalz
1 EL Öl (5 g)
1 Tomate (100 g)
2 Sardellenringe mit Kapern gefüllt
30 ml trockener Rotwein
100 g Auberginen in Würfel geschnitten
1 EL Tomatenmark (20 g)
50 g kleine Tomatenwürfelchen
1 EL frische Oreganoblätter geschnitten
60 ml Basensauce
(Rezept Seite 78, 166)

Pro Portion:
kcal 334 • KH 18,95
EW 29,16 • F 14,13

Die Milde Ableitungsdiät III (MAD III)

Zutaten:
2 Scheiben Rindfleisch vom dicken Bug zu je 100 g
(ebenso geeignet Pute, Kalb oder Lamm)
½ Zwiebel (50 g)
1 Knoblauchzehe (3 g)
½ Stange Lauch/Porree (50 g)
1 Bund Suppengrün
je 1 kleine Karotte und Petersilienwurzel
(à ca. 100 g)
je 1 TL frisch gerebelte Majoran und Thymianblätter
ein Hauch weißer Pfeffer aus der Mühle
Salz
1 EL Öl (5 g)
¼ l heiße Gemüsebrühe
⅛ l Majoran-Basensauce (Rezept Seite 98)
ein paar Majoranblättchen zum Garnieren

Pro Portion:
kcal 197 • KH 10,63
EW 22,80 • F 6,82

Rinderroulade gefüllt mit Gemüse
2 Portionen

Zubereitung:
Fleisch flach drücken und gleichmäßig dünn ausklopfen. Zwiebel und Knoblauchzehe schälen und beides fein hacken. Lauch putzen, waschen und der Länge nach schneiden. Suppengrün ebenfalls putzen, waschen und zuschneiden. Auf jedes Fleischstück eine – der Länge nach – halbierte Karotte, Lauch, Suppengrün und eine halbierte Petersilienwurzel legen. Nach Größe der Fleischstücke zuschneiden und zusammenfügen. Zwiebel und Knoblauch in Öl kurz anschwitzen, mit Majoran, Thymian, Pfeffer und Salz mischen und auf das Fleisch und Gemüse streuen. Die Schnitzel zu Rouladen aufrollen (überstehendes Gemüse an den Enden kappen) und mit Küchengarn binden oder mit Holzstäbchen oder Rouladenklammern feststecken.

Das Öl in einem Schmortopf erhitzen, Rouladen anbraten und mit der Hälfte der heißen Gemüsebrühe umgießen. Die Rouladen zugedeckt 20–30 Minuten schmoren lassen, bis das Fleisch weich ist. Nach und nach die restliche Gemüsebrühe zufügen. Rouladen herausnehmen und warm halten. Flüssigkeit einkochen lassen oder einen Teil davon abgießen und die vorgefertigte Majoransauce unterrühren. Die Sauce darf keinesfalls zu dünn werden!

Anrichteweise:
Etwas Sauce auf 2 erwärmte Teller geben, die Rouladen jeweils schräg anschneiden und draufsetzen. Mit Majoranblättchen garnieren. Restliche Sauce extra dazu reichen. Dazu passen Kartoffel- oder Selleriepüree, diverses Gemüse oder Brokkoli mit Karotten gedämpft.

> **Tipp:**
> Sie können – falls erforderlich – die Rouladen auch im Kocheinsatz über Wasserdampf garen. Genauso können Sie als Füllung auch eine gut gewürzte Hackfleischmasse auf die Schnitzel streichen und mit den Gemüsestreifen rollen. Die Füllung an den Enden glatt streichen. Die Garzeiten verkürzen sich bedeutend, wenn Sie zarte Fleischteile verwenden z.B, Putenbrust, Hühnerfilet, Lammrücken oder Kalbsrücken. Sie können die Rouladen im Übrigen auch in etwas verdünnter Basensauce weich schmoren lassen!

Lammkarree mit Thymian oder Minzensauce und Ofenkartoffeln

2 Portionen

Zutaten Lammkarree:
1 Lammkarree mit Knochen ca. 300 g (ausgelöst ergibt das ein Lammfilet von ca. 200 g, die Flechsen und Knochen kann man gut für die Natursauce mitverwenden)
Vollsalz
Galgantwurzel frisch gemahlen (oder Pfeffer aus der Mühle)
1 Knoblauchzehe (3 g)
250 g Wurzelgemüse
1 TL (3 g) Öl
1 TL frisch abgezupfte Thymianblättchen
$1/8$ Liter Basensauce (Rezept Seite 167)

Zubereitung Lammkarree:

Alle Zutaten vorbereiten. Sauber geputztes Lammkarree mit Salz, zerdrückten Knoblauchzehen, Thymian und Pfeffer oder Galgant würzen. Mit Öl bestreichen und entweder in einer beschichteten Pfanne, im Backofen oder auf dem Grill ca. 10–15 Minuten zart rosa garen. Dabei niemals zu viel Hitze verwenden, sonst gibt es eine harte, schwer verdauliche Kruste. Bei zu wenig Hitze fängt es allerdings zu dünsten an. Also mit Gefühl die richtige Hitze wählen und das Lammkarree oder Filet immer wieder drehen. Wenn Sie das geputzte Wurzelgemüse klein schneiden, auf ein Backblech setzen oder in eine feuerfeste Form geben und das gewürzte Lammkarree darauf setzen, brauchen Sie es nur noch in das vorgeheizte Backrohr (200 °C) schieben. Von Zeit zu Zeit mit etwas Gemüsebrühe begießen. Wenn das Fleisch rosa gegart ist, herausnehmen, in Alufolie wickeln und warm halten. Bratsaft mit Gemüse (etwas Rotwein) und Gemüsebrühe einkochen. Sie können nun entweder einen Teil des Gemüses (mit Gemüsebrühe) zu einer schmackhaften Sauce mixen oder das Gemüse so dazu reichen. Auch kleine Kartoffelstückchen können mitgegart werden. Diese Methode eignet sich vorallem auch für Lammschulter oder Lammkeule, dann verlängert sich die Garzeit auf 40–50 Minuten.

Zubereitung Natursauce:

Entweder machen Sie eine Thymian- oder Minzensauce auf Kartoffelbasis (Rezept Seite 167/170) und geben den beim Braten abgelaufenen Saft dazu, oder Sie machen eine Natursauce zum Lamm:
Dazu die Knochen und Flechsen klein hacken bzw. schneiden und in wenig Öl oder auf dem Backblech im vorgeheizten Ofen bräunen, ca. 150 g würfelig geschnittenes Gemüse, wie Karotten, Sellerie, Petersilienwurzel, Selleriegrün (evtl. Lauch) zugeben, kurz mitbraten, mit ca. 1 l Gemüsebrühe aufgießen, mit Salz, Knoblauch und Thymian würzen und ca. 60 Minuten einkochen lassen. Dann abseihen, $1/8$ l Rotwein zugeben und weitere 10 Minuten einkochen lassen. Zuletzt 1 Bund frischen Thymian oder Minzeblätter klein geschnitten dazugeben. Die Sauce muss sämig sein, sonst noch weiter einkochen lassen oder zur Hälfte mit Basensauce vermischen.

Die Milde Ableitungsdiät III (MAD III)

Zutaten Ofenkartoffeln:
4 Pellkartoffeln (250 g)
3 g Öl
Vollsalz,
Kümmel
3 g Butter

Pro Portion:
kcal 288 • KH 28,64
EW 25,65 • F 5,46

Zubereitung Ofenkartoffeln:

4 kleinere (250 g) Pellkartoffeln waschen, halbieren, salzen, mit ganzem Kümmel bestreuen und mit der Schnittfläche nach oben auf ein mit 3 g Öl bepinseltes Backblech legen. Bei 220 °C im Ofen ca. 50 Minuten überbacken. (Wenn es besonders schnell gehen soll, die Kartoffeln vordämpfen!)
Zuletzt mit etwas zerlassener Butter bepinseln. Die Kartoffeln können auch gleichzeitig mit dem Bratenstück in den Ofen geschoben werden.

Anrichteweise:
Auf zwei vorgewärmten Tellern zuerst etwas Sauce und mitgebratenes Gemüse anrichten. Das rosa gebratene Lammkarree mit Knochen oder das ausgelöste Filet in dickere, schräge Tranchen (Scheiben) schneiden und auf die Sauce mit dem Gemüse legen, mit Thymian oder Minzeblättern garnieren. Ofenkartoffeln dazu anrichten, restliche Sauce extra dazu reichen.
Sie können die Kartoffeln auch weglassen und Blattspinat oder Mangold dazu servieren.

> **Tipp:**
> Rehrücken oder Rehrückenfilet (ausgelöster Rücken), Hasenrücken oder Filet, Hirschrücken oder Filet kann in gleicher Weise zubereitet werden. Zur Sauce nimmt man dann Majoran, Wacholderbeeren, Pfefferkörner, Lorbeer und Thymianblätter.

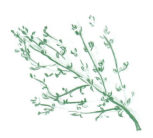

Hühnerbrüstchen mit Bärlauchsauce und gebratenen Kartoffelkroketten

2 Portionen

Zubereitung Hühnerbrüstchen:

Erst wenn die Sauce und die Kroketten fertig sind, werden die Brüstchen zubereitet.

Brüstchen mit wenig Salz und Rosmarin würzen, mit Öl bestreichen und in einer beschichteten Pfanne bei mäßiger Hitze ca. 10 Minuten halb zugedeckt garen (oder im Backofen bei 200 °C durchziehen lassen). Eventuell auf dem Grill zubereiten. Dabei häufiger wenden, falls erforderlich. Zuletzt Haut abziehen, Brüstchen mit Butter bepinseln, evtl. schräg anschneiden und auf etwas Bärlauchsauce setzen.

Zubereitung Bärlauch-Basensauce:

Kartoffeln klein schneiden, mit Schalotten in Butter kurz anschwitzen, mit Gemüsebrühe auffüllen und gar kochen. Mit Rahm, Salz, Galgantwurzel und in Streifen geschnittenem Bärlauch im Mixglas fein pürieren. Ein paar in feine Streifen geschnittene Bärlauchblätter zum Garnieren zurückbehalten. Die Sauce darf nicht zu dick sein, falls nötig mit etwas Gemüsebrühe verdünnen.

Zutaten Hühnerbrüstchen:
2 Hühnerbrüstchen zu je 100 g oder 200 g Putenbrust (das frische Huhn wird halbiert, die Keulen von den Brüstchen getrennt)
1 TL (3 g) Öl
etwas Vollsalz
etwas zerlassene Butter (3 g) zum Anpinseln
1 frischer Rosmarinzweig

Zutaten Bärlauchsauce:
100 g mehlige Kartoffeln geschält
5 g Butter
1 kleiner Bund frische Bärlauchblätter (wilder Knoblauch. Alternativen: Bachkresse, Rucola, frischer Majoran, Rosmarin, Thymian)
300 ml Gemüsebrühe oder Wasser
2 EL (20 g) Rahm (10% F)
Vollsalz
etwas frisch geriebene Galgantwurzel oder weißer Pfeffer aus der Mühle
50 g fein geschnittene Schalotten

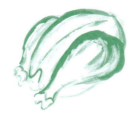

Die Milde Ableitungsdiät III (MAD III)

**Zutaten
Kartoffelkroketten:**
250 g mehlige Kartoffeln mit Schale
5 g geschmolzene Butter
(evtl. 1 Eigelb (20 g)
Vollsalz oder Meersalz
Muskatnuss frisch gerieben

Pro Portion:
kcal 314 • KH 27,99
EW 28,52 • F 9,19

Zubereitung Kartoffelkroketten:

Kartoffeln im Kocheinsatz weich dämpfen, schälen und nicht zu fein raspeln. Mit zerlassener Butter, (Eigelb), Salz und Muskatnuss verrühren und in einen Spritzsack ohne Tülle füllen (oder mit einem Eisportionierer kleine Krapferln anrichten). Auf ein bemehltes Brett eine lange Wurst aufdressieren, vier gleich große Kroketten schneiden, diese in wenig Vollwertmehl wälzen, auf ein bemehltes Backblech legen und im vorgeheizten Ofen bei 200–220 °C etwa 10 Minuten bräunen. Mit Hilfe einer Spachtel vom Blech heben und sofort servieren. Bei längerem Stehen werden sie runzlig!

Tipp:
Sie können die Hühnerbrüstchen auch im heißen Backofen (200 °C) garen. Den abgelaufenen Bratensaft verwenden Sie zur Sauce. Oder Sie bereiten das ganze Huhn mit Wurzelgemüse und Kartoffeln gleichzeitig (wie Lammrücken, Rezept Seite 173) in der Bratfolie oder einfach auf dem Backblech zu. Die Kartoffelkroketten können durch Zumischen von ca. 30 g fein geriebenem Hartkäse, Schinkenwürfelchen oder einer kleineren Menge Frischkräutern geschmacklich variiert werden. Bei dieser Art der Zubereitung wird auf das Panieren und auf Frittieren in Fett völlig verzichtet. Als zusätzliche Beilage oder statt Kartoffeln passen dazu: Blattspinat natur oder mit etwas Basensauce gemischt, Brokkoli oder jede Art von gedämpftem Wurzelgemüse.

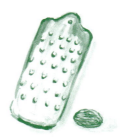

Rinderfilet auf russische Art mit Gemüsepüree

2 Portionen

Zutaten:
200 g Lende-Rinderfilet
1/2 Zwiebel (80 g oder Frühlingszwiebeln)
50 g Gewürzgurken
80 g Paprikaschote grün,
50 g frische Champignons
50 g geschälte und entkernte Tomatenwürfel
1 EL (5 g) Öl
etwas Salz und ein Hauch weißer Pfeffer aus der Mühle
1 TL frische Majoran- und Thymianblättchen
10 g Butter
2 EL (20 g) süße Sahne
60 ml Basensauce (Rezept Seite 175)
100g mehlige Kartoffeln geschält
200 g geschältes Wurzelgemüse

Pro Portion:
kcal 282 • KH 16,58
EW 25,41 • F 12,23

Zubereitung:
Fleisch in Streifen bzw. dünne Scheibchen schneiden. Kartoffeln und Gemüse im Kocheinsatz über Dampf weich garen, pürieren und gut abschmecken. Zwiebeln schälen und in Ringe schneiden. Gewürzgurken in streichholzdünne Streifen schneiden. Paprikaschote im heißen Backofen kurz braten, Haut abziehen, halbieren, entkernen und in Streifen schneiden. Champignons putzen, halbieren, vierteln oder blättrig schneiden. Öl in einer großen, beschichteten Pfanne erhitzen, das Fleisch rosa anbraten, würzen, umleeren und warm stellen. Dann die Butter in die Pfanne geben und die Zwiebelringe, Champignons und Paprikastreifen unter Umwenden darin goldgelb braten. Salzen und pfeffern.
Die Gurkenstreifen, Tomatenwürfel und Kräuter zufügen, alles mischen und bei schwacher Hitze zugedeckt noch weitere 5 Minuten dünsten. Die Sahne und die dicke Basensauce untermischen und das warm gestellte Fleisch vor dem Servieren unterheben. Achten Sie darauf, dass das warm gestellte Fleisch Saft lässt und die Sauce trotzdem dicklich bleibt!

Anrichteweise:
Mit dem Gemüsepüree einen Ring machen und das geschnetzelte Rinderfilet (Boeuf Stroganoff) in die Mitte geben oder konventionell anrichten. Mit frischen Majoranblättern bestreuen (eventuell mit einem Tupfer Sauerrahm garnieren).

Tipp:
Statt Rinderfilet können Sie auch Lamm-, Puten-, Wild- oder Kalbsfilet nehmen. Zu festes Gemüsepüree wird – falls nötig – mit etwas Basensauce oder Gemüsebrühe auf die gewünschte Konsistenz gebracht!

Die Milde Ableitungsdiät III (MAD III)

Nachtische – Desserts – Cremes

Nachtische sollen nur bei Bedarf, nur gelegentlich, aber keineswegs täglich gegessen werden. Die Grundlage der angeführten Cremes sind basische Milchprodukte. Die Rezepte sind so dosiert, dass man gerade ein kleines Dessertglas Creme pro Person erhält. Anstelle von Honig kann auch Vollzucker (mit Mineralstoffen), brauner Zucker, Fruchtdicksaft oder Ursüße verwendet werden. Wegen der leichten Vergärungstendenz aller Desserts sollen diese nicht am Abend konsumiert werden. Jede Süßspeise muss auch mit einer kleinen Prise Salz versehen sein. Dadurch wird der Eigengeschmack hervorgehoben! Tatsache bleibt auch, dass sämtliche Cremes mit Gelantineblätter am besten gelingen. Agar-Agar wäre eine Alternative dazu, macht aber die Creme grieslig und leicht salzig!

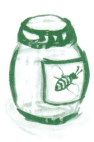

Nachtische – Desserts – Cremes

Weincreme
4 Portionen

Zubereitung:
Eigelb, Honig, Wein, 1 Prise Salz und Agar-Agar[9] oder das in kaltem Wasser 3 Minuten eingeweichte und ausgedrückte Gelatineblatt in einem kleinen Schneekessel über Wasserbad (Dampf) erst warm (wie ein Biskuit) und dann kalt schlagen. Geschlagenen Rahm vorsichtig untermengen und Creme in kleine sektkelchähnliche Gläser füllen. Ca. 1 Stunde im Kühlschrank steif werden lassen. Zum Garnieren 1 EL geröstete Hafernüssli (Reformhaus) verwenden.

Zutaten:
1 Eigelb (20 g)
30 g Honig
1/2 TL Agar-Agar gemahlen oder 1 Blatt Gelatine
60 ml lieblicher Weißwein
1/8 l Schlagrahm (Sahne 10% F)
1 Prise Salz

Pro Portion:
kcal 87 • KH 7,03
EW 1,99 • F 4,60

> **Tipp:**
> Sie können auch kleine Biskuitwürfelchen (evtl. mit etwas Erdbeermark) in die Gläser geben, bevor Sie die Creme einfüllen. Die Gläser nicht zu voll machen! 2/3 voll einfüllen.

Kastanienreis
4 Portionen

Zubereitung:
Frische Kastanien einritzen und im Rohr braten oder kochen. Schälen und passieren bzw. durchdrücken. Mit einer Prise Salz, Honig und evtl. etwas Rum zu einem Püree verarbeiten. Püree und Schlagrahm vermischen und mit Hilfe eines Spritzssackes (ohne Sterntülle) in kleinen Gläsern oder Schälchen gefällig anrichten.
Mit je einer Sauerkirsche und einem Blatt Zitronenmelisse (evtl. mit einer ganzen, habierten Maroni) garnieren.

Zutaten:
120 g frische Edelkastanien (Maroni) passiert (evtl. tiefgefroren)
25 g Honig (nur echter Bienenhonig)
1/2 TL Zitronensaft
1/8 l Schlagrahm (10 %F)
4 (20 g) Sauerkirschen
1 TL (3 g) Rum
eine Prise Salz
4 Blätter frische Zitronenmelisse oder Minze

Pro Portion:
kcal 110 • KH 17,03
EW 1,74 • F 3,59

> **Tipp:**
> Schneller und einfacher geht das Dessert mit fertig gekauftem Kastanienreis (tiefgefroren) oder geschälten, gefrosteten Maronis. Vom Geschmack her ist allerdings beides nicht zu vergleichen mit frischen Edelkastanien (Maronis). Sollte das Kastanienpüree zu dicklich sein, mit Milch verdünnen.

---

9 Agar-Agar ist das pflanzliche Geliermittel aus dem Meer, das reichlich Spurenelemente enthält. Es ist 6–7-mal quellfähiger als tierische Gelatine.
1 gestrichener TL Agar-Agar = 2 Blatt Gelatine.

Die Milde Ableitungsdiät III (MAD III)

Zitronencreme
4 Portionen

Zutaten:
1 Hühnerei (60 g)
30 g Honig
etwas Zitronenschale
(chemisch unbehandelt)
Saft von 1 kleinen Zitrone (30 ml)
3 EL Weißwein
½ TL Agar-Agar gemahlen oder 1 Blatt Gelatine (0,5 g)
⅛ l (120 ml) Schlagrahm (10% F)
1 Prise feines Meersalz
8 kleine, frische Blätter Zitronenmelisse

Pro Portion:
kcal 97 ● KH 8,67
EW 3,19 ● F 4,84

Zubereitung:
Eigelb mit Honig, wenig Zitronenschale, den Saft einer Zitrone und das in Weißwein erwärmte Agar-Agar oder die zuvor in kaltem Wasser eingelegte und ausgedrückte Gelatine in einem kleinen Schneekessel über Dampf cremig schlagen, dann über Eiswürfel oder kaltem Wasser kalt schlagen. Eiweiß mit einer Prise Salz zu schmierigem Schnee schlagen und zusammen mit dem geschlagenen Rahm mit einem Schneebesen unter die Creme heben. In kleine Flötengläser abfüllen und zum Steifwerden ca. 1 Stunde in den Kühlschrank stellen. Danach mit je einem Zitronenfilet und 2 Blatt Zitronenmelisse garnieren.

Tipp:
Orangen oder Mandarinen eignen sich für dieses Rezept genauso gut. Zu dieser erfrischenden Sommercreme können Sie auch kleine Stückchen von Biskotten (Löffelbiskuit) aus Hirse oder Mais dazugeben.

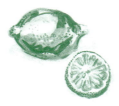

Nachtische – Desserts – Cremes

Grapefruitcreme
4 Portionen

Zutaten:
1 Eigelb (20 g)
1 Eiweiß (40 g)
25 g Honig
Saft von 1–2 Grapefruit (100 ml)
2 EL (20 ml) Weißwein
1 TL Agar-Agar oder
2 Blatt Gelatine (1 g)
1/8 l Schlagrahm (120 ml 10% F)
1 Prise Salz
4–8 kleine Minzenblättchen

Pro Portion:
kcal 97 • KH 8,47
EW 3,51 • F 4,77

Zubereitung:
Eigelb mit Honig, Grapefruitsaft, Weißwein und Agar-Agar in einem kleinen Schneekessel über Wasserbad (Wasserdampf) cremig schlagen. (Bei Verwendung von Gelatineblättern diese vorher 4 Minuten in kaltes Wasser einweichen, ausdrücken und im erwärmten Weißwein unter Rühren auflösen.) Crememasse kühl stellen bzw. über Eiswürfeln oder kaltem Wasser kalt rühren.
Eiweiß mit einer Prise Salz zu Schnee schlagen und mit dem geschlagenen Rahm zugleich unter die noch nicht ganz abgestockte Crememasse mischen. In 4 kleine Gläser zu zwei Drittel einfüllen und kurze Zeit (ca. $1/2$–1 Stunde) in den Kühlschrank stellen. Mit Grapefruitspalten und Minzenblättchen garnieren.

Tipp:
Der Grapefruitsaft kann auch zur Hälfte mit Apfelsaft (oder mit gekaufter Soja-Vanillesauce aus dem Reformhaus) gemischt werden!

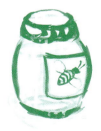

Die Milde Ableitungsdiät III (MAD III)

Vanillecreme
4 Portionen

Zutaten:
1/8 l Frischmilch
20 g Honig
1 TL Agar-Agar gemahlen oder 1½ Blatt Gelatine
1 Hühnerei
1/8 l Schlagrahm (Sahne 10% F)
1 Msp. echtes Vanillepulver gemahlen (Reformhaus)
4–8 Blättchen Zitronenmelisse oder Minzeblättchen zum Garnieren
1 Prise Salz

Pro Portion:
kcal 97 • KH 6,64
EW 4,31 • F 5.99

Zubereitung:
Milch, Honig, Agar-Agar oder die in kaltem Wasser eingeweichten und ausgedrückten Gelatineblätter, Eigelb und Vanillepulver in einem kleinen Schneekessel über Wasserbad auf ca. 70 °C erwärmen (nicht kochen!), unter ständigem Rühren evtl. über gestoßenem Eis oder kaltem Wasser kalt rühren. Eiweiß mit einer Prise Salz zu Schnee schlagen und mit dem geschlagenen Rahm kurz vor dem Abstocken der Creme in diese einrühren (mit dem Schneebesen).
Vier kleine Gläser 2/3 voll füllen und mit je einem Tupfer Schlagrahm und Minzeblättchen garnieren; oder in ausgeölte (kaltgepresstes Pflanzenöl) kleine Förmchen geben, gute 2 Stunden im Kühlschrank durchkühlen lassen, danach lockern und auf Dessertteller stürzen. Mit beliebiger Fruchtsauce (frisch gemixte Erdbeeren, Himbeeren) und etwas Schlagrahm, Zitronenmelisse oder Minze garniert anrichten.

> **Tipp:**
> Diese Creme kann man in verschiedene Geschmacksrichtungen bringen, indem man vor dem Einfüllen der Creme in die Gläser je 1 EL (20 g) Fruchtmark aus Erdbeeren oder anderen Beeren gibt oder die Grundcreme vor der Schnee- und Rahmbeigabe mit 1 EL Fruchtmark, Sanddorn, Mandelmus, Heidelbeeren usw. versetzt. Sie können aber auch eine im Reformhaus gekaufte Sojacreme (Sojadessert) mit Vanillegeschmack als Grundcreme verwenden.
> Jede hausgemachte Marmelade kann mit etwas Wasser verdünnt zur passenden Fruchtsauce umgestaltet werden, oder man püriert frische, evtl. auch gefrorene Beeren im Mixglas.

Nachtische – Desserts – Cremes

Joghurt-Pudding
4 Portionen

Zubereitung:
Geschälte und entkernte Früchte oder Beeren im Mixer pürieren. Dieses Mark mit Joghurt und Honig verrühren. Den Fruchtsaft erhitzen, darin die vorher in kaltem Wasser eingeweichte und ausgedrückte Gelatine auflösen und die noch warme Flüssigkeit tröpfchenweise unter ständigem Rühren in die Joghurtmasse mischen. Schlagrahm mit dem Schneebesen unterziehen. In 4 kleine, mit kaltgepresstem Pflanzenöl (mit dem Finger) ausgestrichene Puddingformen (Dariolformen) füllen und im Kühlschrank 1–2 Stunden fest werden lassen. Aus den Formen auf Dessertteller stürzen und mit etwas Schlagrahm, je 1 TL Fruchtmark und Zitronenmelisseblättchen garnieren.

Zutaten:
50 g Mark von frischen Früchten (pürierte Erdbeeren, Himbeeren, Aprikosen, Mango oder gute Marmelade)
120 g Magerjoghurt
10 g Bienenhonig
1 EL (10 g) Orangensaft
1 1/2–2 Blatt Gelatine
60 ml Schlagrahm
1 EL (10 g) Schlagrahm (10% F)
kleine Blättchen frische Zitronenmelisse zum Garnieren
4 kleine Förmchen à 10 cl Inhalt

Pro Portion:
kcal 46 ● KH 4,68
EW 2,36 ● F 1,82

Tipp:
Das Joghurt kann auch zur Hälfte mit Sauerrahm gemischt werden. Sehr vereinfachen können Berufstätige diese süße Angelegenheit, wenn Sie einen gekauften Vanille-Sojapudding (Reformhaus) mit dem Fruchtmark mischen. Damit können Sie auf sämtliche weitere Zutaten verzichten. Frisch zubereitet schmeckt's aber am besten.

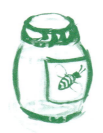

Die Milde Ableitungsdiät III (MAD III)

Joghurtcreme
4 Portionen

Zutaten:
1 Becher (120 g) Magerjoghurt (Sanoghurt oder Bioghurt)
1 Banane gut ausgereift (ca. 100 g)
½ Apfel geschält (ca. 60 g)
1 TL (3 g) Zitronensaft
4–8 kleine, frische Minzeblätter oder Zitronenmelisse
(evtl. 20 g Honig)

Zubereitung:
Joghurt in eine Glasschüssel geben. Banane und Apfel mittels feiner Glasraspel reiben und zugeben. Mit (Honig und) Zitronensaft abschmecken und die Masse verteilt in 4 Glasschalen anrichten. Mit Minzeblättern garnieren und sofort servieren! (Bei längerem Stehen tritt Farbänderung ein.)

Pro Portion:
kcal 44 • KH 8,47
EW 1,63 • F 0,14

Tipp:
Sie können das Joghurt zur Hälfte auch mit Hüttenkäse, Sauerrahm oder weniger Mascarpone mischen. Anstatt Banane und Apfel können Sie auch mit Honig gesüßtes Fruchtmark von Erdbeeren oder Himbeeren nehmen.

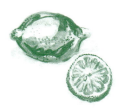

Nachtische – Desserts – Cremes

Tiramisucreme ohne Ei
4 Portionen

Zubereitung:
Sauerrahm, Honig und Mascarpone im Schneekessel mit einem Schneebesen gut verrühren. Mit Vanille, Rum, Salz und Zitronensaft abschmecken und zuletzt steif geschlagenen Schlagrahm unterheben. Die Creme zur Hälfte in vier kleine Gläser oder Schalen füllen, mit je zwei halbierten und kurz in Kaffee getränkten Biskuits belegen und mit restlicher Creme auffüllen. Zum Absteifen kurze Zeit in den Kühlschrank stellen und vor dem Servieren mit etwas Kakaopulver (durch ein Haarsieb sieben) oder Zimt bestreuen.

Zutaten:
20 g Bienenhonig
80 g Mascarpone (italienischer Frischkäse)
50 g Sauerrahm (10% F)
30 g Schlagrahm (Sahne 10% F)
etwas Vanille natur
je 1 TL Rum und Zitronensaft
Kaffee
Kakao (zum Bestreuen)
4 Stück (10 g) Löffelbiskuit
eine Prise Salz

Pro Portion:
kcal 118 ● KH 6,92
EW 3,16 ● F 8,51

Tipp:
Dies ist eine gute Möglichkeit, die rohen Eier zu umgehen, die in einer klassischen, italienischen Creme immer enthalten sind. Sie können auch ein Hirsebiskuit (Dinkel oder Mais) backen und die Creme auf den ausgekühlten Boden streichen. In diesem Fall verdoppeln Sie die oben angeführte Menge und lassen zusätzlich noch 2–3 Blatt Gelatine (5 Minuten in kaltes Wasser gelegt und ausgedrückt) in heißem Rum und Zitronensaft aufgelöst, tröpfchenweise unter Rühren in die Creme laufen.

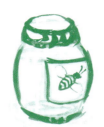

Schokolade-Dessertcreme
4 Portionen

Zutaten:
1/8 l Milch
1 TL Agar-Agar gemahlen
oder 1½–2 Blatt Gelatine
1 Eigelb (20 g)
1 Eiweiß (40 g)
1/8 l Schlagrahm
(Sahne 10% F)
etwas Vanillearoma
50 g Zartbitterschokolade
1 Prise Salz
8 g Schokoladenspäne zum Garnieren

Pro Portion:
kcal 137 • KH 9,51
EW 5,85 • F 8,51

Zubereitung:
Milch, Agar-Agar (oder die eingeweichte und ausgedrückte Gelatine), Eigelb, Vanille und Schokolade in einem Schneekessel über Wasserdampf zu einer Creme abziehen, d.h. unter Rühren auf ca. 70 °C erhitzen, dann über Eiswürfeln oder im kalten Wasser kalt rühren. Das Eiweiß mit einer Prise Salz zu Schnee schlagen und zusammen mit dem geschlagenen Rahm kurz vor dem völligen Abstocken der Creme einrühren. In vier kleine Gläser oder Schalen füllen, kurz in den Kühlschrank stellen, mit einer Schlagrahmrosette und je 2 g Schokoladenspänen garnieren.

Tipp:
Sie können dazu auch weiße Schokolade verwenden. Zum Garnieren passt auch sehr gut ein kleiner Zweig frischer Zitronenmelisse oder Minzeblättchen.

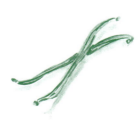

Quarkpudding
4 Portionen

Zubereitung:
Joghurt, Sauerrahm, Honig, Quark, Vanille, 1 Prise Salz, Zitronensaft und etwas geriebene Schale miteinander vermischen. Die 5 Minuten in kaltem Wasser eingeweichten und ausgedrückten Gelatineblätter zugeben. Halbsteif geschlagenen Schlagrahm zuletzt unterheben. In vier kleine, mit kaltgepresstem Pflanzenöl ausgestrichene Dariol-Förmchen füllen und 1 Stunde durchkühlen lassen. Dann auf vier Dessertteller stürzen und mit je 1 EL Fruchtmark und geschnittenen Erdbeeren (oder anderen Früchten oder Beeren) und je einem kleinen Zweiglein Zitronenmelisse garnieren.

Zutaten:
50 g Joghurt
40 g streichfähigen Magerquark
Gervais oder Hüttenkäse
1 EL (25 g) Sauerrahm
1½–2 Blatt Gelatine
80 g Schlagrahm (10% F)
etwas Zitronensaft und Schale
etwas Salz
¼ Vanilleschote
20 g Honig
4–8 kleine Blättchen frische Zitronenmelisse
40 g Erdbeermark (pürierte, frische Erdbeeren)
50 g frische Erdbeeren
Salz

Pro Portion:
kcal 62 • KH 5,57
EW 2,97 • F 3,07

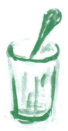

Die Milde Ableitungsdiät III (MAD III)

Fruchtcreme
4 Portionen

Zutaten:
60 ml Milch
20 g Honig
½ TL Agar-Agar oder
½ Blatt Gelatine
1 Eigelb (20 g)
1 Eiweiß (40 g)
60 ml Schlagrahm (10% F)
etwas Vanillegeschmack
60 g frische Erdbeeren
60 g Banane geschält
1 Prise Salz
einige Blättchen frische Zitronenmelisse

Pro Portion:
kcal 90 • KH 10,72
EW 3,29 • F 3,71

Zubereitung:
Milch, Honig, Agar-Agar (oder die eingeweichten und ausgedrückten Gelatineblätter), Eigelb und Vanille zu einer Creme abziehen, d.h. in einem Schneekessel über Wasserdampf auf ca. 70°C erhitzen und danach über Eiswürfel oder kaltem Wasser kalt rühren. Das Eiweiß mit Salz zu schmierig steifem Schnee schlagen und mit dem geschlagenen Rahm zusammen unmittelbar vor dem völligen Abstocken der Creme in diese einrühren. Creme in Gläser füllen, im Kühlschrank kurze Zeit absteifen lassen und mit etwas klein geschnittenen oder pürierten Früchten und Zitronenmelisse garnieren.
Sie können auch Erdbeeren und Banane in feine Scheibchen oder Würfelchen schneiden und (mit Biskuitwürfeln gemischt) auf den Boden der vier Gläser verteilen oder ganz leicht unter die fertige Grundcreme heben.

> **Tipp:**
> Sie können bei dieser Creme als Grundcreme auch ein gekauftes Soja-Vanilledessert (Reformhaus) nehmen und, falls nötig, mit etwas Honig nachsüßen!

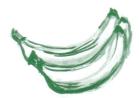

Nusscreme
4 Portionen

Zutaten:
1/8 l Milch
20 g Honig
1 TL Agar-Agar oder
1–1 1/2 Blatt Gelatine
1 Eigelb (20 g)
1 Eiweiß (40 g)
30 g Nüsse
1/8 l Schlagrahm
(Sahne 10% F)
etwas Natur-Vanille-
aroma
1 Prise Salz
4–8 Blatt frische Zitro-
nenmelissenblätter zum
Garnieren

Zubereitung:
Milch, Honig, Agar-Agar (oder die kurz in kaltem Wasser eingeweichten und gut ausgedrückten Gelatineblätter), Eigelb und Vanille am besten in einem halbrunden Schneekessel über Wasserdampf mit einem Schneebesen schlagen bzw. zu einer Creme abziehen, d.h. auf ca. 70°C erhitzen und dann kühl stellen oder über gestoßenem Eis oder Eiswasser kalt rühren. Nüsse fein mahlen und zugeben. Das Eiweiß mit Salz zu Schnee schlagen und zusammen mit dem geschlagenen Rahm kurz vor dem völligen Abstocken der Creme in diese einrühren. In vier Gläser oder Schälchen füllen und mit je einem Tupfen Schlagrahm, Zitronenmelissenblätter und Nüssen garnieren.

Pro Portion:
kcal 136 • KH 7,12
EW 6,10 • F 9,27

Tipp:
Statt Nüssen können Sie auch Mandeln, Pinienkerne oder Pistazien nehmen. Als Grundcreme (speziell bei Milchunverträglichkeiten) eignet sich auch ein gekauftes Soja-Vanilledessert bzw. Sojapudding. Notfalls geht das auch mit (10 g auf 1/8 l Flüssigkeit) normalem Puddingpulver!

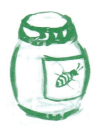

Zutaten:
250 g säuerliche Äpfel
60 ml Schlagrahm
(10% F)
ein paar Tropfen Zitronensaft
1 Prise Salz
4–8 Stück kleine Blätter von Minze oder Zitronenmelisse zum Garnieren

Pro Portion:
kcal 50 • KH 7,76
EW 0,69 • F 1,75

Apfelcreme
4 Portionen

Zubereitung:
Äpfel schälen, entkernen und klein würfelig schneiden. Im Kocheinsatz oder in einer Kasserolle mit Zitronensaft weich dämpfen dann mit der Moulinex (Cutter) oder dem Mixer pürieren und die Masse erkalten lassen. Zuletzt steif geschlagenen Schlagrahm mit einem Schneebesen unterheben und in 4 kleine Gläser oder Schälchen füllen. Kurz kühl stellen, dann mit Minzeblättern oder Zitronenmelisse (evtl. gedämpfte Apfelspalten) nett garnieren.

Tipp:
Sehr gut schmeckt diese Creme auch, wenn die Äpfel mit der Schale im Backofen gebraten und nach dem Erkalten ausgehöhlt und püriert werden. Die Creme kann auch zur Hälfte mit klein geschnittenem, weich gedämpftem und püriertem Rhabarber (Rhabarbermus) gemischt werden. Schmeckt sehr erfrischend!
Vorausgesetzt, die Äpfel stammen aus biologischem Anbau, können Sie die Apfelschalen frisch (oder getrocknet) zu einem Apfelschalentee (zubereitet wie Apfelkompott mit Zimtrinde und Nelken) weiter verwenden. Dann durchseihen und mit Honig süßen. Gut gekühlt ist dieses Getränk speziell in der heißen Jahreszeit eine brauchbare Alternative zu gekauften Getränken wie beispielsweise Eistee.

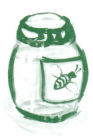

Soja-Himbeercreme

4 Portionen

Zubereitung:

Frische Beeren zum Teil mit Honig pürieren oder ganz lassen. Soja-Vanilledessert (oder dicke Vanillesauce) mit den Beeren verrühren. Einen Teil der Beeren zuunterst in vier Gläser oder Schalen verteilen, Sojasauce darüber geben und mit je einem Tupfen Schlagrahm und 1–2 Blättchen Zitronenmelisse garnieren. Statt Soja können Sie auch einen laut Beschreibung gekochten, abgekühlten, passierten und glatt gerührten Vanillepudding zubereiten. Diesen zuletzt mit einem Tupfen Schlagrahm auflockern, anrichten und garnieren.

Zutaten:
100 g frische Himbeeren im Ganzen oder zur Hälfte passiert (oder Wald- oder Gartenerdbeeren)
20 ml Schlagrahm zum Garnieren
20 g Honig
4–8 kleine, frische Blättchen Zitronenmelisse oder Minze
200 ml Soja-Vanilledessert

Pro Portion:
kcal 56 • KH 8,21
EW 2,05 • F 1,58

> **Tipp:**
> Da man nicht das ganze Jahr über frische Beeren gekommen kann, nimmt man als Alternative gefrorene Beeren, die entsprechend püriert, gesüßt und evtl. passiert werden.
> Auch hausgemachte, gute Marmelade kann als Ersatz für Fruchtmark verwendet werden. Leicht erwärmt, mit wenig Wasser verrührt und evtl. passiert oder aufgemixt können sie beliebig abgeschmeckt werden.

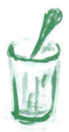

Die Milde Ableitungsdiät III (MAD III)

Mohnsoufflé mit Weinschaum
4 Portionen

Zutaten:
2 Eigelb (40 g)
2 Eiweiß (80 g)
40 ml Rahm
(Sahne 10% F)
40 ml Milch
2 TL Bienenhonig (40 g)
30 g Dinkelvollwertmehl
60 g gemahlener Mohn
1 Prise Salz
4 kleine Porzellanförmchen oder Dariolförmchen

Zutaten für den Weinschaum:
1 Eigelb (20 g)
60 ml Weißwein
½ EL Roh-Rohrzucker oder 15 g Honig

Pro Portion:
kcal 230 • KH 16,50
EW 12,68 • F 9,25

Zubereitung Mohnsoufflé:
Das Eiweiß mit etwas Salz steif schlagen. Eigelb mit Rahm, Milch und Honig schaumig rühren. Die beiden Massen zusammengeben und zuletzt das Mehl und den Mohn mittels Schneebesen untermengen. Die Masse zu etwa ²/₃ in mit sparsam Butter ausgepinselte Förmchen füllen und im Wasserbad im Backofen bei 200 °C oder im Kocheinsatz über Wasserdampf zugedeckt etwa 10–12 Minuten garen. Danach herausnehmen, rundum mit einem kleinen spitzen Messer lockern, aus den Förmchen stürzen und sofort mit etwas Weinschaum servieren.

Zubereitung Weinschaum:
Eigelb mit Weißwein und Rohrzucker im Schneekessel mit dem Schneebesen über Wasserdampf gut schaumig rühren. Dabei darauf achten, dass es nicht zu einem Abstocken vom Ei (Rührei) kommt, daher unter 70 °C bleiben!

> **Tipp:**
> Sie können statt Mohn ebenso Mandeln, Nüsse, Pistazien oder Kuchenbrösel verwenden. Dadurch ergeben sich weitere Geschmacksvarianten.

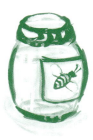

Abendessen der Milden Ableitungsdiät III (MAD III)

Das Abendessen der MAD III zeigt keine wesentlichen Veränderungen zu MAD I und MAD II. Empfohlen werden bei Bedarf weitere Varianten von Quark-Aufstrichen, tunlichst unter Verwendung basenspendender Lebensmittel wie Milch, Rahm und Frischkräutern. Falls erforderlich, können sämtliche nun folgenden Aufstriche mit 1–2 EL (5–10 g) guten, kaltgepressten Pflanzenölen angereichert werden.

Creme Wörthersee – Aufstrich I
4 Portionen

Zubereitung:
Quark mit der Gabel in einer Schüssel etwas zerdrücken. Oregano, Basilikum und Kümmel, evtl. Salbeiblätter oder andere Küchenkräuter fein gewiegt zugeben. Milch und Paprikapulver, (Zwiebel und Gewürzgurke, evtl. Knoblauch) unter die Quark-Topfenmasse rühren. Portionsweise am besten mit einem kleinen Eisportionierer in kleine Schälchen anrichten und mit Frischkräutern garnieren.

> **Tipp:**
> Kann gut zugedeckt – ohne Schalotten oder Zwiebel – im Kühlschrank einige Tage aufbewahrt werden. Vegetarier nehmen Tofu und Reis-Hafer oder Sojamilch!

Zutaten:
250 g Magerquark (am besten trockener Brösel-topfen vom Bio-Bauern)
$1/2$ TL frische, Oreganoblättchen fein geschnitten
$1/2$ TL frische Basilikumblättchen,
(evtl. 3 frische Salbeiblätter fein geschnitten)
$1/4$ TL Paprikapulver edelsüß
$1/2$ TL Kümmel gemahlen
ca. 60 ml Milch (evtl. Schafs- oder Ziegenmilch), falls verträglich
30 g fein gewürfelte Schalotten oder Zwiebeln
(evtl. eine zerdrückte Knoblauchzehe)
30 g sehr klein gewürfelte Gewürzgurken
1 Prise Meersalz

Pro Portion:
kcal 74 • KH 3,40
EW 7,36 • F 3,30

Creme Wörthersee – Aufstrich II
4 Portionen

Zutaten:
250 g Hüttenkäse (Cottage cheese – Landfrischkäse)
1 TL frisches Kerbelkraut fein geschnitten
ca. 60 ml Milch (evtl. Schafs- oder Ziegenmilch)
evtl. 30 g geschälte und sehr klein gewürfelte Paprikaschoten
1 Prise Meersalz

Zubereitung:
Alle Zutaten zu einem cremigen Aufstrich verrühren und mit einem kleinen Eisportionierer anrichten. Vegetarier nehmen Tofu (Sojatopfen) mit Hafer-Reis oder Sojamilch verrührt!

Pro Portion:
kcal 75 • KH 2,56
EW 8,46 • F 3,24

Creme Wörthersee – Aufstrich III
4 Portionen

Zutaten:
150 g guter Bröseltopfen vom Bio-Bauern oder Halbfettquark
100 g Gervais mager
1/2 TL frische Oreganoblättchen fein geschnitten
1/2 TL Kerbel- oder Bohnenkrautblättchen fein geschnitten
ca. 60 ml Kuh-, Schafs-, oder Ziegenmilch
40 g Zucchinigemüse oder Fenchelgemüse klein gewürfelt und weich gedämpft
1 Prise Meersalz

Zubereitung:
Alle Zutaten zu einem cremigen Aufstrich verrühren und mit einem kleinen Eisportionierer in kleine Schüsselchen anrichten. Mit frischen Kräutern und etwas Gemüsewürfelchen garnieren.

Tipp:
Dieser Aufstrich hält sich gut gekühlt 2–3 Tage (ohne Zwiebel und Paprika). Statt der Milch können Sie auch zum Verdünnen saure Sahne mit 10% Fettgehalt nehmen!

Pro Portion:
kcal 83 • KH 3,09
EW 8,01 • F 4,09

Creme Wörthersee – Aufstrich IV
4 Portionen

Zubereitung:
Alle Zutaten zu einem cremigen Aufstrich verrühren und mit einem kleinen Eisportionierer anrichten.

> **Tipp:**
> Als Alternative zum Kuhmilchquark nehmen Sie Schafsmilchquark oder fein zerdrückten Tofu.

Zutaten:
150 g Bröseltopfen vom Bio-Bauern oder Halbfettquark
100 g Landfrischkäse, Gervais mager oder frischer Schafskäse fein zerdrückt oder gerieben
½ TL Kümmel gemahlen (½ TL frisches Fenchelkraut)
ca. 6 EL Gemüsebrühe
30 g Tomatenwürfelchen geschält und entkernt
1 Prise Meersalz

Pro Portion:
kcal 65 ● KH 2,22
EW 7,28 ● F 2,74

Creme Wörthersee – Aufstrich V
4 Portionen

Zubereitung:
Alle Zutaten zu einem cremigen Aufstrich verrühren und mit einem kleinen Eisportionierer anrichten.

> **Tipp:**
> Wenn die Avocados noch nicht weich sind, wickeln Sie sie in Zeitungspapier und lasse sie einige Tage in der Küche liegen.

Zutaten:
150 g Bröseltopfen vom Bio-Bauern oder Magerquark
50 g gut reife Avocado püriert
½ TL Kümmel gemahlen
½ TL frisches Dillkraut (½ TL Thymianblättchen frisch oder andere Küchenkräuter)
6 EL (ca. 60 ml) Milch
2 EL (10 g) kaltgepresstes Lein-, Distel- oder Sonnenblumenöl
1 TL Paprikapulver edelsüß
50 g Gemüsewürfelchen klein geschnitten und weich gedämpft
1 Prise Meersalz

Pro Portion:
kcal 90 ● KH 2,87
EW 5,92 ● F 6,05

Die Milde Ableitungsdiät III (MAD III)

Günstige Zusammenstellung der Gerichte der MAD III

Kartoffel-Gemüse-Basensuppe und Dinkel-Frikadellen mit Kräutersauce und Gemüse.

Gemüse-Basensuppe und Polentaring mit Fenchel Milanese.

Sellerie-Basensuppe und Buchweizenring mit Zucchini-Champignonragout.

Karotten-Basensuppe und Lammfilet an Minzesauce mit Ofenkartoffeln.

Fenchel-Basensuppe und Dinkel-Ravioli mit Gemüsefülle.

Kartoffel-Basensuppe und Hirse-Risotto mit Schinken und Käse.

Spargel-Basensuppe und Kartoffelpizza pikant.

Petersilienwurzel-Basensuppe und Hechtschnitte an Sauerampfersauce mit Kerbelkartoffeln.

Kartoffel-Basensuppe mit Frischkräutern und **Auberginenscheiben gegrillt** mit **Buchweizenfrikadellen**.

Basensuppe mit Milch und **Mexikanischer Maisauflauf**.

Thymian-Basensuppe und **Römisches Gurkenfrikassee** mit **Kräuterlaibchen**.

Kartoffel-Basensuppe und **Hühnerbrüstchen** mit **Bärlauchsauce** und **Kartoffelkroketten**.
Basensuppe mit Blumenkohl und **Dinkel-Nudelauflauf** mit **Kräutern**.

Kräuter-Basensuppe und **Kartoffel-Reibekuchen** mit **Zucchini-Karottengemüse**.

Basensuppe mit Sellerie und **Grünkern-Käsenockerln**.

Rezepte siehe Verzeichnis der Kochrezepte Seiten 7–10

Tafel V
Zubereitung von Gemüse

1. Das möglichst biologisch angebaute, frische Gemüse mit reichlich kaltem Wasser rasch und vorsichtig waschen. Rasch, um Auslaugungen der wasserlöslichen Vitalstoffe zu verhindern; vorsichtig, da geknicktes Stangen- oder Blattgemüse viel Saft verliert.

2. Danach das Gemüse putzen, falls erforderlich abschaben oder schälen, dann zerkleinern. Geschnittenes Gemüse mit feuchtem Tuch abdecken und kühl stellen. Nicht zu lange an der Luft liegen lassen (viele Vitamine sind sauerstoffempfindlich), sondern sogleich entweder:

   a) Nach der Kur frisch servieren oder
   b) mit Dressing (Tunke) anmachen oder während der Kur
   c) zugedeckt dünsten oder im Kocheinsatz weich dämpfen für Beilage oder
   d) in Gemüsebrühe (besser als Wasser) kochen und pürieren, beispielsweise für Basensuppe oder Basensauce.

3. Das wertschonendste Verfahren zur Erhitzung ist Dünsten oder Dämpfen (ohne Druck), das heißt zugedecktes Garen im eigenen Saft oder mit wenig Flüssigkeit. Bei Beendigung des Kochprozesses sollte gerade die Flüssigkeit verdampft sein.[10] Dünsten oder Dämpfen im Kocheinsatz ist dem Kochen stets vorzuziehen.[11] Das Garen im Drucktopf bringt die höchsten Wertigkeitsverluste!

4. Kochen (Sieden) in möglichst wenig Wasser, das vorher mit Meersalz (Vollsalz) gewürzt und zu leichtem Kochen gebracht wird, ehe man z.B. Brokkoli oder Blumenkohl einlegt.[12] Bei

---

[10] Zum Dämpfen eignet sich jeder Kochtopf mit verstellbarem Kocheinsatz und dazu passendem Deckel.
[11] Dünsten oder Dämpfen mit kaltgepresstem Öl wird wegen der stets unvorteilhaften Erhitzung mit Wertverlust grundsätzlich nicht empfohlen.
[12] Durch Kochen im Wasser oder Garen unter Druck (Stimer) gehen bis zu 60% des Vitamin C-Gehaltes und erhebliche Anteile vieler anderer Vitalstoffe in das Kochwasser über. Daher Kochwasser von biologisch angebautem Gemüse als Aufguss weiter verwenden für Basensuppen oder Saucen.

biologisch angebautem Gemüse das Kochwasser zum Aufgießen weiter verwenden.

5. Koch- oder Garzeit möglichst kurz halten, besonders die Ankochzeit. Daher mit leicht kochendem Wasser beginnen, siehe Punkt 4. Nicht zu weich, aber auch nicht zu bissfest kochen (al dente!).

6. Kurz und hoch erhitzen ist weniger schädlich als lange und niedrig (geringste Zerstörung der Vitalstoffe). Dampftöpfe, die unter Druck stehen, sind aber nicht zu empfehlen, da man mit hohen Wertigkeitsverlusten rechnen muss.

7. Kochtopf geschlossen halten, wenig umrühren. Unnötige Sauerstoffeinwirkung vermeiden. Nur zugedeckt garen. Ausnahme ist Spinat, der wegen möglicher Farbveränderung nicht ganz zugedeckt werden soll.

8. Gemüse nie längere Zeit im Dampf warm halten! Warm halten laugt aus und macht wertloser als dämpfen, auskühlen und wieder aufwärmen!

9. Portionsweise kann das gedämpfte Gemüse mit einer gemixten bzw. pürierten Gemüsesauce oder Kräutersauce (siehe Grundzubereitung Seite 69) gebunden werden, ohne dass weiteres Fett benötigt wird. Häufig wird einfach ein Teil vom gegarten Gemüse mit etwas Gemüsebrühe püriert (siehe Grundzubereitung Seite 39) und damit das restliche Gemüse gebunden.

Für die MAD besonders geeignete Gemüse:
Sellerie, Petersilienwurzeln, Karotten, Schwarzwurzeln, Fenchel, Kochsalat (Lattich), Spinat, Mangold, Chicorée (Brüsseler Spitzen), Auberginen, Zucchini, Stangensellerie, gelbe Rüben, Tomaten, Kürbisgemüse.

> **Achtung!**
> Wegen der zunehmenden Umweltbelastung und der Verwendung von Spritzgiften ist es leider oft notwendig geworden, Wurzelgemüse und Obst vor Verwendung gründlich zu schälen! Das Kochwasser von gespritztem Gemüse darf keinesfalls weiterverwendet werden!

Zubereitung der Kartoffeln

Am besten ist das Dämpfen – im Kocheinsatz über Wasserdampf – von biologisch angebauten Kartoffeln in der Schale. Bei vorherigem Schälen gehen 30–40% der Vitalstoffe verloren (Kollath). Pellkartoffeln oder den in der Schale im Backrohr auf Salzunterlage gebratenen Kartoffeln (Folienkartoffeln) ist der Vorzug zu geben. Ansonsten sind die leichter bekömmlichen, geschälten (im Kocheinsatz) gedämpften Kartoffeln für viele Gerichte geeignet. Ungünstig sind alle mit Fett und Mehl verbundenen Kartoffelgerichte, auch in Fett zubereitete, frittierte oder gebratene Kartoffeln, wie Kartoffelteig und übliche Kartoffelpuffer. Über Winter eingelagerte Kartoffeln, die im Frühjahr auszutreiben beginnen, sind sorgfältig auszuschneiden![13]

Kartoffelsorten:

Speckige (stärkearme) Kartoffeln sind für Kartoffelsalat und als Beilage besonders geeignet. Sie zeigen glatte Schalenhaut (z.B. Sorte Sieglinde).

Mehlige (stärkereiche) Kartoffeln sind für Basensuppen, Basensaucen, Pellkartoffeln, und Püree geeignet. Sie zeigen raue Schalenhaut (z.B. Sorte Bintje).

Bei jeder weiteren Verwendungsform von Kartoffeln (Ofenkartoffeln, Stürzkartoffeln, Kroketten (ohne Fett), Kartoffelaufläufe) empfehlen wir das Dämpfen mit der Schale im Einhängekorb über Wasserdampf (ohne Druck). Die Kartoffelschale ist der Schutzmantel zur Erhaltung der Nährstoffe!

---

[13] In der MAD können junge Frühkartoffeln als Pellkartoffeln mit der Schale gegessen werden!

Tafel VI
Qualitätsmerkmale von Kalb- und Rindfleisch, Geflügel, Fisch

Pflege, Haltung und Fütterung sind ausschlaggebend für besten Geschmack und innere Wertigkeit!

1. Kalbfleisch
6–8 Wochen alte Kälber, aus artgerechter Tierhaltung, welche einer Milchmast unterzogen wurden, sind am günstigsten. Fleisch von noch jüngeren Kälbern fällt stark zusammen! Das Fleisch soll saftig, weiß bis rosafarbig sein. Man unterscheidet:

I. Qualität – **Milchmast**: weißlich, hellrotes Fleisch, vollfleischig, zart.

II. Qualität – **Gemischte Mast**: teilweise Gras- und Heufutter; rotes bis hellrotes Fleisch, weniger Fett. Im Geschmack rau und nicht zart.

Grundsätzlich nur Qualität I verwenden!

2. Rindfleisch
Fleisch soll eine lebhafte Farbe aufweisen, mit feinen Fettäderchen leicht durchzogen und mit Daumen und Zeigefinger leicht eindrückbar sein. Fleisch von alten Tieren (Arbeitstieren) ist dunkelrot bis braun. Beim Zubereiten wird es trocken und fällt zusammen. Vor der Zubereitung 1–2 Tage mit Folie abgedeckt im Kühlschrank liegen lassen! Rindfleisch (außer gekochtes) wird erst bei *Milder Ableitungsdiät III* verwendet.

3. Geflügel
Wenn möglich frisch gestochenes Freiland-Geflügel kaufen. Junge Tiere weisen weichen knorpeligen Brustkorb auf, feinporige Haut, geschmeidige Fußhaut, spitze Krallen. In der *Milden Ableitungsdiät* sind erlaubt: Junges Huhn (2–4 Monate) ohne Haut, Truthahn, Taube, Perlhuhn.

4. Fische
Fischfleisch besitzt einen hohen Gehalt an Omega 3 Fettsäuren, leicht verdaulichem Eiweiß und Mineralsalzen, in frischem Zu-

stand auch an Vitaminen. Mit wenigen Ausnahmen (Aal, Hering, Salm, Schleie) zählt der Fisch zu den leicht verdaulichen Nahrungsmitteln, sofern die werterhaltende Zubereitung stimmt.
Frische Fische zeigen klare Augen, rote Kiemen, festes Fleisch und festsitzende Schuppen. Der Fisch muss frisch riechen!
Für die *Milde Ableitungsdiät* besonders geeignet: Forellen, Seezunge, Hecht, Zander, Barsch, Saibling und Scholle.

1. Auswahl
Die Wahl von einwandfreier Qualität bei Fleisch und Fisch ist genauso wichtig wie die richtige Zubereitung. Gerade durch unsachgemäße Zubereitung können viele Nähr- und Geschmackstoffe verlorengehen. „Was vertragen wird, ist auch erlaubt!" heißt es. Doch oft wird bei Einschränkungen einzelner Lebensmittel etwas als „schwer verdaulich" bezeichnet (individuell), ohne auf entsprechende Zubereitung (Gartechniken) zu achten. So wird die Liste des „Erlaubten" immer kürzer und die des „Verbotenen" immer länger.

2. Fleisch
Allein die oft unvertretbare Art der Tierzüchtung mit diversen Fütterungszusätzen sollte Anlass dazu sein, den Fleischkonsum drastisch zu reduzieren. Wenn Fleisch verzehrt wird, so sollte beachtet werden:

a) Falls möglich, Fleisch von biologisch gezogenen, artgerecht gehaltenen Tieren (außer Schweinefleisch) verwenden.
b) Das frische Fleisch immer 1 Tag vor Gebrauch einkaufen und zum „Reifen" in den Kühlschrank legen (nicht in Öl einlegen). Mit Folie (nicht verpackt) zugedeckt wird das Fleisch weich und mürber (Spaltung von Milcheiweiß durch Milchsäure).
c) Erst kurz vor Gebrauch das Fleisch portionieren und salzen, wegen des Saftverlustes. Vakuumverpacktes Fleisch 1 Tag vor Gebrauch öffnen, um es auszulüften.
d) Bei Einfrieren von Schlachtfleisch dieses vorher „reifen" lassen und dann erst dem Haushalt angepasst portionsweise in Folie verpackt oder verschweißt schockfrieren, sonst großer Saftverlust.
e) Fleisch niemals im Ofen oder gar im Mikrowellenherd auftauen, sondern über Nacht in den Kühlschrank legen, damit es langsam auftaut.

f) Um den „Säuregehalt" des Fleisches zu neutralisieren, keine reduzierten, stark eingekochten Knochen- oder Fleischsaucen, sondern basische Gemüse- und Kräutersaucen reichen.
g) Die Portionen von Fleisch oder Fisch sollten wesentlich kleiner (100 g), die basischen Beilagen wie Kartoffeln und zartes Gemüse dafür größer sein ($2/3$ Beilage, $1/3$ Fleisch oder Fisch).
h) Wildfleisch sollte nicht unbedingt gebeizt werden, weil auch das einem Auslaugen gleichkommt. Allerdings sollte man bei Wild die Zeit des „Reifens" auf 4–5 Tage, je nach Größe der Fleischteile, anheben. Vor dem Verkauf wird ja das Wild in der „Decke" abgehängt!
i) Frisch gebratene Steaks oder Schnitzel (Naturschnitzel) müssen im Ofen warm gehalten werden, wenn in derselben Pfanne die Sauce gemacht wird, sonst wird jedes noch so gut „gereifte" Fleisch unweigerlich zäh!
j) Zur Auswahl stehen: Geflügel, Putenfleisch, Kalbfleisch, Lamm, Rindfleisch, Wild.

> **Tipp:**
> Pflege, Haltung und Fütterung der Tiere sind ausschlaggebend für beste Qualität!

Tafel VII
Kräutertee

> Alle Wiesen und Matten,
> Berge und Hügel, die sind
> Herrgotts Apotheke.
> Paracelsus

Während der Milden Ableitungskur soll oft und reichlich getrunken werden: Gutes Quellwasser, stilles (kohlensäurearmes) Mineralwasser und Kräutertee. Es empfiehlt sich, Kräutertees aus Reformhäusern oder speziellen Kräuterapotheken zu beziehen, in denen wegen starken Umsatzes möglichst frischer Tee im Verkauf ist.

Herstellung: Eine Prise (die von drei Fingern erfasste Menge) wird mit siedendem Wasser überbrüht; 1–2 Minuten ziehen lassen und abseihen. Abends ist – falls erwünscht und verträglich – die Zugabe von einem Teelöffel Honig erlaubt. Vorher soll der Tee auf Trinktemperatur abgekühlt sein, da über 50 °C die Fermente des Honigs zerstört werden. Als Teesorten kommen unter anderem in Betracht:

Zitronenmelisse: Nerven beruhigend, entkrampfend, entblähend, Schlaf fördernd.

Gänsefingerkraut (Anserine): entblähend, gut entkrampfend auf Magen-Darm-Trakt, Nieren und Frauenorgane.

Fenchel: entblähend, reinigend, desinfizierend auf Magen-Darm-Trakt.

Rossmalve (Käsepappel): entzündungshemmende Schleimdroge, entkrampfend und kräftigend für Schleimhäute des Magen-Darm-Traktes (besonders bei Gastritis).

Lindenblüte: anregend für Haut-, Bronchial- und Nierentätigkeit.

Johanniskraut: Nerven beruhigend, antidepressiv, reizlindernd.

Diese Teesorten werden auch vielfach wegen ihres guten Geschmacks gelobt.

Weißdorn: Herz-Kreislauf anregend, stärkend.

Schafgarbe: Gefäße tonisierend, besonders auf Venen des Pfortadersystems, des kleinen Beckens, Hämorrhoiden und Beinvenen.

Goldrute: anregend und desinfizierend auf Nieren und Harnwege.

Bitterklee: anregend und tonisierend (Bitterdroge).

Zinnkraut: Haar, Haut, Schleimhaut, Gewebe kräftigend, Nieren anregend.

Rosmarin: Kreislauf anregend, Wärmehaushalt anfachend, Magen tonisierend (besonders bei Senkmagen).

Achtung! Keine säuernden Teesorten wie Hibiskus-, Hagebutte- und Früchtetee verwenden! Kamille besser nur bei akuten Magen-Darm-Störungen verwenden. Bei Vorliegen bestimmter Störungen und Organschwächen ist schon während und auch nach der MAD die gezielte Anwendung von Heilpflanzen zu empfehlen. So findet sich im ergänzenden Buch „*Heilkräuterkuren*"[13] die Zusammenstellung von besonders bewährten Magen-, Gallen-, Leber-, Darm-, Nierenheiltees sowie von Herz-Kreislauf-, Bronchial-, Nerven-, Rheuma- und anderen Kräuterkuren. Heilpflanzen beinhalten nicht nur Vitamine, Mineralsalze, Spurenelemente, Duft- und Aromastoffe, sie führen auch bei gezielter Anwendung dem Körper heilsam wirkende Substanzen zu und beschleunigen die Heilvorgänge.

---

13 Siehe Rauch/Kruletz: Heilkräuter-Kuren. Karl F. Haug Verlag, Heidelberg.

Tafel VIII
Das Fett

Beim Nahrungsfett unterscheidet man:

1. Lebensfreundliche Fette (Öle), die weitgehend naturbelassen und reich an hoch ungesättigten Fettsäuren sind.

2. Lebensunfreundliche Fette (Öle), denen wertvolle Anteile durch industrielle Bearbeitung, Konservierung, Härtung, hohe Erhitzung, Sterilisation, chemische Stabilisation usw. zerstört worden sind. Zu diesen nicht empfohlenen Industriefetten gehören die handelsüblichen Margarinen, die handelsüblichen gebleichten Salatöle, handelsübliche Mayonnaisen, Fette in Back- und Wurstwaren, in Fisch- und anderen Konserven, alle minderwertigen Öle, wie Fette in vielen Gaststättenbetrieben, und besonders alle mehrfach erhitzten Fette! Tierische Fette, vor allem Schweine- und Gänsefett sowie Depotfett anderer Tiergattungen, auch Nierenfett, sind sehr cholesterinreich und nicht lebensfreundlich.

Empfohlen werden: Naturbelassene, kaltgepresste Pflanzenöle, die aus unerhitzter, nicht stark gerösteter Saat gewonnen worden sind. Sie beinhalten die lebenswichtigen hoch ungesättigten Fettsäuren[14]. Letztere spielen besonders bei der Atmung der Körperzellen, das heißt bei der Aufnahme von Sauerstoff aus dem Blut in den Zellen, eine wesentliche Rolle. Die Fett-Expertin Dr. J. Budwig empfiehlt vor allem das *Leinöl*, das allein die besonders sauerstofffreundliche hoch ungesättigte Linolensäure enthält.[15] Aber auch *Distelöl, Sonnenblumenöl, Maiskeimöl, Mohnöl, Walnussöl, Sojaöl, Sesamöl* usw. sind als hochwertige Öle sehr zu empfehlen, falls sie, was auf jeder Packung vermerkt sein muss, naturbelassen, somit kaltgepresst und reich an hoch ungesättigten Fettsäuren sind.

---

14 Nach Professor Dr. Holtmeier ist der Tagesbedarf an hoch ungesättigten Fettsäuren mit 10 Gramm kaltgepresstem Distelöl (das 77% an Linolsäure enthält) zu decken (Medical Tribune, Österr. Ausgabe 2/1978).
15 Budwig, J.: Öl-Eiweißkoste. Hyperion Verlag, Freiburg/Br.
 Budwig, J.: Krebs – ein Fettproblem. Hyperion Verlag, Freiburg/Br.
 Budwig, J.: Das Fettsyndrom. Hyperion Verlag, Freiburg/Br.

Als Aufstrichfett empfiehlt sich besonders die naturbelassene Leinölmargarine „Diäsan" oder „Alsan-S". Gute Landbutter enthält wenig ungesättigte Fettsäuren, aber ihre gesättigten Fettsäuren sind außerordentlich leicht aufspaltbar und gut verdaulich. Daher ist *Butter sehr wertvoll* und ergänzungsweise zu empfehlen. Kaltgepresste Öle sollen nicht stark erhitzt (biologisch zerstört) werden. Auch damit ist jedes Backen von Speisen in schwimmendem Fett (Pommes frites) genauso wie Einbrennen und Panieren zu meiden.

Erhitzen von Fett in der Pfanne: Zum Erhitzen ist es günstiger, stärker gesättigte Fette wie naturbelassenes Kokosfett (Reformhaus), Maiskeimöl, Olivenöl oder andere warmgepresste Öle zu verwenden. Man erhitzt zunächst sparsam mit dem Fett und fettet, nachdem man die Nahrungsmittel in das Fett gegeben hat, so spät wie möglich nach, am besten unmittelbar vor dem Anrichten (!) mit naturbelassenem Öl, Olivenöl, Butter oder Diäsan.

Mit lebensfreundlichen Fetten braucht man nicht sehr sparsam umzugehen, da sie im Gegensatz zu Industriefetten auch von Magen-, Leber- und Gallenkranken gut (!) vertragen werden. Außerdem machen sie nicht dick, weil sie die innere Atmung und Verbrennung aktivieren. Hoch ungesättigte Fettsäuren helfen mit, einen erhöhten Cholesterinspiegel zu senken und werden zur Vorbeugung und Behandlung verschiedener Herz- und Kreislaufschäden, Leber- und Gallenleiden, Arterienverkalkung und nach *Budwig* zur Krebsvorsorge und -therapie empfohlen.

Die zellatmungsfördernde Wirkung naturbelassener Fette wird vermindert, wenn man gleichzeitig mit ihnen atmungshemmende Chemikalien einnimmt, wie sie oft zur Konservierung von Nahrungsmitteln (in Konservendosen) und für bestimmte Fleisch- und Wurstsorten (Nitrite) verwendet werden. Dies gilt auch für Insektizide in der Nahrung und verschiedene chemische Medikamente.

Die beste Auswirkung der naturbelassenen Fette erzielt man:
1. durch ausschließliche Einnahme der empfohlenen, hochwertigen kaltgepressten Öle und Fette unter Vermeidung aller Industriefette bei unerhitzter Anwendung;
2. durch Vermeidung aller Speisen und Getränke mit Konservierungsmitteln,

Die Milde Ableitungsdiät III (MAD III)

3. durch kombinierte Einnahme von Öl mit wertvollem Eiweiß, da Eiweiß die Fette wasserlöslicher, bekömmlicher und besser resorbierbar macht (z.B. Quark mit Leinöl vermischt).

In der *Milden Ableitungsdiät* werden bei unerhitzter Anwendung ausschließlich naturbelassene Fette und gute Landbutter empfohlen, auch Sauerrahm- oder Süßrahmbutter. Der Cholesteringehalt der Butter wird wettgemacht durch Weglassen von Innereien, weniger Fleisch, Fisch und Eiern. Man muss aber auf die richtige Menge der Butter achten. 20 g Butter enthalten z.B. 48 mg, ein Hühnerei 340 mg Cholesterin. Schalen und Krustentiere sowie Hefeflocken liegen weit darüber. Äußerst bedenklich sind sämtliche Zusätze bei der konventionellen Fettverarbeitung.

Tafel IX

Gewürze und Kräuter

> Sellerie und Petersilie gehören
> zu den vegetabilischen
> Großmächten unserer Küche.
> Leunis

Gewürze und Kräuter sind besonders reich an Duft- und Aromastoffen. Letztere beleben die Geruchs- und Geschmacksorgane, regen die Drüsen des Verdauungsapparates an und entfalten, je nach Eigenart, wertvolle spezielle Wirkungen. Daher rechnet man sie zu den lebenswichtigen Vitalstoffen.

Die Kunst des Würzens besteht darin, eine Speise mit dem zu ihr passenden „Hauch" von Würze so einzuhüllen, dass ihr *wesentlicher Eigengeschmack diskret betont*, nicht aber verzerrt, überwürzt, verfälscht, verdrängt oder unterdrückt wird. Richtig gewählte und mit Fingerspitzengefühl dosierte Gewürze fördern und entlasten spürbar die Tätigkeit der Verdauungsorgane, steigern die Bekömmlichkeit der Speisen und wirken vielfach noch als wohl tuende Arznei. Seit Jahrtausenden haben sich Würz- und Heilkräuter, wie sie etwa im Mittelalter in Klostergärten liebevoll gepflegt wurden, als Heilmittel hervorragend bewährt. Auch heute sollte man lernen, sie wieder richtig einzusetzen, nicht zuletzt an Stelle verschiedener Medikamente wie Verdauungshilfen, Fermentpräparate, Magen-, Leber- und Gallenmittel u. a. m.

Im Allgemeinen sollten die besonders scharfen exotischen Gewürze, deren Anwendung durch die zivilisationsbedingte Abstumpfung der Geruchs- und Geschmackssinne modisch geworden ist, viel mehr gemieden und die wertvollen heimischen Gewürze vielseitiger benutzt werden. Gerade nach Darmreinigungs- und Ableitungskuren ist das Empfindungsvermögen verfeinert. Es erfasst besser den Eigengeschmack der Lebensmittel und vermag das Feine, Elegante und Wohltuende der passenden und richtig dosierten heimischen Würzkräuter besser zu würdigen.

Meersalz: Es beinhaltet im Gegensatz zum handelsüblichen Speisesalz oder Kochsalz (Natriumchlorid) zahlreiche wichtige Spurenelemente. Es sollte unbedingt bevorzugt werden. Für Binnenländer mit Einfuhrverbot von Meersalz werden Vollsalze (z.B. Ischler Vollsalz) und auch Kräutersalze empfohlen, nicht jedoch industrialisiertes Kochsalz. Auch Meer- oder Vollsalz soll mit Fingerspitzengefühl verwendet werden, es ist jedoch falsch, es weitgehend oder völlig zu meiden.

Gartenkräuter: Neben ihrem Reichtum an Duft- und Aromastoffen zählen sie zu den wichtigsten Vitamin C-, Mineralstoff- und Basenspendern. Sie sollen möglichst frisch sein, also erst kurz vor Verwendung geerntet und allenfalls zubereitet (fein gehackt) werden. Ideal ist ein kleiner Kräutergarten oder ein Blumentrog auf dem Balkon. Fast das ganze Jahr hindurch kann man sich die einjährigen Kräuter wie Gartenkresse, Bohnenkraut, Kerbel, Porree, Dillkraut, Basilikum, Majoran halten. Mehrere Winter hindurch halten sich Petersilie, Estragon, Pfefferminze, Zitronenmelisse, Schnittlauch, Thymian, Liebstöckel u.a.

Zubereitung: Kurz unter fließendem Wasser abspülen, ausschütteln, fein schneiden oder fein hacken (Hack- oder Wiegemesser). Unmittelbar vor dem Servieren den Speisen zufügen. Basilikum nicht hacken, sondern fein schneiden (sonst Farbveränderung).

> **Achtung!**
> Getrocknete Kräuter müssen immer kurze Zeit mitkochen, wobei man frische Küchenkräuter erst kurz vor dem Garwerden der Speisen beifügt.

Trocknen und Überwintern von frischen Kräutern: Kräuter vor der Blütezeit abschneiden, waschen, zusammenbinden, hängend oder liegend auf Lattenrost an kühlem, dunklem Ort (Keller) trocknen lassen. Nach dem Trocknen grob oder fein rebeln (durch ein Sieb streichen) oder pulverisieren und in Glas-, Porzellan- oder Steingutbehältern gut verschließen. Zum Trocknen geeignet: Majoran, Thymian, Rosmarin, Melisse, Pfefferminze, Beifuß, Estragon, Liebstöckel, Bohnenkraut, Basilikum, Oreganum. Oder: frische Kräuterblätter abzupfen oder klein schneiden, mit etwas Vollsalz mischen und ganz leicht in ein Glas (mit Schraubverschluss) pressen. Dann Öl aus Erstpressung darübergießen, bis der Ölrand 1 cm übersteht. Nun in den Kühlschrank stellen und nach Bedarf teelöffelweise zu den verschiedenen Quarkmischungen, Kräutersaucen oder Basensuppen geben. Noch einfacher geht es, wenn Sie die frischen Kräuter mit etwas Öl und reichlich Salz im Mixer (Cutter) zu einer dicken Paste (wie Pesto) pürieren und in kleine Gläser mit Schraubverschluss abfüllen. Im Kühlschrank aufbewahren!

Gläser mit Schraubverschluss abfüllen. Im Kühlschrank aufbewahren!

Eine weitere Möglichkeit besteht im Einfrieren der abgezupften Kräuter in kleinen Boxen.

Gut gekühlt halten die Kräuter monatelang und schmecken wie frisch. Besonders empfehlenswert: Majoran, Thymian, Basilikum, Estragon.

Die Milde Ableitungsdiät III (MAD III)

Tafel X
Verwendung und Wirkung verschiedener Gewürzkräuter[16]

Gewürzkräuter	Verwendung für	Wirkung bei richtiger Dosis (Bei Überdosierung reizende Wirkung!)
Anis	Desserts, Obstspeisen, Mixgetränke, Backwerk	blähungswidrig, darmkatarrhwidrig, desinfizierend
Basilikum	Suppen, Saucen, Gemüse, Salate	blähungswidrig, hustenlindernd
Beifuß	Gemüse, Salate, Rohkost	verdauungsfördernd, leber- und nervenstärkend
Bibernelle	Suppen, Saucen, Fleischspeisen, Gurkengemüse	entgiftend, anregend auf Drüsensekretion
Brennnessel (Pulver)	Saucen, Gemüse, Salate	Herz, Nerven, Rheuma, Blut
Curry	Faschiertes, Saucen, Reisgerichte	verdauungsanregend, durchblutungsverbessernd
Dillkraut	Gemüse, Suppen, Fleisch- und Fischspeisen, Salate	gegen Blähungen, Verdauungsstörungen, schlaffördernd
Estragon	besonders für Fischgerichte, Buttersaucen	magenstärkend, verdauungsfördernd
Fenchel (Pulver)	Backwerk, Gemüse, Saucen, Tee, Suppen	Asthma, Keuchhusten, Bronchialleiden, Darmreinigung
Knoblauch	Spinat, Fleisch- und Fischspeisen, Saucen, Salate	desinfizierend, blutreinigend, gegen Gefäßverkalkung
Koriander	Gemüse, Suppen, Saucen, Salate	nervenstärkend, magen- und darmkräftigend
Kresse	Salate, Quarkaufstriche	desinfizierend, Blut bildend
Kümmel	Kartoffeln, Quark, Gemüse, Fleischspeisen, Suppen, Saucen, Salate	magenstärkend, entblähend, krampfstillend
Liebstöckel	Tee, Suppen, Saucen, Fleischspeisen, Gemüse	desodorierend, darmregulierend, entblähend

16 Teilweise nach Eduard A. Brecht: Die magische Droge. Selbstverlag, Karlsruhe.

Gewürze und Kräuter

Gewürzkräuter	Verwendung für	Wirkung bei richtiger Dosis (Bei Überdosierung reizende Wirkung!)
Lorbeer	Kartoffeln, Suppen, Saucen, Fischspeisen, Brühen	Verdauungshilfe, appetitanregend, stärkend
Majoran	Quarkspeisen, Suppen, Saucen, Fleischspeisen	krampfstillend, beruhigend, verdauungsfördernd
Muskatnuss	Saucen, Suppen, Salate	magenstärkend, verdauungsfördernd
Nelke	Dessert, Milchspeisen, Saucen, Glühwein, Tee	schmerzstillend
Meerrettich	Salate, Saucen, Aufstriche	Leber und Galle anregend
Petersilie	zu fast allen Speisen verwendbar	verdauungsfördernd, harntreibend, Vitamin C-Spender
Rosmarin	Geflügel, Fleischspeisen, Saucen	herzberuhigend, kreislauf- und nervenanregend
Safran	Reisgerichte, Saucen, Kuchen	nerven- und verdauungsanregendes Heilmittel
Salbei	Saucen, Fleischgerichte, Faschiertes	blutreinigend, gegen Gicht, Rheuma, Durchfall
Schnittlauch	zu Käse, Topfen, Suppen, Saucen, Fleisch- und Fischspeisen	appetetitanregend, Vitamin C-Spender, nierenanregend
Sellerie	Gewürz für Diabetiker, kochsalzsarme Diät	Speichel-, Magendrüsen und nierenanregend
Senf	zu Saucen, Fleisch- und Fischspeisen	reinigend, desinfizierend, verdauungsfördernd
Thymian	Suppen, Saucen, Fleisch- und Fischspeisen	stärkt Verdauungswege, desinfizierend
Vanille (Schote, Natur oder Pulver)	Desserts, Gebäck	appetitanregend, verdauungsfördernd

Die Milde Ableitungsdiät III (MAD III)

Gewürzkräuter	Verwendung für	Wirkung bei richtiger Dosis (Bei Überdosierung reizende Wirkung!)
Veilchenwurzel	besonders geeignet als Gewürz für Zuckerkranke	blutreinigend, desinfizierend
Wacholder	Gemüse, Saucen, Gemüsebrühe	magen- und darmkräftigend, gegen Blasenkatarrh
Zitronenmelisse	Salate, Suppen, Saucen, Milchspeisen	nervenkräftigend, schlaffördernd, herzberuhigend
Zimt	Nachtische, Milchspeisen, Gebäck	entsäuerndes Magenmittel, blutstillend
Zwiebel	Suppen, Saucen, Fleisch- und Fischspeisen, Salate, Gemüse	blutbildend, nervenstärkend, verdauungsfördernd, desinfizierend

Die Kur-Ausleitung

Die Kur-Ausleitung

> Wir leben nicht, um zu essen, sondern wir essen, um zu leben.
>
> Sokrates

Die Ausleitung aus der Kur ist der allmähliche Übergang auf eine neue, künftig gesündere, individuell geprägte Ernährung. Die bisherige Diät wird je nach Bedürfnis schrittweise erweitert und verändert, wobei man sich nach seinen von Natur aus mitgegebenen *Ratgebern* für die Kostauswahl ausrichten soll: nach den Instinkten und Sinnen, besonders den Geruchs-, Tast- und Geschmackssinnen. Sie sind es, die jetzt die echten individuellen Bedürfnisse des Organismus anzeigen können. Man weiß:

- Je überfütterter ein Lebewesen, desto verkümmerter Instinkte und Sinne; und desto instinktloser, abwegiger die Nahrungsauswahl.
- Je gesünder ein Lebewesen, desto gesünder Instinkte und Sinne; und desto entschiedener die Ablehnung des Ungesunden, desto sicherer das Verlangen nach individuell richtiger Nahrung.

Da Reinigungs- und Ableitungskuren Instinkte und Sinne wacher, sensibler, feinfühliger machen, wird jetzt oft zum größten Staunen der Betroffenen kein Verlangen nach früheren Leibgerichten und Schleckereien auftreten, wohl aber nach bestimmten *einfachen, einfach zubereiteten und möglichst naturbelassenen Nahrungsmitteln*. Viele verlangen jetzt nach abgelagertem, dunklem Brot, nach Knäckebrot mit Butter, nach Milch- und Sauermilchgerichten, Quarkspeisen, Pellkartoffeln, zarten Blattsalaten, Wurzel- und Blattgemüsen, Wildkräutern usw., die möglichst naturbelassen oder gedünstet werden. Auch Bedürfnis nach etwas (!) rohem Obst kann sich einstellen, nach einem Apfel morgens zum Frühstück oder vor dem Mittagessen, oder nach einer Banane oder Beerenobst oder bekömmlichen Obst-Milch-Mischungen. Auch einfache Getreidegerichte können verlangt werden, fallweise Ei, Fisch, mageres Fleisch mit Gemüse kombiniert.

Man beachte jetzt:
1. Weitere Einhaltung der *Esskultur* nach Mayr.
2. Wie wenig Nahrung der Körper benötigt.
3. Welche einfachen Nahrungsmittel erwünscht werden.

Vorsicht mit Rohkost

Gerade in dieser Zeit ist Vorsicht mit der an sich wertvollen Rohkost geboten, vor allem mit **Obst**. Je gärungsfreudiger es ist, desto eher soll es noch gemieden werden. Dies gilt vor allem für *Steinobst*, voran Sauerkirschen, Ringlotten, Kirschen, Zwetschgen, danach Aprikosen, Pfirsiche und das saure *Beerenobst* wie Johannisbeeren, schwarze Johannisbeeren (Cassis) usw. Ungünstig sind auch die sauren *Zitrusfrüchte* Zitrone, Grapefruit, Orange, vor allem wenn ihre puren Säfte als Drink genossen werden.

Pure Fruchtsäfte sind nicht zu empfehlen, da sie leicht im Darmtrakt in Gärung übergehen, besonders dann, wenn sie mit Fabrikzucker gesüßt sind und wie üblich rasch getrunken und nicht eingespeichelt werden. Man kann sie jedoch in kleiner Menge, etwa tropfenweise Zitronensaft in Kräutertee oder auf Salat oder als sonstige Beimengung – stark mit Wasser verdünnt – verwenden.

Am besten bekömmlich ist von den Obstsorten, falls reif und nicht gespritzt, im Allgemeinen: Apfel, Banane, Erdbeere, Ananas, Heidelbeere, letztere besonders in Milch, wie überhaupt die Verbindung der Obstsäure mit der basischen Milch oder Leinsamentee die Verträglichkeit des Obstes verbessert.

Rohgemüse wie Karotte (Möhre), Sellerie, rote Rübe, Gurke, Salate und vor allem Suppenkräuter werden im Allgemeinen besser als Obst vertragen. Die Mischung von rohem Obst und rohem Gemüse in einer Mahlzeit ist schlecht bekömmlich. *Rohkost* sollte zum Beginn des Frühstücks und Mittagessens genossen werden, nicht jedoch später als bis 14 Uhr (siehe Abendessen Seite 103, 193) und immer nur in kleinen, sicher vom Organismus gut vertragenen Mengen! Die oft üblichen *vollen* Obstteller, gehäuften Salatschüsseln oder vor allem Obstsalatmengen sind ausnahmslos für jeden zu viel.

Zersetzungsvorgänge im Darmtrakt

Jede in zu großer Menge genossene Nahrung führt zu Zersetzungsvorgängen:

a) **Gärung:** Zur gärungsfreudigen Kost gehören Fruchtsäfte, Obst, Kompott, Obstsalat, viele rohe Gemüsesorten, voran Gurkensalat, besonders aber Zucker, Süßspeisen, Konfitüren und Mehlspeisen. Je geringer die Verdauungskraft, desto genauer muss sich jeder auf das bescheidene von ihm vertragene Essensmaß beschränken. Jedes Zuviel an Speisen geht im Verdauungstrakt wie in einem Brutkasten mit 37° C in Zersetzung über. Besonders über Nacht, wenn der Darm seine Ruhepause einlegt, wirken sich gärungsfähige Speisen ungünstig aus.

Gärung bedeutet immer Bildung von toxischen Fuselalkoholen und von *Säure*! Als Folge entstehen Blähungen, Gasbauch, Völlegefühl und Allgemeinsymptome wie schnelle Erregbarkeit (toxisch bedingter Reizzustand der vegetativen Nerven), abwechselnd mit großer Müdigkeit.

Die Müdigkeit der meisten Menschen ist Verdauungsmüdigkeit!

Die Gärungsalkohole (Fusel) wirken auf Leber, Gefäße und vegetative Nerven, weshalb sie ähnliche Leber- und Gefäßschäden wie beim Alkoholiker bewirken. Daher findet man auch bei Antialkoholikern, besonders bei Vegetariern und Gesundheitsfanatikern, die sich emsig bemühen, möglichst große Vitamin- und Rohkostmengen zu verzehren, die gleichen blau-roten Nasen (Schnapsnasen) und Ohren, die gleichen kalt-feuchten, blau-roten Hände und Füße (toxische Gefäßschäden) wie bei Alkoholikern. F.X. Mayr nannte solche Abstinenzler „endogene Alkoholiker".

Die durch **Gärung** entstehenden Säuren benötigen wieder Abpufferung durch Basen, die der Körper oft aus Geweben beziehen muss, was dann zu Mineralmängeln und zur Gewebeübersäuerung führt.[17]

---

[17] Seine eigenen „Gärungserlebnisse" durch zu viel Rohkost hat ein Arzt durch Umwandlung eines bekannten Goethe-Gedichtes so zum Ausdruck gebracht:
Im Rohkost-Essen sind zweierlei Gnaden:
Das Gas zu erzeugen, sich seiner entladen.
Jenes bedrängt, dieses erfrischt.
So wunderbar ist das Leben gemischt.
Du danke Gott, wenn es Dich presst.
Und dank ihm, wenn es Dich wieder verlässt.
Aus Stephan, K.: Abbau und Aufbau als Heilsprinzip. Karl F. Haug Verlag, Heidelberg.

b) **Fäulnis:** Aus eiweißreicher Nahrung wie Fleisch, Fisch und Eiern entstehen, wenn zu viel davon genossen wurde, toxische Fäulnisstoffe wie Indikan, Putreszin, Neurin, Kadaverin (Leichengift)[18]. Bei geschädigtem Darmtrakt können diese wie die Gärungsgifte in die Blutbahn gelangen und „Fernsymptome", somit Vergiftungssymptome aus dem Darm, hervorrufen. Diese reichen von Müdigkeit, Missmut, Deprimiertheit, Erregbarkeit, Herz-, Gefäß- und Kreislaufbeschwerden, Kopfschmerzen, Schwindel, Schweißausbruch bis zu ausgeprägten Krankheitsbildern der vegetativen Dystonie.

Einfache Zusammenfassung: Jedes Zuviel ist schädlich!

---

[18] Siehe auch Mayr/Stossier, Gesund leben durch die Eiweiß-Abbau-Diät, Haug Verlag, Heidelberg 2000

Verbote während der Kur-Ausleitung

> Süßigkeiten sind die schlimmsten
> Gesundheitszerstörer
> des Menschen, besonders des Kindes.
> Mommsen

1. **Alle Speisen, nach denen kein Bedürfnis besteht** oder die **Ablehnung** erzeugen, sind zu meiden. Dazu gehören auch Nahrungsmittel, die man schon vor der Kur *nicht gewollt* oder *schlecht vertragen* oder als belastend empfunden hat. Frisches schweres Brot, schweres Gemüse, Hülsenfrüchte, frische Hefespeisen und andere blähende, schwer verdauliche Nahrungsmittel.

   Nach Kurende sind solche Speisen weiterhin zu meiden!

2. **Fabrikzucker**, auch brauner Zucker, Dextropur, Süßigkeiten, Schokolade, Schleckereien, süße Naschwaren aller Art. Zucker ist der große Kalk-, Vitamin B- und Basenräuber des Körpers, der sich auf Zähne und Knochen schädigend auswirkt, die entartete Darmflora nährt, Gärungsvorgänge fördert, Übersäuerung verursacht.

   Nach Kurende soll Zucker grundsätzlich weiterhin gemieden werden! Besonders ungünstig für Kinder! Statt Fluortabletten gegen Karies keine Schleckereien geben!

   Erlaubt: 1–2 TL Honig, Obstdicksaft, Ahornsirup, Melasse, Laevoral, alles in Gewürzdosen!

3. **Schweineprodukte.** Sie enthalten die so genannten Sutoxine. Vor allem Schweinefett (Schmalz), das auch in den meisten Wurstarten beinhaltet ist.

   Nach Kurende sollen Schweineprodukte weiterhin gemieden werden. Zu empfehlen sind die von zunehmend mehr Fleischern hergestellten nicht geräucherten Kalb- und Rinderschinken oder Neuenahrer- oder Bündnerfleisch, Putenbrust und -würste.

4. **Fettes Essen**, alles Eingebrannte, Panierte, Gebackene; alle von Masttieren abstammenden Fette (Gänsefett, Schweineschmalz) sowie alle gehärteten Fette (übliche Konsumfette).

Nach Kurende werden weiterhin naturbelassene kaltgepresste Öle mit hoch ungesättigten Fettsäuren empfohlen (s. Tafel VIII Seite 206).

5. **Bohnenkaffee:** Dieser regt zwar den Kreislauf an, belastet aber Magen („Säurelocker"), Leber, Galle, Dünndarm und Nieren. Besonders für nervöse und schlafgestörte Menschen ungünstig! Allein durch Meiden des Bohnenkaffees werden zahlreiche nervlich-vegetative Magen-, Gallen- und Nierenbeschwerden günstig beeinflusst! Kaffeesüchtige und Kreislaufschwache sollten lieber durch Trockenbürsten und Wechselduschen ihren Kreislauf anregen.

Nach Kurende empfiehlt sich für viele, Kaffee zu meiden oder ihn nur gelegentlich und nicht alltäglich einzunehmen. Nach Kaffeegenuss sollte immer ein großes Glas (Mineral-)Wasser getrunken werden. In Wiener Kaffeehäusern wird Kaffee nur gemeinsam mit einem großen Glas Wasser zur Entlastung der durch Koffein aktivierten Nieren serviert.

Empfohlen: Malzkaffee, Kräutertee, bescheiden grüner Tee (günstiger als der schwarze), stilles Mineralwasser wie Fachinger, Vichy, Preblauer.

6. **Am Abend Fruchtsäfte, Obst, Kompott.** Während Obst und Kompott wieder in kleinen Mengen tagsüber bis etwa 14 Uhr genossen werden kann, sollte man es abends grundsätzlich meiden (Gärung!). Dies gilt besonders für unverdünnte Fruchtsäfte!

7. **Alkohol.** Zu Fleisch- oder Fischkost kann gelegentlich eine bescheidene Menge guten Rot- oder Weißweines konsumiert werden.

Nach Kurende sollten abends ebenfalls alle besonders gärungsfreudigen Nahrungsmittel, voran Rohkost und Süßspeisen, gemieden werden.

Nach **Kurende** falls gut vertragen:
Wein in geringer Menge, oft für Senioren[19] empfehlenswert. Ansonsten bestehen gegen gelegentlichen, mäßigen Konsum keine Bedenken. Bier stellt in vernünftiger Menge ein bekömmliches Volksgetränk dar, fördert aber Gewichtszunahme.

Scharfe Schnäpse sollten nur selten und in kleinster Menge (wie Medizin) genommen werden. Liköre sind stets ungesund (Fabrikzucker + Alkohol!). Nach zu fettem Essen kann ein Schluck ungesüßten Kräuterbitters oder Schwedenbitters oder eines klaren Schnapses die Fettverdauung unterstützen. Bei Magenübersäuerung hilft Basenpulver.

8. **Nikotin:** Am besten Abstinenz.

9. **Zwischenmahlzeiten** sind im Allgemeinen unnötig. Sie stören die gerade ablaufenden Verdauungsvorgänge. Dagegen ist häufiges Trinken von Wasser, Mineralwasser, Kräutertee günstig.

10. **Medikamente:** Wenn überhaupt, sollten nur unbedingt notwendige und nur ärztlich verordnete Medikamente eingenommen werden. Nach der MAD erübrigt sich zumeist die weitere Einnahme der vorher eingenommenen Pharmaka, worüber aber der Arzt entscheiden wird. Oft wird stattdessen die jeweils passende Heilkräuterkur empfohlen. Auch homöopathische Arzneien, Schüßlermittel oder auch Nahrungsergänzungsstoffe mit Magnesium, Kalium usw. und häufig auch Basenpulver können sich weiterhin als sehr günstig erweisen.

---

19 Ab wann ist man Senior? Das ist individuell sehr verschieden. Sicher spätestens dann, ab wann man bereit ist, es zuzugeben.

Richtlinien für eine gesündere Ernährung

> Man wird erkennen, dass die Frage einer vollwertigen Ernährung nicht mit der Menge der Kalorien, Vitamine usw. Zusammenhängt.
>
> Kollath

Um die nachfolgenden Richtlinien für gesündere Ernährung zu verstehen, sollte man zunächst vergessen, was man landläufig unter „gesunder Ernährung" zu hören bekommt. Das gilt auch für alle Schriften über „naturgemäße Ernährungssysteme", in denen die Begriffe *„Nahrung"* und *„Ernährung"* heillos miteinander verwechselt werden. Zur Klarstellung:
Das Wort *„Nahrung"* bedeutet „Nahrungsmittel", „Speise", „Kost" usw., während das Wort *„Ernährung"* einen „Vorgang" bedeutet, ein Geschehen, bei welchem:

1. *Nahrung* eingenommen wird;
2. diese durch *Verdauung* abgebaut und umgewandelt wird und
3. die daraus entstandenen Baustoffe und Energien in Körpersäften, Geweben und Zellen aufgenommen werden.

„Ernährung" ist somit der *Einverleibungsprozess* oder die *Leib-Werdung* von Nahrung, während *Nahrung nur ein Teil* der Ernährung ist. Das Essen einer „besonders gesunden *Nahrung"* muss somit nicht automatisch zu einer gesunden *Ernährung* des Körpers führen, weil die Ernährung nicht allein von der Nahrung abhängig ist, sondern vor allem auch von der beim Zivilisationsmenschen meist mangelhaften *Verdauung*. Nach der irrtümlichen landläufigen Auffassung genügt es aber, einfach irgendeine „besonders gesunde" Nahrung zu essen, meist sogar davon reichlich, um schon „gesunde" Ernährung oder gleich „Gesundheit" zu erzielen. Häufig ist aber gerade das Gegenteil der Fall. Besonders bei den biologisch höchstwertigen Lebensmitteln führen die üblichen Alltagsfehler, wie *zu viel essen*, bereits zu Speisenzersetzung, Giftbelastung und somit zur Verschlechterung des Ernährungszustandes des Organismus.

Die Kurausleitung

> Richtlinien für gesündere Ernährung können daher nicht einseitig, nur unter dem Gesichtspunkt der Nahrung und ihrer Werte (Vitalstoffgehalt usw.) erstellt werden, sondern haben sämtliche den Ernährungsvorgang beeinflussende Faktoren zu berücksichtigen!

Es sind vor allem sieben Faktoren, die der Reihenfolge ihrer Bedeutung nach heißen:

1. Die individuelle Leistungskraft des Verdauungsapparates (wichtigster Faktor!)
2. Die Esskultur
3. Die Nahrungsmenge
4. Die Anzahl der Mahlzeiten
5. Die Tageszeiten der Nahrungsaufnahme
6. Die psycho-physischen Lebensbedingungen
7. Die Nahrung

1. Die individuelle Leistungskraft des Verdauungsapparates

> Nicht jede Kost ist für jeden gesund.
>
> Kollath

Die Verdauungskraft der Einzelpersonen variiert stark. Es gibt die unterschiedlichsten Verdauungs-Individualleistungen und Individual-Toleranzen, vom bescheiden essenden Ernährungs-Naturell, dem „alles anschlägt", und dem Schlemmer, der „heimlich oder unheimlich viel" verzehrt, bis zum Ernährungskümmerling, der „trotz aller Mastkuren" immer mager bleibt. Schon bei Kindern gibt es den Vielfraß und den Suppenkaspar. Daher lehrten schon die alten Ärzte, *dass der Mensch nicht davon lebt, was er isst, sondern nur davon, was er verdaut!* Dr. F.X. Mayr wieder erklärt zu Recht: „Der gesundheitliche Wert einer Nahrung wird weitgehend vom Zustand der Leistungskapazität der Verdauungsorgane bestimmt!" Alle Darmreinigungs- und Ableitungskuren zielen daher auf Verbesserung der individuellen Leistungskraft des Verdauungsapparates und damit der Ernährung.

2. Die Esskultur

Gut gekaut ist halb verdaut!
Volksspruch

Allein schon durch ein richtiges *"Wie man isst"*, durch Konzentration auf das Essen, durch frohe gesunde Einstellung, dass das „Wasser im Munde zusammenläuft" und durch gründliches Kauen und Einspeicheln jedes Bissens findet eine *ideale Vorverdauung der Nahrung* statt. Man wird so viel rascher satt und findet besser die richtige Nahrungsmenge.

3. Die Nahrungsmenge

Lass ab vom Schlemmen!
Wisse, dass das Grab dir
dreimal weiter gähnt als anderen Menschen!
Shakespeare

Das *"Wie viel man isst"* besitzt eine Schlüsselposition, weil nachgewiesenermaßen die meisten Menschen in Wohlstandsländern *zu viel* essen. Für sie sollte das Sprichwort gelten: „Wenn es am besten schmeckt, soll man aufhören!" Je hochwertiger ein Nahrungsmittel ist, je mehr es an Werten beinhaltet, desto wichtiger ist die Bescheidung auf das rechte Maß. Die Schlagworte „Iss viel Rohkost!" „Iss viel Vitamine!", „Trink viel Milch!" *sind alle falsch,* weil jedes Ding „sein Maß und seine Zahl" besitzt und jedem Menschen nur die individuell von ihm benötigte, stets kleine (!) Menge bekömmlich ist. Und nicht mehr!

Die optimale Menge eines Nahrungsmittels ist von der benötigten Minimalmenge nicht weit entfernt. „Iss viel" ist auch deshalb grundverkehrt, weil:

zu große Quantität die Qualität zerstört!

Alle falschen Essgewohnheiten, zu schnelles, hastiges, nervöses Essen, schlechtes Kauen, schlechtes Einspeicheln, „Kummer-Essen", „In Müdigkeit und Ärger hineinessen" und *zu viel essen* zerstören die Qualität. Schlecht vorverdaute und gar noch zu reichliche Kost ruft Zersetzungsprozesse des Darminhaltes hervor. Was nützt eine Vollwertkost mit all ihren Werten, wenn sie in zu großer Menge verzehrt, im funktionsschwachen Darm zu Fuselalkohol und Säure vergoren wird?

Jedes Zuviel ist ein krankmachender Faktor!

4. Die Anzahl der Mahlzeiten

> Das Essbesteck ist der große
> Killer der Wohlstandsnationen.
>
> E. Thun

Wie oft soll man essen? Der Trend moderner Ernährungslehren läuft vielfach in Richtung der Verteilung der täglichen Nahrungsmenge auf etliche kleine Mahlzeiten hin, aber nach allen Erfahrungen von Dr. Mayr und seinen Schülern bewährt sich die alte Regel:

> Frühstücke wie ein König,
> iss mittags wie ein Bürger
> und abends wie ein Bettler!

Je *gesünder* die Verdauungsorgane sind, desto besser werten sie die Nahrung aus. Wer sich zum Frühstück und Mittagessen an gut gekauter, vielseitiger Nahrung sättigt, dem genügt am Abend ein Minimum. Zwischenmahlzeiten *sind nicht nur überflüssig, sondern meist sogar ungünstig*. Es ist nicht als Zeichen von Gesundheit aufzufassen, wenn ein Mensch sich immer wieder neues Essen zuführen muss. Eine Ernährungsweise mit zwei bis drei Mahlzeiten macht den Menschen unabhängiger, wobei es auch keine Rolle spielen darf, wenn einmal eine Hauptmahlzeit ausfällt.

5. Tageszeit der Mahlzeiten

> Wer vor dem Schlafengehen
> ein reichliches Nachtmahl zu
> sich nimmt, gleicht einem
> Lokomotivführer, der seine
> Maschine vollheizt und
> danach in den Schuppen stellt.
>
> F. X. Mayr

Wann soll man essen? Da der Verdauungsapparat am besten arbeitet, wenn er ausgeruht und leer ist, empfiehlt sich ein ausgiebiges Frühstück und Mittagessen. Ungünstig ist das Nachtmahl, weil zu dieser Zeit der Organismus müde ist und die Verdauungsorgane auf Ruhepause umschalten. Daher bleibt ein großes Abendessen im feucht-warmen Darmtrakt weitgehend unbearbeitet liegen und unterliegt durch Einwirkung der Darmbakterien der Zersetzung. Da Gärung rascher eintritt als Fäulnis, ist abends gerade die gärungsfreudige Kost (Rohkost, Kompott, Süßspeisen usw.) ungünstig. Morgens, wenn der Verdauungsapparat das liegen gebliebene Nachtmahl zu verarbeiten beginnt, macht sich zum Frühstück oft nur wenig Appetit bemerkbar, mitunter sogar Widerwille dagegen, weil die Wirkung der durch die nächtliche Speisenzersetzung gebildeten Gifte noch anhält. Solche Menschen erheben sich morgens nur mühsam aus dem Bett, sind benommen, erschöpft und sehen oft bleich, blass, verkatert, wie vergiftet nach durchzechter Nacht aus. Belegte Zunge, widerlicher Mundgeschmack, aashafter Mundgeruch fehlen dann selten. Kein Wunder, wenn viele Wohlbeleibte, die ohnehin weniger essen sollten, stolz verkünden, sie würden am Morgen völlig fasten. Sogar noch mittags, um abzunehmen, halten sie sich beim Essen zurück. Aber am Abend wird alles Versäumte nachgeholt, und meist noch mehr, weil durch die abendliche Müdigkeit auch die Kraft der Selbstbeschränkung ermattet ist. So steigt das Gewicht weiter an. Die umgekehrte Reihenfolge: morgens essen, abends fasten, ist unvergleichlich günstiger! Wer abends echten Hunger verspürt, soll möglichst früh ein kleines und möglichst leichtes Abendessen einnehmen, das jedoch keine oder tunlichst wenig gärungsfreudige Nahrungsmittel beinhaltet. Am günstigsten sind Kräutertee, kleine Milch-, Sauermilch- oder Öl-Quarkgerichte, wie besonders Creme Wörthersee I–V (Rezepte Seite 193), Basensuppen oder Vitamin-Tofu-Aufstrich, oder Putenbrust, Putenwürste, Gofio-Brei oder Hüttenkäse, eine bis zwei Pellkartoffeln mit etwas Butter, gelegentlich Forelle blau. Nach dem Abendessen empfiehlt sich ein flotter Spaziergang, um Kohlensäure auszuscheiden, Sauerstoff aufzunehmen und die Verdauungs- und Verbrennungsvorgänge anzuregen.

Für Obst und sonstige Rohkost gilt:

>Morgens Gold,
>mittags Silber,
>abends Blei.

6. Die psycho-physischen Lebensbedingungen

Enttäuschungen, Einsamkeit, Abwendung des Partners, Lieblosigkeit, Ängste können je nach Naturell zu Über- oder Unterernährung führen. Die einen drängt es zum Verdauen statt zum Denken, die anderen zum Sich-Kränken statt zum Verdauen.

Der Holzfäller (Schwerarbeiter an frischer Luft), der Speck mit schwerem Bauernbrot und Wein genießt, verträgt alles gut, da er es ausarbeitet. Der Büromensch hingegen benötigt leichtere Kost in bescheidener Menge. Bei Reisen, in veränderten Klimazonen, ist wieder anderes Essen nötig als daheim. Je höher nach Norden, desto größer der Eiweißbedarf, je weiter nach Süden, desto geringer. In fremden Landen sollte man sich mit der jeweiligen landesüblichen Kost verköstigen und nicht mit den aus der Heimat nachgesandten Nahrungsmitteln (Konserven).
Auch die seelische Verfassung beeinflusst die jeweils benötigte Art und Menge der Nahrung. Viele vertragen bei Leid, Not, Kummer fast keine oder nur die leichtest verdauliche Kost. Alles „schlägt" sich auf den Magen, Galle und Darm. Andere sind wieder „Kummer-Esser, flüchten sich bei jedem Problem in ungehemmtes Essen, um sich mit dieser Ersatzhandlung und mit dem Lustgefühl des Essens besser über ihre Schwierigkeiten hinwegzutrösten. Der Mensch ist von Natur aus gierig. Er will haben, was ihm Genuss verschafft. Essen ist zweifellos ein Vergnügen, und dies umso mehr, als weniger andere Genüsse zur Verfügung stehen. Entsagen fällt umso schwerer. So ist für viele die Neuordnung psycho-physischer Lebensbedingungen oft unumgängliche Voraussetzung für eine gesündere Ernährung.

7. Die Nahrung

> Wir essen falsch, wir kochen falsch, wir essen zu viel und zu süß, wir naschen zu viel, und wir wissen zu wenig.
>
> Refrain der Ernährungsforscher

Die Einnahme von „reichlich (!) Rohkost" wird heute zumeist als wichtigster Teil jeder „gesunden Ernährung" gepriesen. Von den anderen ernährungsbeeinflussenden Faktoren hört man so gut wie nichts. Wie wichtig sie aber sind, soll folgendes Beispiel beleuchten:

„Reichlich Rohkost" wirkt sich nicht nur ungünstig, sondern sogar schädlich aus, wenn sie

1. *schlecht gekaut*, in großen Bissen eingenommen, daher schwer verdaulich, zur Gärung führt;
2. *in zu großer Menge gegessen* wird und daher in Zersetzung gerät;
3. zu oft und damit in der Summe ebenfalls in zu großer Menge gegessen wird;
4. *zum Nachtmahl* eingenommen wird (siehe nächtliche Speisenzersetzung);
5. *wegen Verdauungsschwäche* nicht vertragen wird und zu Blähungen, Völle, breiigen, sauren Stühlen usw. führt;
6. *in schlechter nervlich-seelischer Situation* verzehrt und damit schlecht vertragen wird.

Mangels Kenntnis dieser Zusammenhänge gibt es Millionen von Menschen, die sich mit großer Begeisterung nach den jeweils gerade modernen „allgemeingültigen Ernährungssystemen" irgendwelcher „Ernährungsapostel", Illustrierten-Sensations-Kochrezepten, Punktediäten usw. halten und danach sehr oft in katastrophale gesundheitliche Zustände hineinschlittern. Kurz gesagt:

> Ein detailliertes Kostsystem, das für jedermann gültig ist, gibt es nicht! Die Optimalkost ist und bleibt Individualkost!

Diese ist von zahlreichen körperlichen und seelischen Faktoren jedes einzelnen Menschen abhängig. Nach F. X. Mayr sollte man daher in erster Linie die Ertüchtigung seines Verdauungsapparates vorantreiben (Darmkur, Esskultur, Instinktentwicklung), da man so bessere Voraussetzungen für gute Ernährung schafft. Nur unter dem Gesichtspunkt der individuell verschiedenen Verdauungsfähigkeit lassen sich nach Mayr sozusagen im Nachrang die Nahrungsmittel in ihrer Bedeutung für die menschliche Ernährung bewerten. Neben ihrer Verdaulichkeit sind besonders wichtig:

- die biologische Wertigkeit der Nahrungsmittel,
- ihre Zusammensetzung aus der Sicht des Säure-Basen-Haushaltes des Organismus.

Biologische Wertigkeit der Nahrungsmittel

> In Lambarene habe ich
> Krebs erst festgestellt
> sieben Jahre nach Einführung
> der Konserven
>
> Albert Schweizer

Der biologische Wert eines Nahrungsmittels ist umso höher, je mehr es Substanzen enthält, die für die Ernährung und Gesunderhaltung des menschlichen Organismus wertvoll sind und je weniger es nachteilige Stoffe beinhaltet. Daher ist es wichtig, dass eine Speise so wenig wie möglich durch künstliche Düngung, Pflanzenschutzmittel, Transport, Lagerung, Konservierungs-, Zubereitungs- und Kochprozesse sowie durch Zusätze zur Haltbarmachung, Schönung, Geschmackskorrektur usw. wertvermindert wird. Eine besondere Rolle kommt den zumeist hoch empfindlichen so genannten *Vitalstoffen zu, den Mineralien, Vitaminen, hochungesättigten Fettsäuren, Fermenten, Spurenelementen, Aroma- und Duftstoffen*. Sie finden sich unversehrt und in ausgewogenem Verhältnis in der naturbelassenen Vollwertkost, in der lebendigen Kost oder den wirklichen *Lebensmitteln* (Betonung auf „Leben"). Diese sind auf Tafel XI, „Die Wertigkeit der Nahrungsmittel", in der ersten Rubrik angeführt (Seite 240). Dort folgen in der zweiten Rubrik die so genannten Nahrungsmittel. Ihnen gehört die angeführte gekochte Kost an, die, wenn sie nicht gerade totgekocht wurde, auch noch biologische Hoch- bis Teilwertigkeit besitzen kann. In der dritten Rubrik findet sich die so genannte *Industriekost*, also eine vorwiegend durch ihre industrielle Bearbeitung veränderte und konservierte Kost, die bereits eine empfindliche Minderung an biologischen Werten bis zur biologischen Wertlosigkeit aufweist (tote Nahrung). Professor Kollath bezeichnet die Nahrung als tot, wenn durch ihre Bearbeitung Fermente, Aroma- und Duftstoffe verschwinden und der Vitamin- und Mineraliengehalt wesentlich vermindert ist. Schließlich zählt die letzte Rubrik noch so genannte *Präparate* auf wie das „süße Gift", Zucker, Konfekt, verschiedene Naschwaren, weiter künstlich überdüngtes Gemüse, Fleischextrakte von antibiotisch oder hormonell gefütterten Tieren, Konserven mit chemischen Rückständen und anderes mehr. Verständlicherweise sind Letztere biologisch höchst minderwertig bis schädlich.

Als die wesentlichen Nahrungsbestandteile sind anzuführen:

1. Milch
2. Gemüse
3. Ei, Fleisch, Fisch
4. Fett
5. Samennahrung
6. Obst
7. Gewürze
8. Getränke
9. lebendige Substanzen

1. Milch

Die Milch, hochwertiges Lebensmittel, wichtigster Vitalstoffträger, wird mit Recht als Königin der Nahrung bezeichnet. Als generelle Schutzkost sollte sie im täglichen Kostplan nicht fehlen. Nach ihrer Wertigkeit wird sie in folgender Rangordnung eingestuft:

1. Milch melkfrisch
2. Milch roh (Vorzugsmilch)
3. Milch gefriergetrocknet
4. Milch tiefgefroren
5. Milch pasteurisiert
6. Milch gekocht
7. Milch getrocknet (Milchpulver)
8. Milch sterilisiert
9. Milch kondensiert (Kondensmilch, Dosenmilch)
10. Milch als Präparat (Milcheiweiß, Milchzucker u.a.)

Die amerikanischen Forscher Pottenger und Simonsen haben zwei Gruppen von Katzen bis über acht Generationen hinweg nur mit Milch gefüttert. Die eine Gruppe erhielt nur rohe, naturbelassene Milch, die andere nur erhitzte, gekochte, pasteurisierte, pulverisierte, kondensierte Milch. Letztere Gruppe zeigte gespenstige Degenerationserscheinungen: Zahn-, Kiefer- und Röhrenknochendeformationen, bei späteren Generationen zunehmende Unfruchtbarkeit, Unterentwicklung der Genitalorgane, häufige Totgeburten u.a.m. Diese Versuche bestätigen, dass man, falls die Milch nicht von kranken Kühen stammt, nur die naturbelassene Milch wie Vorzugsmilch verwenden und pasteurisierte, gekochte oder homogenisierte Milch nicht bevorzugen soll. Milch unter der sechsten

Stufe dürfte überhaupt nur als Ausnahme und nicht als Regelnahrung eingenommen werden. Bei Erhitzung über 45 °C beginnen die Veränderungen des Eiweißes der Milch. Am schonendsten ist Erwärmung im Wasserbad. Milch ist nie als bloßes Getränk aufzufassen, das man einfach wie ein Glas Bier die Kehle hinabstürzen darf. Sie sollte vielmehr nur in kleinen Schlucken eingenommen und möglichst gut eingespeichelt werden. Magenempfindliche sollten der Frischmilch etwas Bio- oder Sanoghurt zufügen. Milch gehört zu den wichtigsten basenüberschüssigen Lebensmitteln. Von den *Sauermilcharten* sind besonders die hochlebendigen Produkte *Sanoghurt, Bioghurt* und *Biogarde* durch ihre Bakterienarten darmfreundlich und können dauernd eingenommen werden (Zufuhr lebendiger Substanzen). Auch Buttermilch, Dickmilch, Kefir, saure Sahne sind wertvoll. Joghurt sollte aber wegen seiner darmfloraungünstigen Bakterien besser nur gelegentlich und nicht ständig genossen werden. Rahm oder Sahne wird als wichtiger Eiweiß- und Basenspender zum Verfeinern von Saucen, für Nachspeisen und als Schlagrahm oder -sahne verwendet. *Topfen* oder *Quark*, auch *Hüttenkäse*, zählen ebenfalls zu den wertvollsten, leicht verdaulichen Eiweißspendern, sind aber milde Säurespender. Daher empfiehlt sich die geschmacklich günstige Mischung mit der basenspendenden Süßmilch oder Sahne, auch mit naturbelassenem Öl. Letzteres hebt auch die stopfende Wirkung von reinem Topfen auf („Iss nicht zu viel Topfenstrudel, denn er wird dich stopfen, Trudel!").

Kuhmilch-Alternative
Leider hat die Kuhmilch-Unverträglichkeit sehr stark zugenommen.
Wie bereits angeführt, wird in solchen Fällen anstelle reiner Kuhmilch die Mischung von $1/3$–$1/2$ Sahne mit $2/3$–$1/2$ Wasser, also eine „Sahnemilch" erstaunlich gut vertragen. Ebenfalls gut vertragen werden Schafs- und Ziegenmilch, deren Joghurt, Topfen und Käse.

Bei Käsesorten sind die fettarmen, unverfälschten Arten zu bevorzugen. Schimmelpilzhaltige Sorten sollten gemieden werden! Käse zählt zu den Säurespendern, „scharfer" mehr als milder.

2. Gemüse

Gemüse, am besten biologisch angebaut, stellt einen grundlegenden, besonders wertvollen Bestandteil unserer Nahrung dar. Möglichst frisch und naturbelassen ist es reich an aufbauförderden Vitalstoffen und basenspendenden Substanzen. Der wertvollste Basenträger ist das an leicht verdaulicher Stärke, Eiweiß, Kalium und Vitamin C reiche Volksnahrungsmittel *Kartoffel*, besonders als Pellkartoffel zubereitet. Kombiniert mit Salat bietet die Kartoffel eine gute Ergänzung zu Fleischgerichten, während die grundsätzlich ungünstigen basenraubenden Kohlenhydrate, wie Weißmehlprodukte, Teigwaren, Nudeln, Makkaroni, Nockerl, polierter Reis usw. auch als Fleischbeilage entschieden abzulehnen sind (Übersäuerung!). Als wertvolle Vitalstoff- und Basenspender dienen auch *Frucht-, Blüten-, Blatt-, Wurzel-* und *Stangengemüse*, Kastanien, die hochwertiges Pflanzeneiweiß spendenden *Sojabohnen* und besonders die gesundheitsfördernden *Wild-* und *Gewürzkräuter* wie Löwenzahn, Petersilie, Schnittlauch, Majoran, Oregano, Salbei, Thymian, Rosmarin. Salat und Kräuter sind besonders wärmeempfindlich! *Säurespendende* Ausnahmen sind beim Gemüse die eiweißreichen *Hülsenfrüchte*, Linsen, Bohnen, aber auch Spargel, Artischocken und Rosenkohl. In der MAD werden die Gewürzkräuter sowie die *leichtest verdaulichen Gemüsesorten* bevorzugt, zu denen Karotten, Kartoffel, Sellerie, Schwarzwurzel, Zucchini, Gurken zu zählen sind. *Tiefkühlkost* verliert gegenüber der Frischkost nur 10% an Wert. Tiefkühlen ist daher die beste Methode der Aufbewahrung. Dennoch sollten wann immer möglich die frischen Lebensmittel bevorzugt werden. Tiefkühlkost ist aber oft noch wesentlich günstiger als zu lange, etwa schon tagelang offen gelagertes Marktgemüse!

3. Ei, Fleisch, Fisch

Das von gesunden Tieren stammende Eiweiß, besonders in Form von weich gekochtem *Ei*, *Kalb-* und *Hühnerfleisch*, zartem *Rindfleisch* sowie nicht fetten *Fischarten*, gehört, in einfacher Zubereitung, zu den im Allgemeinen gut bekömmlichen, wenig verdauungsbelastenden, hochwertigen, allerdings säurespendenden Nahrungsmitteln. Fettes Fleisch ist schwer verdaulich und überdies zu reich an Cholesterin. Auch Schweinefleisch sollte gemieden werden. Das Schwein ist ein durch Mästung krankgemachtes Tier, dessen Stoffwechselschlacken (Sutoxine) besonders im Fett deponiert sind, das auch bei magerem Schweinefleisch mitverzehrt wird, denn dieses ist immer mit Fettsträhnen durchzogen.

Grundsätzlich sollte tierisches Eiweiß *keineswegs alltäglich* genossen werden. Im Übermaß führt es, wie durch die Forschungen von Prof. Wendt erwiesen, zu Kapillarverdickung, Gefäßinnenwandschäden und vorzeitiger Verkalkung. Hier hilft eine eiweißarme MAD oder eine Eiweiß-Abbau-Diät.[20] Gleichwohl ist aber auch nicht das andere Extrem, die fleischlose Kost, anzuraten. Die überwiegende Mehrzahl der Vegetarier gerät früher oder später, auch bei reichlichster pflanzlicher Eiweißzufuhr, in einen Eiweißmangelzustand. Darauf hat nicht nur Wendt aufgrund seiner Untersuchungen hingewiesen, man kann es auch mit der Diagnostik nach F. X. Mayr feststellen. Ein Zuviel vor allem an Rohkost als „Ersatz" des fehlenden tierischen Eiweißes führt immer zu Gärungszuständen mit Säure- und Fuselbildung! Die falsche Quantität wandelt die Basen zu Säuren um! Daher: *Gemischte Kost mit fleischfreien Tagen und alles in bescheidener Menge!*

4. Fett
Während sich die naturbelassenen Fette, Öle und gute Landbutter im Säuren-Basen-Gleichgewicht befinden, gehören die gehärteten und raffinierten Industriefette, handelsübliche Margarinen usw., die durch den Bearbeitungsprozess ihre Basenelemente verloren haben, zu den stärksten Basenräubern, indem sie im Organismus Basen an sich binden. (Weiteres siehe Tafel VIII, Seite 206)

5. Samennahrung, Getreide, Nüsse
Je stärker ein Getreide durch Verarbeitungsprozesse zu Industriekost umgewandelt wurde, desto müheloser erfolgt seine Aufschließung im Verdauungsapparat und desto ärmer ist es an biologischem Gehalt. Während der *Ableitungskur* wird sogar nur die besonders leicht verdauliche, aber biologisch wertlose Semmel verwendet, da auf *Kurdauer* die *Verdauungsschonung* Vorrang besitzt. Anschließend soll man aber, soweit verträglich, auf hoch-

---

20 Bei Eiweiß-Überernährung werden die Basalmembranen der Kapillaren bis zum Zehnfachen des Normalen verdickt, was durch Fasten und Ableitungskuren wieder schwindet. Die Kapillarverdickung führt zu Bluthochdruck, Cholesterinerhöhung im Blut, Gicht, Diabetes des überernährten Erwachsenen und zu Risikofaktoren wie Thromboseneigung, Embolie usw.
Mayr/Stossier, Gesund leben durch die Eiweiß-Abbau-Diät. Karl F. Haug Verlag, Heidelberg.

wertigeres Brot, wie zum Beispiel dünnes Knäckebrot, übergehen. Leider sind im Allgemeinen die heute üblichen Vollkornbrotsorten für Menschen mit wenig körperlicher Betätigung oft schon viel zu schwer verdaulich und erzeugen Gärung und Blähung. Die Empfehlung, zum täglichen Frühstück einen fein und frisch gemahlenen unerhitzten Frischkornbrei aus biologischem Anbau als Müsli mit Obst und Milch einzunehmen, ist vom Standpunkt der Zufuhr biologischer Werte richtig. Vom Standpunkt der Ernährung des Organismus ist es jedoch fraglich, ob der jeweilige Verdauungsapparat diese Kost auch richtig auszuwerten vermag. Grundsätzlich hat man von wenigeren, aber gut im Organismus aufgenommenen Vitalstoffen einer leicht aufschließbar gemachten Kostform mehr, als von den vielen Werten einer schweren Vollwertkost, die im geschwächten Verdauungsapparat in Zersetzung übergeht. *Gerade beim Getreide muss jeder die dem Maß seiner körperlichen Leistung und seiner individuellen Verdauungskraft entsprechende bescheidene Menge(!), bekömmliche Art und Zubereitungsform finden.*

> **Vorsicht vor Schimmelpilzen**
> Leider häufen sich in letzter Zeit ernste Erkrankungsbilder durch Schimmelpilze mit hochgiftiger Aflatoxinstreuung, die sich vor allem im Bereich der Atemwege bemerkbar machen. Bei der heute in viel größeren Mengen stattfindenden Getreidespeicherung in großen Silos kann es durch fallweise Einbringung feuchten Getreides zu Schimmelpilzausbreitung kommen. Daher ist das Kochen des Getreides vor Verzehr anstelle von Rohanwendung zu empfehlen.

Haferflocken und Mais stellen besonders leicht verdauliche, bekömmliche Getreidearten dar. Alle Vollwertgetreide wie Buchweizen, Naturreis, Weizen, Roggen usw. zählen zu den milden Säurespendern. Die industriell bearbeiteten Kohlenhydrate hingegen wie Weißmehlprodukte, Feingebäck, Zwieback, Kuchen, Teigwaren, polierter Reis und vor allem Fabrikzucker und alle Süßigkeiten stellen *starke Basenräuber* dar.

Nüsse, wie Wal-, Hasel-, Kokosnüsse stellen hochwertige fett-, eiweiß- und mineralstoffreiche Lebensmittel dar. Sie sind milde Säurespender.

6. Obst

Frisches, naturbelassenes, ungespritztes Obst ist reich an Vitalstoffen und basenspendenden Substanzen. Außerdem beinhaltet es viel Zellulose. Da der menschliche Verdauungsapparat Zellulose nicht direkt, sondern nur indirekt über den Umweg der Vergärung (= Säurebildung) verdauen kann, stellt Zellulose einen so genannten Ballaststoff dar, der sich, wie der Name sagt, in zu großer Menge entsprechend belastend auswirkt. So wertvoll *bescheidene regelmäßige* Obstzufuhr sein kann, besonders morgens und eventuell auch vor dem Mittagessen, was bei Verträglichkeit auch unbedingt zu empfehlen ist, so ungünstig wirkt sich jedes *Zuviel* aus.

Zu viel Obst wandelt den Basenspender durch Vergärung in einen Säurebildner um, was besonders für die gärungsfreudigsten Obstsorten wie Kirschen, Zwetschgen usw., auch Kompotte (Zucker!) und pure Fruchtsäfte gilt! Da Rohkost als Vorspeise am besten vertragen wird, sollte sie besser vor als nach der Kochkost genossen werden. Trockenfrüchte sollen ungeschwefelt, ungebleicht, ungezuckert und nicht paraffiniert sein. Mischungen von Obst mit Milch oder Milchprodukten (Milch-Frucht-Mix) können die Bekömmlichkeit beider Produkte wesentlich verbessern.

> **Achtung!**
> Alle gemixte oder pürierte Kost besonders gut einspeicheln!

Anwendung von Gemüse- oder Fruchtsäften

Die günstigste Anwendung von *Gemüse-* oder *Fruchtsäften* erfolgt nie pur, sondern in Verdünnung, am besten mit Milchprodukten oder Schleimen wie Leinsamen, beispielsweise als Ergänzung zum Leinsamentee oder mit Linusit Gold.

Leinsamentee

1 EL Leinsamen oder 1 EL Linusit Gold mit $1/4$ l Wasser kalt aufstellen, einmal aufkochen, abkühlen, durchseihen. Als Anreicherung kann man bescheiden Gemüse- oder Fruchtsaft (Karotte, Apfel) dazugeben. Nur in kleinen Schlucken einnehmen, einspeicheln, evtl. gemeinsam mit zum Kauen zwingendem Brot einnehmen.

7. Gewürze und Kräuter
siehe Tafel IX, Seite 209

8. Getränke
Das beste Getränk ist gutes Quellwasser, dann folgen gutes, ungechlortes Leitungswasser, stilles Mineralwasser (ohne Kohlensäurebeigabe oder ausgesprudelt), dünn gebrühte, einfache Kräutertees oder Kräuterteemischungen, die man von Zeit zu Zeit wechseln sollte, danach Grüntee und dann Schwarzteesorten, aber dünn gebrüht. Fruchtsäfte sollen nur in sehr starker Verdünnung (in Wasser, Kräutertee, besonders günstig in Leinsamentee) genossen werden. Bier ist ein in bescheidener Menge bekömmliches Volksgetränk. Je bitterer, desto bekömmlicher. Vorsicht, wer zu Übergewicht neigt. Guter Wein kann in kleinen Dosen, besonders für Senioren, eine wertvolle Arznei darstellen. Likör (hoher Alkohol- und Fabrikzuckergehalt) zählt zu den ungünstigsten „Getränken". Etliche stille Mineralwassersorten sind Basenspender.

Bohnenkaffee ist ein beliebtes Genuss- und Anregungsmittel. Bei unbescheidenem Konsum belastet es Magen, Leber und Nieren. Es führt dem Körper unerwünschte Säuren (Kaffeesäuren) zu und bewirkt eine Kali-Magnesi-Urie, das heißt eine Ausschwemmung der meist ohnehin zu wenig vorhandenen Mineralstoffe Kalium und Magnesium. Wer im Alltag eine Anregung braucht, sollte tunlichst auf Grüntee umsteigen.

9. Lebendige Substanzen

> Lebendiges entsteht nur aus Lebendigem und kann mit Totem nicht dauerhaft gesund ernährt werden.
>
> Mommsen

Lebendige Substanzen sind Bestandteile der naturbelassenen Lebensmittel, deren Bedeutung erst seit den Forschungen von H. P. Rusch[21] bekannt zu werden beginnt. Wo es Leben gibt, gibt es auch Bakterien; Bakterien, die zum überwiegenden Teil der menschlichen Gesundheit förderlich sind. Mommsen hat sie da-

---

21 Rusch, H.P.: Bodenfruchtbarkeit. Karl F. Haug Verlag, Heidelberg.

her als „*Gesundheitserreger*", im Gegensatz zu den Krankheitserregern, bezeichnet.[22] In einem Gramm fruchtbarer Erde (Humus) können sich mehr Bakterien befinden als Menschen auf der ganzen Welt (Caspari). Sämtliche Pflanzen, schon die allerkleinsten, benötigen lebendige Substanzen. Sie nehmen diese aus ihrem Nährboden, aus den Bodenbakterien auf und verwenden sie zu ihrem Wachstum, ihrem Aufbau und zu ihrer Fruchtbarkeit. Was für die Pflanze der Humus, ist für Mensch und Tier der Verdauungskanal mit seinen Bakterien. Interessanterweise finden sich im Verdauungskanal des Menschen die grundsätzlich gleichen Bakterienarten wie im Humus. Auch der Mensch benötigt zur Erhaltung und Wiedergewinnung seiner Gesundheit die Mithilfe dieser *Urformen des irdischen Lebens*. Die lebendigen Substanzen machen einen Kreislauf durch: Mit dem individuellen Tod des Einzelwesens (Pflanze, Tier, Mensch) gehen kleinste noch erhalten gebliebene Reste in die Erde über, wo sie schließlich als „Trümmer der Lebensabfälle" neu geordnet werden. Sie gelangen schließlich über Bodenbakterien wieder in Pflanze, Tier und Mensch und mit deren Tod wieder in die Erde. Auf diese Weise ist der Mensch durch Aufnahme von naturbelassener Kost und durch rohe Milch und anderer echter „Lebensmittel" mit allen Lebewesen verbunden und in den Kreislauf des biologischen Lebens eingeschlossen. Aus dieser Sicht ist die sterile Konservenernährung, beginnend schon beim Säugling, der anstelle der lebendigen Muttermilch nur biologisch tote Konserven oder Präparate erhält, extrem gesundheitswidrig. Gerade dieser, der zu seinem Wohl nach Lebendigem dürstet, wird oft nur aus der einseitigen Warte von Kalorien und Nährstoffen ernährt und so vom Kreislauf des Lebendigen ausgeschlossen. Aus dieser Sicht soll auch vor allen, die natürliche Bakterienflora des Menschen schädigenden Eingriffen, soweit sie zu verhindern sind, gewarnt werden. Schon durch chemische Düngungs-, Insekten- und Unkrautvertilgungsmittel, aber auch durch viele, sehr oft vermeidbare Medikamente[23], insbesondere Sulfonamide und Antibiotika, wird gerade der „Humusboden des Menschen", sein Verdauungstrakt, mit seiner reichhaltigen Flora empfindlich geschädigt.

---

22 Mommsen, H.: Eine neue Definition des Begriffes Gesundheit. Erfahrungsheilkunde 3/77.
   Mommsen, H.: Vorwort in „Das Salem-Kochbuch" 1978, Brdsch. Salem, Stadtsteinach.
23 Rauch, E.: Naturheilbehandlung der Erkältungs- und Infektionskrankheiten. Karl F. Haug Verlag, Heidelberg.

Anstelle der „Gesundheitserreger" wirken als Folge auf den Schleimhäuten oft abnorme Bakterienarten, deren toxische Stoffwechselprodukte die Gesundheit untergraben. Wenn die MAD allein nicht ausreichen sollte, um normale Verhältnisse herzustellen, wird der Arzt die Zufuhr bestimmter wertvoller Bakterien oder die so genannte Symbioselenkung[24] zur Florasanierung verordnen. Gerade bei Kindern und Jugendlichen, die schlecht gedeihen oder an Abwehrschwäche gegen Infekte leiden, tritt dadurch meist schon nach kurzer Zeit überzeugender Erfolg ein. Da Fabrikzucker die abnorme Flora nährt, muss er als Hauptfeind jeder Florasanierung in jeglicher Form, auch als Naschware, Konfekt, Süßspeise, Schokolade usw. total gemieden werden.

---

[24] Rusch, V.: Dysbiose-Therapie-Symbioselenkung. 1977, Arbeitskreis Symbioselenkung, Herborn.

Die Kurausleitung

Tafel XI
Wertigkeitstabelle der Nahrungsmittel[25]

Biolog. vollwertig	fast vollwertig/ teilwertig	teilwertig/ minderwertig	evtl. schädlich
Lebensmittel Frischkost	Nahrungsmittel Kochkost	Industriekost konserv. Kost	Präparate Chemikalien
Milch Vollmilch roh, Sauermilcharten, Rahm Topfen (Quark), Käse, Milch auch Schafs- und Ziegenmilch	pasteurisierte Milch, gekochte Milch	Milchkonserve, Kondensmilch, Haltbarmilch, Trockenmilch	Milchpräparate, Milcheiweiß, Milchzucker
Gemüse Wurzelgemüse, Blüten-, Stiel-, Blatt-, Salat-, Fruchtgemüse usw., Wild- und Würzkräuter	gedünstetes Gemüse, Kartoffeln, Gemüse-Basen-Suppen, Pilze	Gemüsekonserven (erhitzt, sterilisiert), Trockengemüse, Konservensuppen	künstl. überdüngtes Gemüse, Gemüse-Fetiggerichte, Kartoffelstärke, Vitaminpräparate, Aromastoffe
Ei, Fleisch, Fisch Frischeier von Landhennen, Schabefleisch, Rogen frisch	Ei gekocht, gebraten, Fleisch gekocht, gebraten, gegrillt, Fisch gekocht, gebraten	Trockenei Fleisch-, Fischkonserven, Mastfleisch, Würste	Eiweißpräparate, Fleischextrakte, antibiot.-hormonell gefütt. Tiere, Konserven mit chem. Rückständen, Hormonpräparate
Fett naturbelassen kaltgepresste Öle, Landbutter	hochwertige Edelmargarinen mit hoch ungesättigten Fettsäuren	handelsübl. raff. Industrieöle, gehärtet, Margarine, Speck Butterfett	denatur. Fette Kunstfette, extrah. Öle
Samennahrung Getreide (Schrote) gekeimt, gequollen, frisch gemahlen, Nüsse, Hefen	gekochte Getreidegerichte, Vollkorn-Fladen-Knäcke, Vollmehl, -grieß	Mischbrote Weiß-, Feingebäck, Teigwaren, Zwieback	Auszugsmehle, Stärke (Pudding), süße Kekse, Kuchen, Schokolade, Konfekt
Obst Beeren-, Kern-, Steinobst, Trauben, Südfrüchte, Frischmus, Honig	ungezuck. Kompott, Mus gekocht, Gärsäfte, Most	Fruchtkonserven, gezuck. Kompotte, gezuck. Säfte	Zucker, Süßwaren, chem. steril. Konserven

---

25 Vereinfachte und modifizierte Tabelle nach Darstellungen von Prof. Dr. Kollath; aus: Die Ordnung unserer Nahrung. Karl F. Haug Verlag, Heidelberg.

Wertigkeitstabelle der Nahrungsmittel

Biolog. vollwertig	fast vollwertig/ teilwertig	teilwertig/ minderwertig	evtl. schädlich
Getränke Quellwasser, ungechlortes Leitungswasser, Mineralwasser	Kräutertee, erstklass. Bier, naturbel. Wein	gechlortes Wasser, Industriegetränke, künstl. veränderte Mineralwässser, Kaffee, Tee, Kakao	Kunstwein, Destillate, Branntwein, Schnaps, Likör, Industrie-Kunstgetränke

Zusammensetzung der Nahrung aus der Sicht des Säuren-Basen-Haushaltes

> Übersäuerung des Stoffwechsels ist eine „Grundursache der meisten Krankheitsprozesse".
> Biedermann

Unser Organismus kann die aufgenommene Nahrung nur richtig verdauen und seine Abbaustoffe nur vollständig ausscheiden, wenn sein Säuren-Basen-Haushalt im Gleichgewicht ist. Durch die Forschung des Chemikers und Arztes Friedrich Sander[26] wissen wir, dass unser Magen einerseits Säure (Salzsäure) produziert, andererseits im Gleichgewicht dazu Base (Natriumbikarbonat) an das Blut absondert. Unser Blut benötigt fortlaufend Basen zur Neutralisation der im Stoffwechsel ständig anfallenden Säuren, wobei das Blut selbst immer und unter allen Umständen leicht basisch bleiben muss. Seine Überschüsse an Basen liefert das Blut an die „basenliebenden Verdauungsdrüsen" ab, als da sind: Leber, Bauchspeicheldrüse und Dünndarmdrüsen. Diese Drüsen produzieren daraus innerhalb von 24 Stunden im Schnitt:

1000 ccm Speichel,
1000 ccm Gallensaft,
 700 ccm Bauchspeichel,
3000 ccm Darmdrüsensekret.[27]

Somit werden pro Tag nahezu sechs Liter basische Drüsensekrete erzeugt, die der Körper zur Verdauung der Nahrung, Neutralisierung und Ausscheidung verschiedener Mineralsäuren des Stoffwechsels, Kohlensäure, Salzsäure, Schwefelsäure, Phosphorsäure usw. benötigt. Außerdem besitzt der Organismus, um sich von allen mit der Nahrung zugeführten und im Stoffwechsel entste-

---

[26] Sander, F.: Der Säure-Basen-Haushalt des menschlichen Organismus. Hippokrates Verlag, Stuttgart.
[27] Rauch, E.: Blut- und Säfte-Reinigung. Milde Ableitungskur. Karl F. Haug Verlag, Heidelberg, sowie:
Rauch, E.: Die F.X. Mayr-Kur und danach gesünder leben. Karl F. Haug Verlag, Heidelberg.

henden Säuren rechtzeitig befreien zu können, folgende entsäuernde Regulationsmechanismen:[28]

> 1. Die *Lungen*, die durch Ausatmung von Kohlen*säure* entsäuern;
> 2. die *Nieren*, die durch Ausscheidung von saurem Harn, Harn*säure* u. a. entsäuern;
> 3. die *Haut*, die durch Ausschwitzung von *saurem* Schweiß entsäuert;
> 4. der *Darm*, der durch Ausscheidung von saurem Stuhl entsäuert;
> 5. das *Blut*, das durch eine eigene Basenreserve *Säure* abpuffert, und
> 6. *Notventile* wie Genitalschleimhaut, Talgdrüsen, Tränendrüsen usw.

die durch ihre Sekrete und Exkrete, Menstruationsblut, Fluor, Tränenflüssigkeit, Schleime, Auswürfe, Exsudate usw. notfalls Säure ausscheiden können.

Durch verschiedene anhaltende Fehler in der *Ernährungs- und Lebensweise* gelangen jedoch vielfach trotz aller entsäuernden Mechanismen fortlaufend zu viel Säuren in das Blut. Dieses reagiert darauf, indem es:

1. zu wenig oder gar keine Basen an die basenhungrigen Verdauungsdrüsen abliefert, wodurch die Leistungen von Leber, Dünndarm, Bauchspeicheldrüse minderwertig werden;

2. überschüssige Säuren in die Grundsubstanz (Pischinger) und in andere Gewebe abschiebt, in Muskeln, Sehnen, Nerven, wo immer ein Depot geschaffen werden kann; dadurch werden

---

[28] Wir folgen hier in gekürzter und vereinfachter Form den Arbeiten von Dr. Freimut Biedermann, dessen umfangreiche Untersuchungen über den Säure-Basen-Haushalt bei einem großen Patientengut die Forschungsergebnisse von Sander praktisch bestätigt und untermauert haben. Biedermann, Fr., Rummler, K.: Erläuterung zum Säure-Basen-Haushalt und zum Verständnis der Sander-Methode, Homotoxin Journal 1/1985, Aurelia, Baden-Baden.
Biedermann, Fr.: Patientenmerkblätter: Osteoporose.
Biedermann, Fr.: Warum kohlehydrat- und säurearme Ernährung?
Biedermann, Fr.: Vortrag: Das Säure-Basen-Gleichgewicht im Organismus als Voraussetzung zum Gesünderwerden.
Worlitschek: Original Säure-Basen-Haushalt. Karl F. Haug Verlag, Heidelberg.

alle diese Gewebe übersäuert, was zu Weichteil- und Gelenkrheuma, Stoffwechselleiden, Gicht, Steinablagerungen (Galle, Niere), Arteriosklerose und zu vielen anderen Krankheitsprozessen führt (Depositionsphase nach Reckeweg);

3. basische Substanzen aus den Geweben abzieht, was zur Entmineralisation von Kalzium, Natrium, Magnesium, Kalium usw. führt. Diesem Mineralschwund folgen Gebissschäden, Knochenbrüchigkeit, Entkalkung (die Knochen werden porös = Osteoporose). Aufbausubstanzen werden auch aus Gefäßwänden entzogen, wodurch Arterien und Venen ihre Elastizität verlieren, sich ausdehnen und schlängeln (z.B. Krampfadern) und brüchig werden wie ein alter Gummischlauch. Dies belastet wieder die Blutzirkulation usw.

Wenn also der Organismus trotz seiner entsäuernden Regulationsmechanismen seines Säureüberschusses nicht mehr Herr wird, tritt

Übersäuerung der Gewebe

ein. Nun genügt ein kleiner Anstoß, eine Unterkühlung, falsche Bewegung, Überforderung, eine kleine an sich harmlose banale Infektion, die ansonsten nichts ausmachen würde, und der Betreffende wird *ernstlich krank*! Der kleine Anlass ist auf *„sauren Boden"* gelangt, der schon für Entzündungs- und Leidensprozesse ausreichend vorbereitet ist. Nach den Forschungen von Sander, Worlitschek und anderen Stoffwechselexperten *spielt sich die überwiegende Mehrzahl aller schwer wiegenden Krankheitsprozesse am Boden der Übersäuerung im Stoffwechsel ab.* Das heißt, dass ein beträchtlicher Teil aller akuten und chronischen, aller allergischen und degenerativen Prozesse, einschließlich Krebs, durch

> Übersäuerung = Verschlackung = Vergiftung

des Stoffwechsels mitverursacht wird und zumindest auch von dieser Seite aus behandelt werden muss, wenn ein Dauererfolg erzielt werden soll.

Abhilfe gegen Übersäuerung
1. Ursachen beseitigen (s. unten!)
2. Organismus entschlacken (= entsäuern) durch Fasten-Darmreinigungs-Ableitungskuren
3. Basen zuführen (durch Nahrung, Flüssigkeit, evtl. Basenmittel)

Ursachen der Übersäuerung

1. Fehler im Bereich der ernährungsbeeinflussenden Faktoren
Mangelhaftes Kauen und Einspeicheln fördert Kostzersetzung im Verdauungsapparat. Gärung macht *Säure* und Säure muss abgepuffert werden durch Basen (= Basenraub).

Jedes *Zuviel* an Essen benötigt Mehrverbrauch an basischen Verdauungssekreten (= Basenraub).

Die Einnahme von überwiegend säurespendenden und basenraubenden Nahrungsmitteln, wie in der üblichen Normalverbraucherkost, führt ebenfalls zu Übersäuerung (siehe Säuren-Basen-Tabelle, Seite 246).

2. Fehler in der Flüssigkeitszufuhr
Die beim heutigen Menschen zu geringe Flüssigkeitszufuhr von Wasser, (basischem) Mineralwasser und Kräutertee führt zu verringerter Schlacken- bzw. Säure-Ausschwemmung über Nieren, Darm, Haut und Lungen. *So wie der heutige Mensch weniger und seltener essen sollte, müsste er mehr und häufiger trinken!*

3. Fehler in der Lebensweise
Es fehlt dem heutigen „Normalverbraucher" ausreichende Bewegung an frischer Luft und gesunde „Arbeit im Schweiße seines Angesichts". Wir sollten täglich mindestens einmal richtig zum Schwitzen kommen, gleich ob durch körperliche Arbeit oder sportliche Leistung, weil wir nur dadurch das Ausscheidungsorgan Haut richtig zum *Entsäuern* bringen.

Wer regelmäßig richtig entsäuert, ist psychisch und physisch nicht mehr sauer!

Die Säuren-Basen-Tabelle

Unser Organismus benötigt in der Nahrung sowohl Säuren wie Basen. Während aber jeder Überschuss an Basen mühelos aus dem Körper ausgeschieden wird, muss der Körper jede mineralische Säure zunächst mit Hilfe von Basen neutralisieren, bevor er sie eliminieren kann. Unsere Dauerkost sollte daher ein Säuren-Basen-Verhältnis mit Überschuss an Basen aufweisen. Man unterscheidet in der Nahrung:[29]

1. *Säure*-überschüssige und *Säure*-bildende Nahrungsmittel (Säurespender und Säureerzeuger).
2. Basen-überschüssige und Basen-bildende Nahrungsmittel (Basenspender und Basenerzeuger).
3. Nahrungsmittel im ungefähren *Säuren-Basen*-Gleichgewicht.

1. Säure-überschüssige und Säure-bildende Nahrungsmittel

a) Säurespender
Sie führen dem Körper Säuren zu oder werden im Stoffwechsel des Körpers zu Säuren abgebaut. Sie bestehen vorwiegend aus Eiweiß, das im Körper in Aminosäuren umgewandelt wird. Dazu gehören:

Fleisch, Geflügel, Wild, Würste, Speck, Innereien, Leber, Nieren, Hirn, Fleischbrühe;
Fisch
Käse (je „schärfer", desto saurer); Topfen (Quark), Hüttenkäse;
Ei (Eiweiß ist säureüberschüssig, Eigelb allein basisch);
Hülsenfrüchte, Bohnen, Linsen, Erbsen usw. (Ausnahme Sojabohnen), Spargel, Rosenkohl;
Erdnüsse, Essig, Senf;
stark kohlensäurehaltige Getränke, Sekt, verschiedene Industriegetränke.
Gering säureüberschüssig: Walnüsse.

---

[29] Wir richten uns hier nach den bereits zitierten Autoren sowie nach der von Dr. Rummler durchgesehenen kleinen Schrift: Wie ernähre ich mich richtig im Säure-basen-Gleichgewicht? Von Hedy Bircher-Rey, Humata Verlag, Bern.

b) Säureerzeuger

Zu ihrem Abbau muss der Organismus Basen liefern, weshalb sie auch Basenräuber genannt werden. An ihrer Spitze steht das Räubertrio: Fabrikzucker, raffiniertes Weißmehl und gehärtetes, raffiniertes Fett und Öl:

Fabrikzucker, Süßigkeiten, Konfekt, Schokolade, süße Torten, Speiseeis;
Weißmehlprodukte, Teigwaren, Nudeln, Makkaroni, Zwieback, Kuchen usw;
Gehärtete, raffinierte Fette und *Öle*, gewöhnliche Margarinen (Konsummargarinen), billige Salatöle usw;
Geschälte und *polierte Getreide*, polierter Reis, weiße bis graue Brote;
Getränke, Bohnenkaffee, schwarzer Tee, Limonadengetränke (Cola usw.), Alkohol, am wenigsten Bier;
Vollgetreide wie Vollreis, Weizen, Haferflocken, Maisgrieß, Buchweizen, Gerste, Roggen, Vollkornbrot usw.

2. Basen-überschüssige und Basen-bildende Nahrungsmittel

Sie führen dem Körper Basen zu (Sauerstoffverbindungen mit Kalzium, Kalium, Natrium, Eisen usw.) oder binden Säuren an sich. Die besten Basenspender sind *Kartoffeln, Milch, Gemüse, Salate, Obst* und *Gewürzkräuter* (je frischer, desto besser):
Kartoffeln (besonders Pellkartoffeln), Kartoffelpress-Saft (frisch);
Milch (roh), Vorzugsmilch, Rahm, Schlagsahne, Sahne;
Gemüse, Blattgemüse (Salate usw.), Wurzelgemüse (Karotten usw.), Gemüsefrüchte (Tomate, Gurke, Kürbis usw.), auch Sellerie, Zwiebel, rote Rüben, Sojabohnen, Kastanien, Gemüsesuppen (Basensuppen);
Obst, auch Dörrobst, Mandeln (Mandelmilch);
Wildkräuter, Löwenzahn, Brennnessel u.a.;
Gewürzkräuter, Kresse, Petersilie, Schnittlauch, Majoran, Thymian, Rosmarin, Salbei, Oregano u.a.;
Eigelb;
Mineralwasser (Kohlensäure aussprudeln!).

3. Nahrungsmittel im Säuren-Basen-Gleichgewicht

Wasser, naturbelassene Fette und Öle, gute Butter, frische Mandeln, Hirse, Sauerkraut, Kombinationen der ersten und zweiten Gruppe.

Die Kostzusammenstellung

Bei der Zusammenstellung der Kost kommt es darauf an, ausgesprochene Basenräuber wie Zucker zu meiden und die wertvollen säureüberschüssigen Nahrungsmittel wie Fleisch, Fisch, Käse, Getreide mit basenüberschüssigen Nahrungsmitteln zu kombinieren. Dazu eignen sich beispielsweise mittags Basensuppen, Apfel-Karotten-Mixvorspeisen sowie Pellkartoffeln, Salat, Gemüse besonders gut. Die Mahlzeit sollte in ihrer Zusammensetzung summarisch einen zumindest leichten Basenüberschuss aufweisen. Falls dies nicht zutrifft, wie oft bei Gasthausessen, Einladungen usw., lässt sich leicht ein Ausgleich schaffen durch

a) wenig Essen;
b) bei der nächsten Mahlzeit Basen bevorzugen und
c) vermehrte körperliche Leistung zur Säure-Ausscheidung (Ausatmung, Ausschwitzung usw.).
Sämtliche Gerichte der MAD sind aus der Sicht des Säuren-Basen-Haushaltes zusammengestellt.

> Zur Kostzusammenstellung gehört als Letztes noch die Einfachheit!

Man meide tunlichst die Mischung von zwei verschiedenen Kohlenhydraten (z.B. Reis und Kartoffeln) oder von zwei verschiedenen Eiweißarten (z.B. Fisch und Fleisch) zu einer Mahlzeit. Zu Vielerlei ist auch ein Zuviel, und jedes Zuviel gereicht zum Schaden! Einfachheit und Bescheidenheit stellen Grundvoraussetzungen gesunder Ernährung dar.

Zusammensetzung der Nahrung aus der Sicht des Säuren-Basen-Haushaltes

Kostzusammenstellung

Frühstück falsch		*Frühstück* richtig	
Weißgebäck	sauer	Knäckebrot	sauer
Konsummargarine	sauer	Landbutter	neutral
Käse oder Wurst	leicht bis stark sauer	Obst-Getreidemix	schwach basisch
Konservenaufstrichpastete	sauer	oder Dörrobst	schwach basisch
Weiches Ei	sauer	oder 1 Tomate	basisch
Oder Honig als Aufstrich	sauer	oder 1 Apfel	basisch
Oder Marmelade	sauer	oder 1 Banane	basisch
Kaffee mit Zucker	stark sauer	Milch mit Malzkaffee	basisch
		oder mit etwas Tee	basisch

Mittagessen falsch		*Mittagessen* richtig	
Rindssuppe (Fleischbouillon)	stark sauer	Basensuppe	basisch
Mit Grießnockerln	sauer	Rindfleisch	stark sauer
Rindfleisch	stark sauer	Pellkartoffeln	stark basisch
Mit Spätzle	sauer	Salat mit wenig Apfelessig und kaltgeschlagenem Öl	basisch
Salat mit Billig-Essig und billigem Öl	sauer	Kastaniendessert	basisch
Torte	stark sauer	(Man sollte Nachspeisen nur gelegentlich,	
Vanille-Eis	stark sauer	keineswegs immer einnehmen!)	

Mittagessen Falsch		*Mittagessen* richtig	
Erbensuppe	sauer	Karotten-Apfel-Vorspeise	leicht basisch
Eieromelette	sauer	Maisgrieß	leicht sauer
Gekochter Schinken	stark sauer	mit Sojasauce	leicht basisch
Salzkartoffeln	basisch	Tomatensalat mit	
Fertig-Pudding		kaltgeschlagenem Öl	basisch
Mit Fruchtsirup	stark sauer		

⇧

Solches Essen führt unweigerlich zu Übersäuerung und Krankheit

⇧

Solches Essen fördert Normalisierung des Säuren-Basen-Haushaltes, aber nur, wenn man:
1. richtig isst (kauen)!
2. nur in bescheidenen Mengen isst!
3. ausreichende körperliche Bewegung hat!

Die wichtigsten Kuranzeigen der Milden Ableitungskur

Krankheitsvorsorge gegen verfrühte Krankheits-, Alterungs- und Aufbrauchprozesse; vorzeitiger Leistungsabfall

Bei jedem Menschen lagern sich mit zunehmenden Jahren in Gefäßen, Gelenken und Geweben Stoffwechselschlacken, Fremd- und Schadstoffe ab. Dieser Verschlackungsprozess beginnt im jugendlichen Alter. Folgen verspürt man viel später, wenn Leistung, Widerstandskraft, Vitalität, Lebensfreude nachlassen und Aufbrauchs-, Alterungs- und Degenerationsbeschwerden auftreten.

Aktive Krankheitsvorsorge bedeutet, schon zu einem Zeitpunkt Positives für seine Gesundheit zu unternehmen, bevor sich die ersten Krankheits- und Alterungssymptome, Verkalkung, Vergesslichkeit, Schwerhörigkeit, Augenleiden u.a. melden.

Darmreinigungs- und **Ableitungskuren** entschlacken, entgiften und reinigen den Organismus, sodass vorbeugende und regenerierende Wirkungen zustande kommen, wie sie jeder Zivilisationsmensch von Zeit zu Zeit benötigen würde. Dank der modernen Medizin wird zwar der heutige Mensch im Schnitt gesehen wesentlich älter. Aber allzu oft geht dieser Vorteil mit Medikamentenabhängigkeit, zahlreichen Beschwerden und jahrelanger Invalidität einher, wenn nicht rechtzeitig aktive Gesundheitsvorbeugung betrieben wurde:

> „Das Mittel gegen Altersrost:
> Entschlacken – Wandern – leichte Kost!"

Magen-, Leber-, Gallen- und Darmstörungen

Alle Darmreinigungskuren nach F. X. Mayr zielen primär auf Gesundung des „Wurzelsystems des Menschen", somit des Verdauungsapparates. Gut gekaute Schonkost und abendliches Fasten bewirken einen Schon- und Erholungseffekt für alle Verdauungsorgane, sodass sich im Bauchbereich die verschiedensten Störungen, Entzündungen, Stauungen usw. zurückbilden oder völlig schwinden. Zu den dankbarsten Kuranzeigen gehören Entzündungen des Magens und Zwölffingerdarms, Über- und Untersäuerung, Leber-, Gallen- und Darmerkrankungen, auch Gastritis, Dyspepsie, Darmträgheit, Durchfallneigung, Entzündung von Divertikeln, Hämorrhoiden usw.

Weichteil- und Gelenkrheuma, Gicht, Wirbelsäulen- und Bandscheibenschäden

Weichteilrheumatische und Gichtprozesse stellen abnorme Stoffwechselvorgänge (Gewebeübersäuerung) dar. Sie sind durch Gesundung des Verdauungssystems, Entschlackung (Entsäuerung) und anschließende Neuorientierung der Ernährungsweise meist sehr gut zu beeinflussen. Dies gilt auch für gelenkrheumatische Veränderungen und sonstige Gelenkbeschwerden. Nicht selten macht die Regenerationskur einen bislang unbemerkten Körperherd akut; er verrät damit seine Existenz, sodass durch seine Sanierung der Krankheitsprozess ausgeheilt werden kann (ein kranker Darm ist ein besonders häufiger Krankheitsherd!). Wirbelsäulen- und Bandscheibenschäden stehen auch mit fehlerhaftem Stoffwechsel in engem Zusammenhang. Die Wirbelsäule der meisten Menschen wird außerdem durch Verdauungsschäden, die beispielsweise einen zu großen Bauch verursachen (siehe Tafel II), zu einer Fehlhaltung genötigt. Diese führt zu Nacken-, Schulter-, Kreuzschmerzen, Wurzelneuritis usw. Mit Zustandsverbesserung der Verdauungsorgane und mit Rückbildung der Gewebeübersäuerung und ihrem Mineralmangel bessern sich oder schwinden die meisten Beschwerden der Wirbelsäule. Manuelle Therapie, Massagen, Schwimmen und basenüberschüssige Kost unterstützen die Heilvorgänge.

Übergewicht und Folgezustände

Übergewicht hat viele Risikofaktoren.[30] Zu hoher Cholesterin- und Fettspiegel, alimentärer Hochdruck, vorzeitige Verkalkung, Schlaganfall, Herzinfarkt, Fettleber, Fettembolie, Diabetes, Gicht, Auswirkungen auf Wirbelsäule, Bandscheiben, Gelenke, Füße, Venen usw. All dies ist vorwiegend ernährungsbedingt! Daher Darmreinigung, Entschlackung, Gewichtsverminderung! Unter diesbezüglich geschulter ärztlicher Leitung fallen Fasten- und Entschlackungskuren auch den sehr nahrungsabhängigen Wohlstandsbauch-Besitzern überraschend leicht. Die Begeisterung wächst mit zunehmendem Selbstvertrauen, abnehmendem Gewicht und Rückbildung von Beschwerden und abnormen Befunden. Entscheidend ist die der Kur nachfolgende Neuorientierung der Ernährungs- und Lebensweise, bei der es zu Verzicht oder stärkster Einschränkung der Kohlenhydrate und ausreichend körperlicher Bewegung kommen muss.

Herz- und Kreislaufstörungen, Bluthochdruck

Seit Beginn der Wohlstandsernährung nach dem letzten Weltkrieg und Einsetzen des Luxuskonsums sind Herz- und Kreislaufkrankheiten zur häufigsten Todesursache geworden. Entschlackungskuren wirken hierbei grundlegend entlastend, verbessernd bis heilend. Kurbedingte Gewichtsverminderungen, Entschlackung des Herzmuskels und der Gefäßwände, Reinigung von Blut und Lymphe, Senkung von erhöhten Cholesterin- und Blutfettwerten und die Beseitigung der bauchbedingten Herz-Kreislauf-Belastungen wirken mit. Verkleinerung und Entstauung des Bauches, Verminderung des Zwerchfellhochstandes mit Querlagerung des Herzens, Beseitigung von Blähungszuständen und so genannten gastrokardialen Symptomen entlasten entscheidend. Der noch nicht fixierte Hochdruck pflegt während Ableitungskuren abzusinken.

---

30 Das maximale Sollgewicht beträgt so viele Kilogramm, als der Mensch in Zentimetern über einen Meter groß ist. Die beste Lebenserwartung garantiert jedoch das Idealgewicht. Beim Mann: Sollgewicht minus 10%, bei der Frau minus 15%. Fettsüchtige pflegen ihren Zustand als normal anzusehen. Auch Ärzte machen davon keine Ausnahme. In Industrieländern gibt es etwa 40% Übergewichtige bzw. Fettleibige. Statistisch bedeuten 25% Übergewicht bereits eine um 75% erhöhte Sterblichkeitsrate (aus Szepesi, T.: Einführung in den Fettstoffwechsel. Sonnenblumenöl-Institut, Wien).

Psychosomatische Störungen

Schon der Nervenarzt und Nobelpreisträger Professor Wagner von Jauregg betonte, dass energische Darmreinigung oft genügt, um Menschen den Weg ins Irrenhaus zu ersparen. Tatsächlich kommt zumeist über die Entgiftung des Darmes und der Körpersäfte eine tief gehende, wohl tuende psycho-physische Entlastung, Entkrampfung bis Befreiung zustande. Dies stellt eine glückliche Grundlage für das vertrauliche Gespräch mit dem Arzt dar und sorgt für gutes Ansprechen auf etwaige zusätzliche natürliche Behandlungsmethoden.

Andere Erkrankungen, Störungen und Leiden

Auch für andere Erkrankungen gilt, dass sich eine Gesundung des „Wurzelsystems der Pflanze Mensch" immer günstig auf den Gesamtorganismus auswirkt, wenn der Krankheitsprozess nicht schon zu weit fortgeschritten ist. Daher wird auch stets eine vorherige ärztliche Untersuchung gefordert! Wo sich aber echte Zustandsverbesserung des Wurzelsystems erzielen lässt, dort zeigen sich oft staunenswerte und beglückende Therapieerfolge, auch bei Leiden, bei denen man nicht geneigt war, an einen Zusammenhang mit dem Verdauungssystem zu glauben, wie bei Kopfschmerzen, Migräne, verschiedenen Nieren-, Blasen-, Frauen- und Hautleiden (Allergien), Emphysem, Bronchitis, Zellulitis, vegetativen Störungen usw. Immer aber gilt:

> Je früher eine Regenerationskur, desto besser der Erfolg!

Schlusswort

Für eine gesündere Zukunft

Wer für gesündere Zukunft sorgen will, benötigt aktive Krankheitsvorsorge oder Gesundheitspflege. Diese beschränkt sich nicht auf bloße Gewissenserleichterung durch zeitweilige Routinekontrolle oder üblichen Laborfunde, weil die meisten danach, wenn kein Übel aufgedeckt wird, allen Schlendrian schön beim Alten lassen.

> Aktive Gesundheitsvorsorge bedeutet vielmehr
>
> 1. *Schädigendes in seiner Ernährungs- und Lebensweise abstellen*
>   (fast ein jeder begeht bewusst oder unbewusst mehr oder minder grobe Fehler!) und
> 2. *Positives für seine Gesundheit unternehmen*
>   (Esskultur, Entschlackung, Ernährungsneuordnung, Fitnesstraining).

Und dies schon heute und nicht erst morgen, wenn sich abnorme Bauch- und Haltungsveränderungen (Gas-Kotbauch, Enten-, Sämannshaltung usw.) eingestellt haben, wenn Spannkraft, Lebensfreude, Leistungsfähigkeit sinken oder gar schon Krankheiten, Gebrechen, Verkalkung aufgetreten sind.

Schon vor 2 $^1/_2$ Jahrtausenden lehrte Hippokrates, der Vater der Medizin, dass, wer stark, gesund und jung bleiben wolle, seinen Körper regelmäßig üben und gleichzeitig Mäßigkeit als oberstes Gebot in der Ernährungsweise pflegen müsse. Er lehrte auch, dass man sein Weh eher durch Fasten als durch Medikamente heilen sollte; und dass unsere Nahrungsmittel Heilmittel und unsere Heilmittel Nahrungsmittel sein müssten. Hindhede ergänzte für die heutige Zeit, dass der Weg zur Gesundheit nicht durch die Apotheke, sondern durch die Küche führt. Und im Volksmund sagt man, dass der Vater eines Leidens wohl oft unbekannt wäre, die Mutter aber immer die Ernährung sei. Unbestreitbare Tatsache ist, dass jede anhaltende fehlerhafte Ernährungsweise (zu schlampig, zu oft, zu viel, zu vielerlei, zu säurebildend und basenraubend) den Verdauungsapparat krank macht und über diesen den Gesundheitszustand grundlegend schädigt. Daher fand auch F. X. Mayr, dass Fasten, Entschlacken und Diät die beste aller Arzneien darstelle. Mit anderen Worten besagt es der alte Spruch:

> Wird der Bauch entschlackt und enger,
> lebt man leichter, lieber, länger!

Möge diese Schrift dazu heilsame Anregungen vermitteln für eine gesündere Zukunft!

Medizinalrat Dr. Erich Rauch
Gesundheitszentrum am Wörthersee
A-9082 Maria Wörth-Dellach, Kärnten

Dipl.-Diät-Küchenmeister Peter Mayr
Gesundheitszentrum am Wörthersee
A-9082 Maria Wörth-Dellach, Kärnten

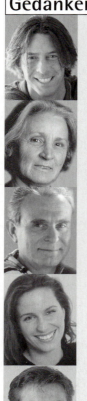

Das berühmte Original zur Welterfolgs-Kur

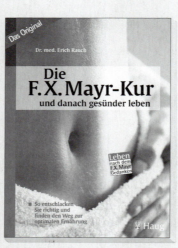

- Entschlacken Sie erfolgreich nach den Original-Regeln von Dr. F.X. Mayr.

- So tun Sie Ihrem Körper Gutes und beugen Krankheiten dauerhaft vor.

- Nutzen Sie viele praktische Tipps für ein Leben nach dem Mayr-Gedanken.

160 S., 20 Abb.
€ 14,95 [D] / SFr 27,20
ISBN 3-8304-2048-X

Karl F. Haug Verlag
im TRIAS-Vertrieb
Postfach 30 11 07
70451 Stuttgart

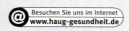
Besuchen Sie uns im Internet
www.haug-gesundheit.de

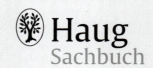
Haug Sachbuch